U0282289

剑桥医学史

[英国]

罗伊·波特 主编

张大庆 等 译

The Cambridge History of Medicine

译林出版社

图书在版编目（CIP）数据

剑桥医学史 /（英）罗伊·波特（Roy Porter）主编；张大庆等译. —南京：译林出版社，
2022.1（医学人文丛书/梁贵柏主编）
书名原文：The Cambridge History of Medicine
ISBN 978-7-5447-8592-1

I.①剑… II.①罗… ②张… III.①医学史 – 世界 IV.①R-091

中国版本图书馆 CIP 数据核字（2021）第 030156 号

This is a simplified Chinese edition of the following title published by Cambridge University Press:
The Cambridge History of Medicine by Roy Porter
ISBN 9780521682893
© Cambridge University Press 2008
This simplified Chinese edition for the People's Republic of China (excluding Hong Kong, Macau and Taiwan) is published by arrangement with the Press Syndicate of the University of Cambridge, Cambridge, United Kingdom.
© Cambridge University Press and Yilin Press, Ltd 2021
This simplified Chinese edition is authorized for sale in the People's Republic of China (excluding Hong Kong, Macau and Taiwan) only. Unauthorized export of this simplified Chinese edition is a violation of the Copyright Act. No part of this publication may be reproduced or distributed by any means, or stored in a database or retrieval system, without the prior written permission of Cambridge University Press and Yilin Press, Ltd.
Simplified Chinese edition copyright © 2021 Yilin Press, Ltd
All rights reserved.
Copies of this book sold without a Cambridge University Press sticker on the cover are unauthorized and illegal.

本书封面贴有 Cambridge University Press 防伪标签，无标签者不得销售。

著作权合同登记号　图字：10-2020-548 号

剑桥医学史　罗伊·波特 / 主编　张大庆 等 / 译

策　　划	黄　洁　王心悦
责任编辑	沈　挺
装帧设计	周伟伟
校　　对	孙玉兰　王　敏
责任印制	单　莉

原文出版	Cambridge University Press, 2006
出版发行	译林出版社
地　　址	南京市湖南路 1 号 A 楼
邮　　箱	yilin@yilin.com
网　　址	www.yilin.com
市场热线	025-86633278
排　　版	南京展望文化发展有限公司
印　　刷	徐州绪权有限公司
开　　本	850 毫米 ×1168 毫米　1/32
印　　张	15.625
插　　页	4
版　　次	2022 年 1 月第 1 版
印　　次	2022 年 1 月第 1 次印刷
书　　号	ISBN 978-7-5447-8592-1
定　　价	78.00 元

版权所有·侵权必究

译林版图书若有印装错误可向出版社调换。质量热线：025-83658316

目录

● 导言

在西方，人们从来没有像今天这样如此健康、长寿，医学的成就也从未像今天这样如此巨大。然而，具有讽刺意味的是，人们也从来未像今天这样如此强烈地对医学产生疑惑和提出批评。无人可以否认，过去 50 年，医学科学经过漫长发展后到达顶峰，无数突破性的进展挽救了比以往任何时代都要多得多的生命。医学的进步在我们看来已是老生常谈，因此应当对今天认为是理所当然，而一二百年前却是天方夜谭的巨大变革加以总结。以下章节将详细地讨论和解释这些进步。作为导言，这里简要地概括 20 世纪下半叶发生的最显著变化。

第二次世界大战爆发时，青霉素仍处于实验室研究阶段，在数年中只能定量供应。在这种抗生素"魔弹"发明之前，肺炎、脑膜炎和类似的感染依然经常致命。长期以来，结核病是发达国家最重要的死因，它被称为"白色瘟疫"，与"黑死病"相对（因为结核病患者都皮肤苍白）。然而，随着卡介苗和链霉素于 20 世纪 40 年代问世，结核病得到有效的控制。50 年代，"第一次药物学革命"导致了广泛的变革。新的生物药物杀灭细菌，提高了对营养缺乏症的控制，促成了抗精神病有效药物（如精神药物氯丙嗪）的问世。与此同时，预防脊髓灰质炎的疫苗研发成功。

其他药物的突破，特别是类固醇（如可的松），使人类对免疫系统有了进一步理解。通过解决排异问题，免疫抑制剂的发展为整形和移植外科开拓了广阔的新领域。心脏病学也日益繁荣。1944年，对出生时患先天性心脏病的"蓝婴"成功地进行外科手术，是心脏外科发展的里程碑之一。此后，儿科心脏病学迅速发展。心脏直视手术可回溯到20世纪50年代，而冠状动脉旁路手术是又一次飞跃，开始于1967年。

此时的外科正像太空旅行一样日益受到公众关注。外科的发展似乎永无止境。器官移植出现了，首先是肾移植。1967年，移植成为头条新闻，克里斯蒂安·尼斯林·巴纳德医生将一位妇女的心脏缝入路易斯·沃什坎斯基的体内，后者带着这颗心脏又活了18天。到20世纪80年代中期，仅美国每年就要施行上百例心脏移植手术，三分之二的移植者可存活五年以上。在过去50年里，外科不仅得到了发展，而且性质也发生了转变。20世纪初期，外科的本质是根除：找到病灶，将其切除（往往有效，但相当粗糙）。而它的理念要复杂得多：连续不断的修复和（也许是无止境的）替代。

除了这些干预方面的实际进步外，科学一直在为治疗学做出贡献。电子显微镜、内窥镜、计算机轴向断层扫描（CAT）、正电子发射断层扫描（PET）、磁共振成像（MRI）、激光、示踪仪以及超声诊断仪等，引发了医学诊断能力的一场革命。激光带来了显微外科。铁肺、肾透析机、心肺机和起搏器等都在医学的军械库中占据了一席之地。与此同时，基础科学研究已改变了人们对机体及其与疾病斗争的理解。特别是在弗朗西斯·克里克和詹姆斯·沃特森于

1953 年发现 DNA 双螺旋结构、破解遗传密码之后，遗传学和分子生物学迅速发展，遗传筛选和遗传工程已取得了巨大进步。与此同时，脑化学开拓了医学的新领域：内啡肽研究揭示了疼痛的奥秘；左旋多巴等神经递质的合成机理为帕金森病和其他中枢神经系统的紊乱提供了治疗方案。临床医学——将科学方法应用于实际疾病经验——终于得到了承认，不再是"灰姑娘"，这部分应归功于从 20 世纪 40 年代中期发展起来的随机临床试验。

科学和治疗学的这些进步不是荒漠上开出的花朵，而是源自医学作为一项社会公益事业所得到的极大支持（将在第九章加以讨论）。在英国，国民健康服务体系在 1948 年的创立至今仍值得纪念，而世界各国都在将越来越多的公共和私人资源投入医学。目前，在美国和几个欧盟国家，超过 10% 的国民生产总值用于卫生事业。世界卫生组织不断扩大，它的疾病预防和根除计划取得了一些令人瞩目的成功（特别是在发展中国家），最值得一提的是 1977 年在全球范围内消灭了天花。

简而言之，有两个事实强有力地证明了医学日益重要的意义（虽然这两个事实可能相互矛盾）。第一个事实是，世界人口在过去 50 年翻了一番（从 1950 年的 25 亿增至 2000 年的 62.5 亿），这在很大程度上要归功于新的医学干预和预防措施。第二个事实是，避孕药的问世，至少在理论上为安全、简便地控制人口增长铺平了道路。这些发展是众所周知的，但是耳熟能详并不影响其成就。人类历史上曾发生过多次革命——农业的形成、城市的发展、印刷术、17 世纪伟大的科学进步以及工业革命等。但是，直到 20 世纪下半叶，医学革命才出现，带来了重大的治疗学革新——如果我们将大规模征服威胁生命的疾病的可靠能力作为衡量标准的话。富裕国家的人们健康而长寿，贫穷国家人口稠密，都证实了这一点。

4   本书的主要目的是将医学的这些变化置于其历史背景中来理解。我们将追溯从古希腊开始的悠久传统，在古希腊，人类第一次将医学建立在理性和科学的基础之上。我们将考察由文艺复兴和科学革命激发的转变，它显示出物理学和化学的成就对医学的推动。我们也将展示19世纪的医学科学在公共卫生、细胞学、细菌学、寄生虫学、抗菌术和麻醉外科等方面取得的进展，以及20世纪早期在X射线、免疫学、对激素和维生素的理解、化学治疗乃至心理分析方面取得的重大进展。

正如接下来的章节所显示的，对医学历史的理解绝不只是高唱赞歌。本书将试图解释这些现代变化更为遥远和间接的起源，以显示为什么选择了这一条路而不是另一条，以考察医学、科学、治疗、医患关系理论和实践之间的相互联系，以分析普遍趋势和主要人物之间的关系，而且，最重要的是，揭示过去的生理学和治疗学体系背后的思想——这些思想在我们现在看来往往是怪异且非科学的。

但是，《剑桥医学史》不仅仅讲述医学的兴起及医学与科学、社会和公众之间相互作用的故事，它也试图有所超越。本书的目的是通过历史分析，将医学置于显微镜下，探索是什么力量推动着医学在过去几个世纪中发生如此巨大的变化，并将继续发生变化。谁控制着医学？医学是由供给、需求，还是由金钱和市场力量塑造的？医学应当怎样充分满足患者的需求？医学界的愿望如何影响了医学的发展？政府在资助和指导医疗保健方面发挥了什么样的作用？

因此，本书提出了关于医学的社会和政治作用的疑问。因为，如果说治疗显然一直是医学的任务，那么，医学是否也隐藏着别的计划。正如一些批评者所指出的，可能有令人不快的一面？在赞扬无数医生无私奉献的同时，我们也需要记住，从不道德的致命人体试验，到奥斯维辛集中营毒气室的管理，德国的医生和科学家参与了纳粹的最终解决方案。部分出于对"二战"灾难的反感，过去50年里，医生们积极参加人道主义运动，包括要求核裁军和反对酷刑。

质疑医学的作用是重要的，不是出于任何愤世嫉俗的原因，而是因为，如果我们想要理解医学目前的前进方向——它的优先事项、资金和监管，我们就应从历史视角来认识医学的发展。这就是为什么回头来看目前医学的矛盾状态是有益的。

尽管医学已经取得了巨大的成就，但目前医学界仍弥漫着一种失望和怀疑的气氛。20世纪60年代摇旗呐喊的乐观主义已消失殆尽。青霉素、心脏移植、1978年第一个试管婴儿路易斯·布朗诞生带来的欢欣鼓舞已不复存在。现在，人们对遗传工程和生物技术发展可能赋予医学的奇异力量日渐恐惧。与此同时，由于医疗成本已经失去控制，在西方主要国家隐隐出现了切实削减医学开支的可能性。医学科学的发展将使许多人负担不起医疗保健的费用吗？医学将屈从于成本和复杂程度不断增加，导致效用递减这一平方反比定律吗？

现代医学已赢得了重大胜利，因此它对批评所持态度更加开放。退缩，无论程度如何，自然无济于事。例如，沙利度胺被证明是灾难性的，医源性疾病（因医生治疗导致的疾病）增加，癌症、精神分裂症、多发性硬化、阿尔茨海默病以及其他退行性疾病的研究进展缓慢，人们对精神病学的医学基础仍存怀疑。在英国，国民健康服务体系已成为政治足球，面临分裂甚至瓦解；在美国，保险和诉讼丑闻给行业带来诸多困扰。在富裕国家，贫困者依然得不到足够的医疗待遇；在发展中国家，由于缺乏国际援助，疟疾和其他热带病仍在肆虐。一度被认为已得到有效控制的白喉和结核病，在前苏联和其他工业化国家卷土重来。而艾滋病［获得性免疫缺陷综合征（AIDS）］的全球大流行，摧毁了人们以为疾病已被征服的天真信念。

可以说，医学正在经历一次严重的危机，这在很大程度上是进步和（被媒体及医学界鼓吹的不现实的）过高期望的代价。医学似乎正在迷失方向，或者不得不重新定义其目标。1949 年，著名医生霍德勋爵在《英国医学杂志》上撰文，提出了这个问题："医学何去何从？"并直截了当地回答："啊，除了勇往直前，还有他处吗。"[1] 今天，谁知道"勇往直前"又通向何方呢？

曾经有许多世纪，医学事业太过微不足道，以致无法吸引人们对其进行激烈的批评。有人嘲笑医学的落后，然而，他们生病时依然要求助医生。正如爱德华·肖特在第四章中所指出的，在人们矛盾地认为既好又坏的从前，那时一切都很简单：人们对医学没抱很高期望，老医生取得的成就通常相当之少，但病人对他的指责也不多。医学是门职业，但是它没有太高的声望，也不掌握太大的权力。在 20 世纪，情况正相反，医学已获得更大的权威，变得相当昂贵。一旦医学变得强大，它就会招来批评。一旦它被证明有效，瘟疫的灾厄就被遗忘，医生开始被主要看作权威人物、父权制的工具或国家的仆人。

在另一关键方面，医学已成为自身成功的囚徒。医学已经征服了许多严重疾病，缓解了痛苦，它的目标已不再明确，它的任务已变得混乱。它的宗旨是什么？它的终点在哪里？它的首要责任是让人们尽可能长寿，而无论情况为何吗？它的职责是让人们过上健康的生活吗？还是说，它仅仅是一个服务行业，应满足顾客提出的对自己身体的各种幻想，例如整容或美容重塑？

在特定情况下，许多此类难题能够借助常理、良好意愿以及一个明智的伦理委员会而得到合理且令人满意的解决。但在更广阔的世界范围内，谁能决定医学目前的方向呢？现在，至少在富裕国家，医学已经完成了希波克拉底、威廉·哈维或霍德勋爵所提出的大部分基本目标，谁能决定医学的新使命呢？

在这种情况下，公众对于前沿的科学医学所拥抱的高技术"能做，将做"进路的惊恐必定日益增加——领导医学的精英们有时似乎主要对发展医学的技术能力感兴趣，而很少考虑目的和价值，甚至不考虑患者个体。病人被看作"问题"，要接受活体检查和实验室化验。因此，无怪乎部分公众会用脚投票，并选择更人道地对待他们的整体医学。

或许比求助替代医学更令人不安的，是公众对医学的成见。具有讽刺意味的是，西方社会越健康，越渴求医学；实际上，人们已将最大限度地获得医学视为一项政治权利和私人义务。特别是在自由市场运行的美国，由医学界、医疗企业、媒体以及顺从的（或脆弱的）个人造成的巨大压力，扩大了可治疗疾病的诊断。对新疾病和新情况的恐慌在增加。人们为越来越多似是而非的实验室检测所迷惑，这些检测的可靠性往往令人怀疑。因为"诊断蠕变"，越来越多的疾病被揭示出来，或像许多人所说的，被编造出来。然后，呼吁进行广泛而昂贵的治疗。在美国，医生如果不提出治疗方案，将会遭到渎职指控。焦虑和干预螺旋式上升。执业医生、律师和制药公司关系融洽，尽管病人并未好转；医学正日益偏离正轨。

要理解这些问题的根源（在美国问题格外严重，但其他地方也差不多），我们需要从历史变迁的角度来考察这些基本要素。这是以下体系必然会有的问题：其中，医疗机构不断扩张，面对自己创造出来的越来越健康的人群，被驱使着将日常生活事件医学化（例如更年期），将风险转化为疾病，用花哨的程序去治疗微不足道的身体不适。医生和"消费者"都日益锁定在一种幻想之中，将焦虑的产生与雄心勃勃的"能做，必须做"的技术完美主义结合在一起：每个人的体内都存在着问题，每个人都能被治愈。医学的成功可能正在创造一个弗兰肯斯坦式的怪物，即现代医学的批评者伊万·伊里奇所称的"生活医学化"。指出医学的这些困境，并不是为了发泄对医学的怨恨——一种对医学成功的粗野报复，而仅仅是对医学力量的认识，这种力量的增长并不完全是无责任的，而是不断消解目标。尽管此时可能正值医学的荣光时刻，但也可能是困境的发端。

几个世纪以来，医学发展缓慢，因而问题也不明显。从古希腊到第一次世界大战，它的职责十分简单：与致命性疾病和重度残疾做斗争，确保婴儿在出生后存活，并控制疼痛。医学执行这些毫无争议的任务，但并不太成功。今天，在成功地完成使命后，医学却在胜利中迷失了方向。21世纪的医学面临的任务将是重新定义它的限度，尽管它已大大扩展了自己的边界。

我们应当在历史的框架内理解现代医学的胜利和成功。这种理解必须基于适当的学术研究。以往，在书籍和报纸中，人们往往过于简单地、漫画式地介绍医学的兴起和发展。例如，已故的、极为杰出的美国医学家刘易斯·托马斯就写道：

> 在医学教育中，医学史从来不是有特别吸引力的学科，原因之一就是，医学曾经如此难以置信地糟糕……放血、通便、拔罐以及服用各种已知的植物药、金属溶液，各种想象得到的饮食治疗（包括完全禁食），其中大多是根据各种关于病

因的最奇怪的想象编造出的疗法。这就是医学在一百多年前拥有的遗产。[2]

我们可以理解托马斯教授这番言论背后的情感。然而，这是一段极其糟糕的历史讲述：本书将证明，其中几乎每一句话都是不真实的。如果我们极端简化，将医学史缩减为一条轨迹，我们如何能期待自己超越当前流行的对历史趋势的肤浅了解呢？本书的主要目标之一是提出这样一种理解，即医学一直在不断地重塑自己，推翻旧的教条，在过去的基础上建立新观点，重新定义它的目标。当然，在某一方面，医学始终关乎同一件事：治愈病人。但是，它所牵涉的一切，在想象、制度、科学、人道层面，永远（正如本书所显示的那样）处于转变之中。

有必要再做几句解释。本书并不试图成为一种世界范围的医学通史，而且某些专题，如初级保健、外科、精神病学，在叙述上要比热带医学、牙科学、法医学和补充疗法等更加详细。本书基本上是西方医学（或称科学医学）主要专业的起源、兴起和现状的历史，而很少涉及世界上数百个部落社会中存在的医疗体系，也不涉及中医学、伊斯兰医学、印度阿育吠陀医学以及亚洲其他多种蓬勃发展的医学体系。忽略这些医学传统，并不是认为它们的历史不重要或无价值。为了更公正地研究这些问题，必须做更多的工作，包括加入更多的细节，涉及更多的主题，这将使本书篇幅增加一倍。为了保持连贯和集中，我们牺牲了这些主题。我们选择深入考察西方科学医学的历史根源，它在一定程度上正成为世界上占主导地位的医学体系。为什么会这样，也是我们在本书中要解答的问题之一。

正如本书所述故事表明的那样，我们今天正生活在医学的重要时期，但这也是充满怀疑的时期。在过去两百年里，特别是在近几十年，医学已越来越强大，也越来越成功。然而，面对医学可能走向何处等诸多问题，社会上存在着深刻的个人焦虑和公众争论。透过本书所提供的历史视角，悖论（越健康长寿，对医学就越焦虑）即便不能被解决，至少也可以被理解。

罗伊·波特

第一章

疾病史

肯尼斯·F.基普

人类大量聚集以来，就开始了同疾病这一与"文明"相伴随之
物的斗争。在公元前1000年左右的古埃及和美索不达米亚，公元
前750年左右的古印度、公元前6世纪的古希腊以及约公元前100
年的中国，都有这方面的文字和图画证据。然而，正如加拿大医生、
历史学家威廉·奥斯勒所评论的那样："文明不过是人类历史薄如蝉
翼的边缘。"他的意思是，自人类祖先最初出现在地球上以来，过去
的四五千年只相当于那漫长岁月的百分之一的极小部分。当然，在
文明以及文明导致的疾病出现之前，人类的各种病痛都没有历史记
录，但是我们可以通过人类骨骼和其他考古遗迹做出有根据的推测。

农耕出现之前

人类的祖先（原始人类）作为狩猎采集者至少有450万年的历
史。他们以50～100人的群居规模分散生活。人口的低数量和低密
度减少了病毒与细菌感染的概率，因此，人类并没有受到天花或麻
疹这类传染病的困扰，这些病原体的生存有赖于大规模且高密度的

人口。此外，狩猎采集者的生活方式也使他们避免了许多其他疾病。他们步履不停，经常迁移，很少紧密为邻，因而不足以产生传播疾病的废弃物，从而污染水源，也不会积累垃圾，吸引携带病源的昆虫。最后，狩猎采集者还没有驯养动物。虽然被驯化的动物用它们的肉、皮、奶、蛋以及骨头帮助人类创造了文明，但也传播了许多疾病。

我们从事狩猎、捕鱼和采集的祖先并没有完全逃脱疾病，但是他们遭受的疾病侵袭比现代人要少得多。在那久远的年代里，疾病的来源主要有两类，其中之一就是野生动物。传染病（动物传染病）是通过食用动物或仅仅与动物接触而感染的。第二类疾病的威胁来自曾与前人[1]祖先共存，并继续与人类一同进化的生物体。第二类包括大量的肠道寄生虫、体虱以及细菌类，例如沙门氏菌及密螺旋体（雅司疹和梅毒的病原体）。

第一类人畜共患的疾病可能已包括旋毛虫病、非洲睡眠病、土拉菌病（兔热病）、破伤风、血吸虫病（裂体吸虫病）以及钩端螺旋体病（韦尔氏病）。其他可能出现的疾病还有一种或多种类型的斑疹伤寒、疟疾乃至黄热病。感染这些传染病的情况多半是偶然的、个别的，即便发生了，也很少会影响一个群体中的许多成员，特别是考虑到狩猎采集者的流动性，以及他们在食物短缺时放弃这些地区的倾向。

这样的流动性使狩猎采集者能够到达野生植物和动物食物分布的更广大区域，可能帮助确定了今天人类所需的营养物质种类和数

---

[1] 前人（pre-hominid），已灭绝的类人灵长类。——译注（原书注释附录于书后，页下注均为译注。）

量。对现存少数狩猎采集部族的研究表明，他们对各种可食动植物的消耗量确实惊人。如果这种食物多样性是历史上的狩猎采集者食谱的特征，那么也许可以部分地解释现代人类的异常现象，例如，如果饮食中维生素 C（抗坏血酸）的含量过少，就有患坏血病的可能。人类和仅有的少数几种动物不能够合成自身的抗坏血酸。由于维生素 C 对代谢过程有重要作用，这种合成能力似乎不太可能是在进化过程中丢失的，除非它已经变得多余——原因是几十万年来抗坏血酸已经在食物中得到充足供应。

然而，如果早期的人类有幸过着营养丰富、相对不受疾病困扰的生活，那么，为什么"有文化的"（即能制造工具的）人类在地球上生存的 250 万年中，有 99.5% 以上的时间一直是狩猎采集者？为什么在这短短的几千年里，人类的数量没有迅速增长至不再需要用狩猎采集的方式来养活自己的程度呢？

事实上，这样的人口危机很可能已经发生了无数次。饥荒肯定经常进行干预，把人口拉回到食物供应允许的界限以内。而且，毋庸置疑，有许多人在与寻觅和捕猎大型动物相关的高风险、高回报的努力中丧生了。无疑，许多人在杀戮人类同胞的更加高风险、高回报的活动中丧失了生命。制约人口增长的其他因素可能也起了作用，使得狩猎和采集能够长期持续下去。分娩有风险，许多婴儿还可能死于一些自然原因，也许还有杀害婴儿的行为存在。实际上，考虑到一方面狩猎采集者始终处于奔波动荡之中，而另一方面，当他们迁移时，就不得不带上他们所拥有的每一样东西，很难相信在制约古代人口的增长方面，杀婴不是一个重要因素。

尽管有这么多遏制因素，但人口还是增长了。假如一伙狩猎采集者的人数越来越多，以致其生产效率下降，那么他们就分裂成两伙。在 180 万至 150 万年前，这种成倍的增长把古人类带到了古代世界的每个角落。直立人从他们祖先在非洲的家园开始，先是扩张到亚洲的热带地区，此后又进入更多温带地区，并继续着他们的这种游走的生活方式。即使是脑容量跟我们一样的最初的现代人（智人），也作为狩猎采集者继续生活了 10 万年。

大约 4 万年前，先进工具文明的到来提高了狩猎和食品制备效率，但是直到 1.2 万至 1 万年前最后一个冰河时代结束时，这种游牧的生活方式才有了重大变化。这就给我们带来另一个困惑，特别是对那些认为以动植物的驯化代替狩猎和采集是人类生存条件的重大改善的人来说。

13 美国人类学家马克·科恩曾认为，人类有足够的智慧，知道他们什么时候是幸福的——他们成为农民，仅仅是因为不断增长的人口压力几乎没有给他们留下什么选择余地。至少在 5 万年以前，人类已经从旧世界进入大洋洲，在 1.25 万年前的某个时候又到达了美洲。他们可能是在冰河时代最寒冷的几段时期从陆路步行进入了这些新大陆。当 1.2 万至 1 万年前冰盖融化，海平面升高到封锁了这类迁居活动时，根本没有地方可以再吸收过剩的人口了。在旧世界适于人类居住的各个地方，石器时代的技术被用至极致，以维持人们的生活，用美国历史学家阿尔弗雷德·克罗斯比的话来说，人类当时面临着两种选择，"要么禁欲，要么变聪明。可以想见，人类最终选择了后者"，人们定居下来，并开始自己生产食品。

农耕和疾病

一俟定居和农耕过程开启，历史发展的速度便开始令人目眩——

至少与人类家庭出现以来的 500 万到 600 万年的时长相比，确实如此。正如马克·科恩评论的那样：大约一万年前，几乎每个人都完全以野生食物为生；到两千年前，大多数人都已成为农耕者。这样的转变无疑是由人类所推动的最重要事件。

野生的禾本科植物被人工栽种和培育，直到被逐渐驯化成小麦、黑麦、大麦以及稻米。狗可能是第一种驯养动物（大约在 1.2 万年前），此后的几千年里，牛、绵羊、山羊、猪、马和家禽被驯化。一群狩猎采集者很快就能采摘干净的几平方英里的地方，也因而变成一块能够维持更多人生活的基地。人口激增，原因是那些放弃了流动生活方式的人们可以拥有的子孙数量不再受限。更确切地说，人口越多，耕田的人手越多，中老年人也越有安全感。正是因为这场农业革命带来严峻考验，人类才开始学习操纵这颗星球，即重新安排其生态系统，至于这些系统中的动植物的基因，更是不在话下。他们在不了解自己在做什么的情况下，开始了破坏自我再生的自然界的冒险行为，这个不假思索的过程一直持续到今天。

14

因此，农业革命有其生态方面的弊端，但有害程度我们至今无法弄清。这类弊端之一涉及寄生物的许多领域。人类发明了农业，也播种了疾病。驯养动物的病原体进入了人体，找到了适应人体的途径。根据美国历史学家威廉·麦克尼尔的阐述，人类与狗共有的疾病为 65 种，与牛共有的为 50 种，与绵羊和山羊共有的为 46 种，与猪共有的为 42 种，与马共有的为 35 种，与家禽共有的为 26 种。这些动物与人类一样，其排泄物污染了饮用水。人类将这些排泄物撒在耕种的土地上，极大地扩大了寄生虫的传播机会，同时也吸引了传播疾病的昆虫。

永久性的定居点还吸引了其他所谓归化动物，尽管它们是不请自来的。各种鼠类都学会了从人类处获取庇护所，享用人类营造的温暖环境，食用与人类同样的食物。经过几千年的共同演化之后，这些毛茸茸的小动物早已告别了没有人类的生活，完全适应了这一切。然而，这些同餐共生的动物也帮助传播了疾病。

永久性定居点吸引了蚊虫和其他吸血类的昆虫，它们从此拥有了许多人体美餐。蚊虫的滋生地多在林中空地和居住地的积水中。以粪便为食的家蝇在这些新居住区大量繁殖，它们"肮脏的跗节"落在供人类食用的食物上，会使人的肠胃罹患各种腹泻性疾病和细菌性痢疾。蚤和虱定居在人的体表，而阿米巴原虫、钩虫以及其他不计其数的寄生虫则进入人体内寄生。因为人类居住紧密，所以它们全都极易繁殖。

尽管有这类致病的肮脏之物存在，但人类的生育能力确保了环境堪忧的乡村成为人口增长的家园。婴幼儿和儿童的死亡率无疑升高了，但出生率飙升得更高，这就意味着，越来越多的人生活在彼此近距离吐痰、咳嗽和打喷嚏的距离内，从而为无数空气传播的疾病铺平了道路。

15　　农耕本身也促进了疾病的发展。早期河谷文明的灌溉农业中，例如中国黄河以及尼罗河，特别是淹灌土地种植水稻，早已有了灭除竞争性植物种类的理想效果。但在温暖的季节里，水稻田的浅水里潜藏着寄生虫，它们能够钻入涉水劳作的稻农的皮肤，并进入血流中。其中最重要的是一种被称作裂体吸虫属的血吸虫，该寄生虫以水生螺为中间宿主，经过连续的发展阶段，引发一种导致人体逐渐虚弱无力，通常会致命的疾病，即血吸虫病（或称裂体血吸虫病）。该疾病存在的证据已经在一具三千年前的古埃及木乃伊的肾脏中发现。

刀耕火种农业——一种将地面植被砍伐清除，将其晒干，然后在播种之前烧荒的方法，创造了一个使原本相对少量的寄生虫能够大量滋生繁殖的小环境。例如，撒哈拉以南非洲的情况表明，这种耕作方式导致冈比亚按蚊属按蚊的增殖，这种按蚊传播镰状疟原虫疟疾——疟疾中最危险的一种。

最后，仅仅是破坏草皮这种耕作行为，就使人类与大量昆虫和蠕虫有了新的密切接触，更不用说由蜱、蚤和虱所携带的细菌、病毒、原生动物以及立克次氏体（一类介于细菌与病毒之间的微生物）了。

因此，很显然，约 1.2 万年前永久居住地的建立以及居住地周围的耕作对人类的健康状况没什么好处。但是，更糟的是来自那些驯养动物的疾病。家畜成为病原体的生长繁殖场所，如猪、禽、马及其流感。麻疹可能是由牛瘟或犬瘟热引起的，这些疾病在人类和牛、狗之间来回传播；天花可能是牛瘟长期演化适应人类之后的产物。

之所以说"可能"，是因为尽管很少有人怀疑人类的大多数疾病是在他们成为农民之后患上的，但这只是人们对这一久远的进化演变的推测而已。这是一个过程，在以前从未密切接触的各种驯养动物之间以及这些动物和人类自身之间，病毒和细菌来回传播。在这个新的病原体大熔炉中，各种微生物孵化、结合、改变、消亡、繁荣。这些微生物的繁荣常常是反反复复的进化试验的结果，病原体找到了它们的媒介宿主，作为以后袭击人类的中间整备区。同样，其他微生物可能要花很长时间才能获得传病载体，将它们从中间宿主带到人类身上，或从一个人带到另一个人。

某些疾病，如天花和麻疹，当它们从这个熔炉中出现时，就已完全适应了人类，不再需要旧的宿主或其他宿主来完成其生命周期。它们同样具有很强的传染性，以至于极其容易在人类之间传播。实

16

际上，这些把人类作为唯一宿主的"新"疾病的出现（但它们需要数量庞大的人类宿主），是人类在放弃狩猎采集之后发生人口激增的证据。尽管人类的健康在恶化，但这一切已经发生。当较小的定居点发展成较大的定居点时，这些地方变得更加肮脏，人口压力使日常食粮越发紧张。换言之，疾病越来越普遍，人们的营养变得匮乏，这为营养不良和病原体的协同作用创造了机会。

新疾病的兴起

蛔虫（蛔虫属），可能是从猪身上获得的，它和钩虫都经由土壤的粪便污染而传播，它们也已加入对人体的这场袭击。这些寄生虫寄生在肠道中，与它们的人类宿主争夺蛋白质，导致贫血症。早期的农民，特别是他们的孩子，由于缺乏对抗疾病的重要营养物质，很难经受住病原体对他们的下一波侵袭，这种周期性循环就延续下去。

而具有讽刺意味的是，当人类将自己的活动从依赖自然转变为有力地控制自然时，他们染上的寄生虫病反而越来越多了，这些微生物同样具有蓬勃活力。当人类仍然按部就班地从婴儿成长到生育年龄时，微生物却拥有明显的优势，因为它们以闪电般的速度进行繁殖，并能完成几千个生命周期。

在这场明显力量悬殊的斗争中，人类并不是完全没有防御能力的。在最好的情况下，那些从疾病中幸存下来的人拥有了一种可完全避免下一次侵害的能力，而在最差的情况下，能够对疾病的破坏性具有一定的免疫力。人类由此开始发展复杂的免疫系统，使自己能够跟侵入者一起生活。病原体配合了这一免疫学的发展过程。尽

17

管那些最易感的人因感染而死亡，但那些最致命的病原体也死掉了，它们在杀死宿主的同时也杀死了自己。因而，侵入者和被侵入者达成妥协，宿主幸存下来，却把病原体传给其他宿主。

母亲抵抗所患疾病时获得的免疫力，经胎盘传递给下一代，这就为新生儿提供了一定的防御，抵抗不可避免的病菌侵入。某些个体还在基因方面获得先天的保护而不会患病。例如，在危险的镰状疟原虫疟疾的病例中，一些患有镰状细胞贫血症、名为葡萄糖-6-磷酸脱氢酶缺乏症（G6PD）的能量代谢缺陷、地中海贫血症或其他几种血液异常的人都增加了对该病的抵抗力。具有这类特性的基因在疟疾高发地区已增殖扩散。在寄生虫广泛传播的地区，人类产生了对寄生虫的耐受性，或者可以说，是对寄生虫的一种不完全的免疫力。实际上，其中的规律可能是，跟某种特定病原体长期密切接触的那些人，发展出了与该病原体诱发的疾病"共存"的能力。

然而，与另一些疾病共存却困难得多。这是一些首次出现的病原体，当时的人口已增加到足以支持这些病原体以新形态出现的数量。人类的这些新瘟疫是在何时何地首次显现，有关推断是非常吸引人的，但是由于考古资料的匮乏，疾病的性质又常常引起矛盾，因此跟猜测没有什么区别。可以肯定的是，这样的病原体在公元前3000年还不多。大约在那时，美索不达米亚和埃及出现了人口多达五万的城市。在印度次大陆的印度河谷地带也涌现了大量人口。这些地方已有了大批的牛群，它们携带数种传播给人类的病原体，其中也许包括天花病原体。令人更加怀疑天花早就出现于南亚的证据是古印度神庙的存在，这些神庙似乎是为了敬拜一种天花神而建立的。另外，在古代印度，似乎已有了天花的预防接种。聚焦近现代

18

历史的威廉·麦克尼尔断定，大约从公元前500年开始，在亚洲和欧洲，病原体已经开始影响文明的发展进程。这些病原体是触发天花、白喉、流感、水痘、流行性腮腺炎以及大量其他疾病的微寄生物。它们快速且直接地在人与人之间传播，不需要中间载体。这些新疾病改变了人类历史的进程。正如人们对在当地发生的旧有疾病会产生抵抗力一样，当人群中出现一种特殊的疾病时，往往可能产生某种抵抗该疾病的免疫力。但是，盗匪、商人、传教士以及行进的军队不会允许文明长期在彼此隔绝的状态下繁荣。他们从一地向另一地不断迁移，也将各地不同的病原体池联结了起来。这样，一群人熟悉的疾病就成为另一群人的瘟疫。

新型病原体入侵所造成的直接后果是一场大规模的流行病，以及因最易感个体的死亡而造成的人口急剧下降。然后，幸存者开始痛苦的人口恢复过程，结果注定又要受困于接二连三的新疾病。原先正是因规模大增才引致这些疾病寄宿的人群，突然又锐减至无法再使疾病滋生的极小规模。因为几乎每个人都有免疫力，仅有极少数新生儿没有免疫力，所以疾病本身会逐渐消失，只等人口再次增多，并且有大量低抵抗力的个体之后才会卷土重来。

虽然一群人在流行病学上得以喘息，但新的疾病侵袭了另一群数量增长，通常临近他们食物供应极限的人。简言之，新疾病在防止人类的人口过剩方面发挥重要作用的同时，也在免疫学意义上对那些幸存者起到了调节、缓和作用。

吸引疾病的磁石：城市

19　　通过对人口增长的限制，这类疾病还使农业生产有盈余成为可能，从而加速了城市的发展。这些城市又反过来成为吸引病原体和人口的磁石。直到晚近的近代，城市的健康状况依旧普遍很差，以致其人口难以通过自身的繁衍得到恢复。城市人口之所以能够保证数量的维持或规模的增长，仅仅是由于周围农村的人迁移至此。许多被吸引去过集居生活的人死于伴随城市生活的疾病的夹击。但是，那些幸存者则构成了一个不断增长的免疫学城市精英群——一个高密度的传染性群体，对周边免疫力低下的居民来说极为危险。当这类具有生物危害性的人群迫切地要扩大他们的领地时，他们携带的病原体常常成为先锋部队。

因此，军队所到之处，病原体也随之繁衍扩散。伯罗奔尼撒战争（前431—前404）是最早的战争之一，也是上述情况的最好例证。我们从希波克拉底的著作中得知，在那场战争之前，古希腊人虽然患有疟疾，也可能是结核、白喉以及流感，但似乎躲过了天花之类的致命性流行病。然而，人口的增长，特别是雅典人口的增长，助燃了帝国野心的火焰。这火焰在雅典与斯巴达的战争期间，随着流行病的突然降临，被出其不意地扑灭了。

希腊历史学家修昔底德的著名记载向我们细述了这场据称开始于非洲，扩散至波斯，并在公元前430年到达希腊的流行病。他宣称，这场流行病最初使雅典军队中25%的人死亡，接着又在希腊南部徘徊了四年，杀死了多达25%的平民。根据描述的症状，鼠疫、天花、麻疹、斑疹伤寒，甚至梅毒以及麦角中毒都有可能是罪魁祸首。无论是哪种疾病，它要么杀死了宿主，要么使宿主具有了免疫力，因而希腊人最终不再有人会患上这种疾病。于是，这种疾病消失了，留下的是雅典人称霸美梦的破灭，这一时期被称为西方文明史上的"转折点"。

疾病还导致其他的转折。罗马的征服成功地把马其顿和希腊（前 146）、塞琉古王国的亚洲部分（前 64）以及埃及（前 30）纳入版图，使大半的已知世界和大多数的致命性病原体紧密地联系在一起。自 2 世纪起，疾病开始侵袭整个帝国和罗马本土。第一次广泛流行的流行病被称作安东尼瘟疫，发生在 165—180 年间，可能导致感染区内四分之一到三分之一的人口死亡；而第二次流行病的侵袭发生在 211—266 年间，给罗马及乡村地区带来了灾难。总之，在 200 年后，流行病和蛮族入侵一起构成第一次重创，最终击垮了罗马帝国。一个不断衰落的世界也导致南亚、中亚和东亚越来越多的人口遭遇越来越多的疾病。也就是说，这些疾病的中心区向外旋转扩张，把其他东半球地区的人口也卷入其旋涡之中。在这一点上，日本的例子堪称经典。在 552 年之前，日本人似乎躲过了长期蹂躏亚洲大陆的流行病。然而，就在这一年，来自朝鲜的佛教传教使团访问了日本宫廷，此后不久，许多日本人死于某种流行病（可能是天花）。

585 年，在日本出现了无免疫力的新一代人之后，另一种似乎明显是天花或麻疹的疾病暴发了。这一次又有许多人死去了。接下来的一个世纪似乎平安无事，没有很严重的疾病暴发。然而，随着日本的"瘟疫时代"（700—1050）的开始，7 世纪的安宁戛然而止。在 8 世纪，该国被流行病惊扰了 34 次；在 9 世纪，共遭受 35 次侵袭；10 世纪，26 次；11 世纪，24 次，其中 16 次发生于世纪中叶。

尽管流感、流行性腮腺炎以及痢疾也不可忽略，但在触发这些流行病的已知疾病中，首先出现的是天花和麻疹。1050—1260 年，所有这些流行病接连不断地冲击日本，但强度各不相同。人口在停滞了几个世纪之后，终于开始增长。到 1250 年前后，天花和麻疹已经被视为儿童疾病，这一事实可能是人口发生恢复性增长的主要原因。

从今天的观点看，这种瘟疫转变为儿童疾病，在人类的流行病史上树立起一个巨大的里程碑。以日本人为例，这意味着几乎所有成年人都已经患过他们不会再患的疾病。但是，这也意味着一直存在足够数量的会感染疾病的无免疫力儿童，使得这些疾病在年轻人的机体里一代一代地宿居下去，而且不会在之后的岁月中再度转变成毁灭性的大瘟疫卷土重来。流行病成为地方病，不仅对政治、社会和经济生活的破坏性大幅降低，而且对人类生命的耗损也有所减轻，因为许多流行病对年轻人的伤害往往比对成年人要轻微得多。

然而，即使大量的人口已使许多流行病的致病力下降，这些人口也仍然会受到其他严重传染病的影响。面对这些疾病，人类不具有免疫防御，原因在于它们是动物的疾病，通常不是人类的疾病。淋巴腺鼠疫就是这类疾病中的一种，无论何时何地，人们一不小心踏入传播疾病的鼠、蚤以及鼠疫杆菌的交叉火力中，便会遭到至为凶残的攻击。

正如过去经常发生的那样，人口大幅增长时，一种致命的疾病（在此情况下是瘟疫）就会出现，在接下来的几个世纪里，欧洲各地的人口以不同的速度在增长，整个欧洲的人口统计数字却出现停滞。例如，在1665年，当伦敦"大瘟疫"结束后，疾病从西北欧撤退，但没有在地中海消失。1596—1602年和1648—1652年两个时期，西班牙遭受了极残酷的流行病，在1677—1685年又经受了九年的瘟疫折磨。这些流行病的发生时间似乎特别有意义，当时英国国运亨通，西班牙则相反。

然而，在15世纪和16世纪，即便是瘟疫也没能阻止伊比利亚

半岛居民启动他们的欧洲扩张计划。葡萄牙人继 1415 年（这一年
葡萄牙女王菲莉帕死于瘟疫）攻占休达 [1] 后，再次进行贸易和探险
航海，这种航海活动最终将他们带入了印度洋，建立了庞大的东印
度帝国。与此同时，西班牙人征服了加那利群岛 [2]，也开始活跃于非
洲沿海水域。在加那利群岛，原住民瓜恩切人的抵抗尽管最初很猛
烈，但因遭遇最终消灭了他们的疾病而崩溃。从非洲海岸带来的黑
奴代替了垂死的瓜恩切人，打理甘蔗种植园。所有这一切构成了即
将在美洲发生的那些可怕事件的预兆。

尽管鼠疫仍存在，但有必要指出，再次将新世界和旧世界联合
起来的伊比利亚人与世界上任何地方的人一样具有免疫适应性。长
期以来，伊比利亚人与外部世界保持着其他民族所没有的某种联系。
他们去罗马做过皇帝，伊比利亚的士兵也曾行进在古罗马的军团中。
自 710 年起，他们跟入侵的阿拉伯人关系紧密，因而也跟更伟大
的穆斯林帝国有了密切接触。实际上，伊比利亚成为基督徒、阿拉
伯人以及即将到来的犹太教徒聚集的某种大熔炉。十字军在往返圣
地 [3] 的途中不时停留在伊比利亚的港口（有时会因为卷入当地的政
治和军事争端停留较长时间）。伊比利亚人的贸易活动范围从北海扩
展到地中海东部，他们的捕鱼舰队遍布整个北大西洋。到 14 世纪，
加泰罗尼亚人 [4] 已建立了一个一路延伸到希腊的地中海帝国。在 15
世纪，葡萄牙人把非洲和非洲人拖入具有病原上的近亲关系的伊比

---

[1] 休达，与西班牙比邻的北非国家摩洛哥的一个港口。

[2] 加那利群岛，非洲西北海域的岛屿群，现属西班牙。

[3] 圣地，指耶稣的故乡巴勒斯坦。

[4] 加泰罗尼亚，地中海沿岸地区，在伊比利亚半岛的历史中有重要地位，现
为西班牙自治区。

利亚人的领域。

　　总之，西班牙和葡萄牙的城市，特别是那些港口城市，在成为银行汇票交换所的同时，也成了疾病的交换所。这些城市和文艺复兴的其他中心一样，各种疾病泛滥成灾。人们不愿洗澡，衣服粗劣不堪，很少换洗。因此，人的身体不折不扣成了虱和蚤的巢穴。人的粪便丢弃在大街上，与狗和马的粪便混在一起。所有这一切构成了苍蝇的天堂，它们终日在粪便和食物之间飞来飞去。用来饮用和烹饪的水实际上是充满微生物的浓汤。鼠类以及各种各样的害虫在住宅、商店、货栈、教堂和小酒馆中钻洞、爬行、滑行、躲藏。通常，腐烂的狗、猫甚至还有马的尸体被扔在大街上任其腐烂，使街道愈发恶臭弥漫，也为更多的害虫提供了养料。

　　显然，这种社会环境的幸存者都拥有非常警觉和敏感的免疫系统。要活到成年，他们不仅要扛过儿童疾病的夹击，例如天花、麻疹、白喉等疾病，而且还得经受住胃肠传染病的全病程，以及各种如今在最贫穷的国家以外很难见到的皮肤、血液、骨骼及器官方面的可怕疾病。故而，美洲的探险者和征服者可以被看作一类免疫学精英，与被征服者形成了惊人的（且致命的）对比。

疾病征服新大陆

　　那些后来被称为美洲印第安人的人，其祖先都是狩猎采集者。至少在1.25万年前，一些人从亚洲出发，通过最后一个冰河时期造成的大陆桥，横跨白令海峡到达阿拉斯加。在这个冰河时期，世界各大洋的海平面大幅降低，亚洲和北美洲之间的浅大陆架露出海面。根据遗传学证据，最近有人提出，另一些人也许来自波利尼西亚[1]。横越白令海峡并不是一次风和日丽的郊游。大陆桥是荒凉、多雾且寒冷的，这就促使一些学者猜测，是人口压力导致了这样的探险，这与其说是人类躁动不安的本性使然，不如说是人类的生死抉择。换句话说，连续不断的迁移浪潮可能是一种被迫无奈的冒险。

正如我们描述的那样，这些狩猎采集者相对来说是无病的，穿越白令海峡的严酷考验无疑会淘汰任何病弱者。此外，这些先驱在动物被驯化之前就离开了旧大陆，这意味着他们除自己之外没有带过去其他可行走的疾病携带者（也许晚期迁移浪潮中的狗除外），而在他们到达之后，也没遇到任何患病或有其他状况的人类。

25 大约一万年之前，冰河期开始终止。冰帽融化，海水上升，淹没了大陆桥，封锁了这些新美洲人。同时，覆盖北美洲的巨大冰川融化了，为到达者展现出一个完整的大陆。如果这些狩猎采集者曾经梦想过天堂的话，那么这就是天堂。

然而，新大陆有几个令人极为惊愕的问题。首先，美洲大陆存在几种独有的疾病。例如，落基山斑疹热是一种美洲立克次氏体病，今天从巴西到加拿大都可发现。尽管这种蜱传疾病直到 20 世纪才真正被鉴定，确立了在分类学上的位置，但人们可以想到，这种疾病既感染了现代居民，也感染了新大陆的早期先民。那些迁徙到南美洲的人可能受到了感染皮肤黏膜的利什曼病的侵袭，这是一种通过吸血的白蛉传播的原虫类疾病。到达安第斯山地区的那些人则遭遇了感染卡里翁氏病（也称奥罗亚热和秘鲁疣）的危险。这种疾病也由白蛉传播，其毁容效果似乎已在几千年前的陶器上有描绘。另一种南美洲的地方病是查加斯氏病（或称美洲锥虫病），该病可能起源

---

[1] 波利尼西亚，太平洋中部的岛屿群。

于巴西。豚鼠和其他动物携带的锥虫属原虫引起该病，由吸血的锥蝽传播给人类。

此外，人们还要应对一些野生动物的疾病，例如旋毛虫病和土拉菌病。后来，在新世界农业革命的进行过程当中，一些文明之疾出现了。玛雅人、阿兹特克人、印加人以及北美洲的密西西比人都进入了定居的农业生活，并建立起复杂的城市文明，正如我们所看到的，随之而来的是众多与生活方式有关的健康问题。一些类型的结核病流行起来，肠道寄生虫和肝炎通过水和食物在人与人之间传播开来。品他病，由密螺旋体菌引起的几种疾病之一，似乎已经成为一个难题，只要气候温暖到足以少穿衣或不穿衣，病菌便很容易经皮肤接触而传播，其他密螺旋体传染病似乎也已出现，其中包括某类（显然的）非性病梅毒。

但是，对来自欧洲的大量疾病来说，由克里斯托弗·哥伦布和他的冒险家同伴命名为"印第安人"的新大陆居民是一片未被开垦的"处女地"。他们已很难逃脱旧大陆所储备的这些疾病，美国学者阿尔弗雷德·克罗斯比将这些疾病列出一份名单，其中包括：天花、麻疹、白喉、沙眼、百日咳、水痘、腺鼠疫、疟疾、伤寒、霍乱、黄热病、登革热、猩红热、阿米巴疾病、流感以及蠕虫病感染。在这个名单上，也许还可以加上一些疾病：斑疹伤寒、布鲁氏菌病、丹毒、丝虫病、流行性腮腺炎、盘尾丝虫病、回归热、麻风，可能还有钩虫病。

没有人知道当哥伦布与疾病一同抵达时，那里存在多少美洲土著人，因而也没有人确切地知道他们所经受的灾难导致了怎样的人口损失。实际上，在整个 20 世纪，关于欧洲人所接触的美洲人的人口规模，始终是历史统计学者和人类学者热议的问题，1992 年，发现新大陆五百周年的相关学术研究也对这一问题展开了激烈争论。但是，无论人们倾向于接受约一亿人的高估计，还是较保守的五千万人或更少，有一点是一致的，即横扫美洲的疾病大暴发最终杀死了 1492 年人口的约 90%。

1493 年于伊斯帕尼奥拉岛暴发的第一场美洲流行病很可能是猪流感。其他无名的疾病随之而至，以至于早在 1518 年天花正式出现在加勒比海地区之前，西印第安人口就一直在减少。天花伴随着埃尔南多·科尔特斯[1]进入墨西哥，并先于皮萨罗[2]们进入了秘鲁，大大加速了两次征服，同时向外扩散，杀死了另外数百万人，使西班牙人无须出征。在此之后，一次又一次的流行病像雨点般不断落在美洲大陆。最严重的一次记录是斑疹伤寒的流行，根据报告，到 16 世纪末，墨西哥高原共病死约两百万人。

人们只能想象这种恐怖：年轻力壮者往往是流行病的主要受害者，这意味着只剩下极少数人去播种、煮饭、清扫以及照顾儿童和老人。流行病以混乱的方式频繁袭击，没有留出供人口恢复和人类免疫系统调节的时间，社会、政治、经济和宗教生活完全崩溃。神奇的是，有人竟能发展出免疫能力，得以幸免于难，并将这种免疫力传递下去。但是，他们的确做到了，这使墨西哥和安第斯地区的大陆人口逐渐恢复。

28   在北美洲，人口的下降（和恢复）出现得较晚。加勒比海地区和巴西各地经历了格外可怕的下降，在这些地方，下降实际上就意

---

[1] 埃尔南多·科尔特斯（1485—1547），西班牙冒险家，他于 1519—1521 年间率领六百余人的武装船队征服了拥有百万人口的墨西哥阿兹特克帝国。

[2] 法兰西斯克·皮萨罗（1475—1541），西班牙殖民者，于 1533 年率 180 人征服了秘鲁。

味着毁灭。然而，导致这些全然不同的人口变化的，并非欧亚大陆的疾病，而是另一类源自撒哈拉沙漠以南非洲的旧大陆疾病。

非洲疾病对新大陆的侵袭

对于美洲而言，非洲人的到达是一场悲剧，这场悲剧是由另一场新大陆的悲剧，即黑奴制的建立引起的，而黑奴制的建立又是本土人口下降的结果。伊比利亚的征服者依靠印第安人的劳作开拓广阔的美洲大陆，但是美洲土著人口的迅速下降意味着他们不得不到其他地方寻找援助。到1518年，横跨大西洋的奴隶贸易已蓬勃地发展起来。

到达美洲的非洲人具有许多与欧洲人一样的免疫力，这是因为，数千年来，欧亚人的大多数疾病周期性地随着沙漠商队横跨印度洋，进到撒哈拉沙漠以南非洲。另外，非洲人对存在于他们自己大陆上的热带疾病具有其他地方的大多数人所没有的抵抗力。恶性疟就是这类疾病中的一种，它是最危险的疟疾类型，也是相对较新的一种，正如我们所了解的，该病是非洲定居农业发展的产物。它并不是一种严格意义上的非洲疾病，在过去的某个时候，它向北传播到地中海各地。实际上，有人认为这是另一种曾对罗马帝国的衰落产生过重大作用的致命力量。恶性疟曾在南意大利和希腊颇为流行的证据，可以在今天地中海地区许多人血液中的独特成分中找到，我们知道那是对疾病的遗传防御能力。

镰状细胞特性和葡萄糖-6-磷酸脱氢酶缺乏症等保护性异常的发生率在非洲人中要高得多，这证明了他们跟镰状疟原虫疟疾有着长期且密切的接触。这种防御能力也证明他们与另一种更为普遍的疟疾类型——间日疟，有着广泛和长期的接触经历，这种疟疾实际上已从非洲消失。间日疟被认为是最古老的疟疾类型之一。和其他类型一样，它源自非洲，那里的原生动物门的疟原虫类（所有类型疟疾的病因）寄生于数千代人身上。然而，在这一过程中，接近100%的非洲人获得了一种遗传特性，这种特性保护他们免遭间日疟的侵害，或许还能免除恶性疟的侵害。

在非洲已很少有人携带间日疟，该病转移地点，把灾厄带到了世界上其他很多地区，其中包括欧洲。因此，欧洲人成为把间日疟带去新大陆的携带者，更严重的恶性疟则是由非洲人带入的。按蚊生存在美洲，传播疟原虫传染病，并把疟疾增加到残害美洲土著人的病源生物的名单上。

另一个起源于非洲的重要的热带杀手黄热病，在美洲人中出现较晚，这是因为它的主要传播媒介埃及伊蚊没有马上到场。昆虫学证据表明，是运送奴隶的船把伊蚊和黄热病病毒一起从非洲运来。自1647年起，巴巴多斯岛的一场流行病扩散到整个加勒比海地区，黄热病席卷美洲沿海城市，它造成了深重的苦难，以至于人们以为它是一种美洲大陆疾病。

在讨论美洲印第安人的人口下降时，必须注意到上述第二波非洲疾病的影响。在安第斯山脉和墨西哥中部的高原地区，土著人数量在欧亚大陆的疾病袭击下屡遭重创，但最终得到恢复。这至少在某种程度上是因为他们没有被非洲疾病所伤害——蚊子这一昆虫媒介无法在海拔很高的地方生长繁殖。然而，在加勒比海和亚马孙盆地这样的地势低洼地区，人口却遭到欧亚大陆和非洲大陆疾病的双重严重感染，几乎被灭绝。其他不那么致命，但仍然十分可怕的非洲疾病也登上了奴隶船，其中有麦地那丝虫病、丝虫病、盘尾丝虫病、钩虫病（由被错误命名的美洲板口线虫引起）、雅司病（与品他病是一类病），甚至还有早前已在欧洲消失的麻风。

新大陆，新病原体？

欧洲、美洲和非洲的疾病环境出人意料地联系起来，这一点已经受到学者们极为详尽的研究。他们怀有疑问，绝不仅仅是已知疾病更广泛地传播开来，事实是，这个世界引发了一些新的疾病。从欧洲人的观点看，某些新疾病似乎的确出现于哥伦布航海时代的前后。斑疹伤寒就是其中一种。该病于再征服运动末期出现在欧洲，当西班牙最终于 1492 年征服格拉纳达 [1] 时，此病似乎已经从阿拉伯世界传到西班牙。因此，在这种情况下，哥伦布得以免罪。

和梅毒一样，天花也向医史学家提出一个难题。随着时间的推移，它的致病力似乎发生了相当大的变化。在天花于 20 世纪 70 年代下半叶最终消失以前，共存在两种类型：重型天花，死亡率高达 25%～30%；轻型天花，病情极轻，死亡率为 1% 或更低。无疑，介于两种类型之间的毒株也是存在的。在约 1500 年以前，至少在欧洲，天花并不是一个致命杀手，但在 1500 年前后，它变成了致命杀手，致使一些国家的死亡人数达到总人口的约 10%～15%。调查研究人员偶尔表达出这样的怀疑，即天花中最致命的类型起源于撒哈拉以南非洲，而不是亚洲。最近，这一论点有了进展，这种致死率极高的病毒是伴随着大西洋上的奴隶贸易而扩散至世界各地的。

---

[1] 格拉纳达，中世纪时位于西班牙地中海沿岸的一个国家。

这些新的或新变更的疾病使已经数量庞大的病原体更加丰富，这些病原体横扫了其他"新发现的"民族，比如美洲印第安人，他们被迫与更广袤的世界联系在一起。瓦斯科·达·伽马在率领葡萄牙人进入印度洋（1498）和东方帝国时，也在无意之中充当了传播梅毒到远东日本的先锋。斐迪南·麦哲伦的航行（1519—1523）完成了哥伦布开始的向西航行，将西班牙人带入东方。紧跟着他的船队，马尼拉西班牙大帆船队的水手们、其他探险者、传教士、商人以及 18 世纪的英美捕鲸者带来了疾病。

在欧洲人到达之前，许多太平洋岛屿的居民早已患有疟疾、丝虫病和热带皮肤疾患。但是，亚洲的这些园艺人群对于外来的传染病来说是一片"处女地"，因为几千年来他们与外部世界基本上是相隔离的。然而，一方面他们的人口相对较少，另一方面他们与世隔绝，这两种因素很可能导致大多数流行病的快速毁灭性蔓延。

在这些人群中，肯定已经发生了成千上万次小规模的疾病肆虐，这一结论可通过对夏威夷群岛的实例的观察得出。300 年前后，这些地方开始有人定居，但在 1778 年詹姆斯·库克船长到达之前，他们一直"未被发现"。库克的外科医生记载道，那些船员在第二年蓄意将梅毒传到岛上。无论这是真还是假，据称，在一个世纪里，梅毒、天花和其他疾病使当地人口减少了 90%。

1788 年英国人开始定居澳大利亚之后，澳大利亚土著人口也发生了类似的陡降。天花几乎立即（1789）在大陆东半部的土著居民中暴发，根据英国的估计，与阿瑟港（悉尼）有联系的地方，半数都遭到毁灭性打击。在此之后，疾病传入内陆地区，造成的后果无人知晓。1836 年，年轻的查尔斯·达尔文在撰写他的《小猎犬号航海记》时，显然已了解诸多这样令人沮丧的历史："欧洲人践踏到哪里，死亡似乎就追赶土著人到哪里。"

当欧洲人建立起他们的帝国，并把死亡带给土著居民时，他们自己的家乡也深陷于疾病之中。瘟疫流行重创了南部和东部地区；疟疾在蔓延；在16世纪，至少有三种严重的流感横扫了欧洲大陆，致命的天花出现了；梅毒的致病力在不断加强；白喉和猩红热开始流行；斑疹伤寒开始在军队中频频出现。事实上，正是疾病（在此事例中是斑疹伤寒，而非梅毒）再一次使法国征服那不勒斯王国的希望破灭了。在他们眼看就要打败查理五世时，斑疹伤寒在法国士兵中暴发。大约有三万人死亡，随后残部撤退。

在地球的另一边，梅毒、猩红热以及白喉等新疾病传入中国，与天花、麻疹、疟疾以及其他旧有的疾病相会。当16世纪葡萄牙人到访印度时，西方人首次描述了霍乱，在那里，瘟疫似乎也在猖獗。日本在1543年第一批西方人到达时正值人口大增长期间，日本人对于西方人的绝大多数重要疾病都已获得免疫力。在日本人所处的环境中，梅毒是唯一的新疾病，欧洲人稍早些时候将其传入中国，它又从中国到达这个岛国。

此时的欧洲和中国，人口蓬勃增长。在欧洲，标志着封建主义寿终正寝的文艺复兴掀起变革之风，同时促进了资本主义、掠夺性的单一民族国家、扩张的君主国家以及日益威权主义的政府的兴起。一方面由于不断发展的政府官僚体制，另一方面由于扩张性君主国家的需求和成果（或对这些成果的坚定寻求），欧洲开始了向工业化和城市化的迈进。

正是在这一系列历史事件中，英国和北欧的人口逐渐摆脱了疾病的长期肆虐及其对人口增长的牵制。不断发展的城市使更多的人暴露于疾病面前，在这一过程中，获得免疫力的人越来越多。强大的各国政府通过直接确定隔离措施，以及船税稽查这种间接手段，助力遏制了瘟疫和其他疾病。此外，各国政府开展了公共卫生运动，减少了害虫和昆虫，特别是家蝇的数量。最后，在18世纪早期，人们进行了通过人痘接种来减少天花暴发的尝试，该项技术可能源自中国。把感染者小脓疱的脓汁中的天花病毒接种到未感染者皮肤上搔抓出的小伤口中，把该病的轻型接种给他们。这一步骤有时被证明是致命的，甚至导致疾病流行，而在18世纪60年代后，更安全的接种方法被发现。对天花最有力的打击是1796年爱德华·詹纳引入英国的牛痘疫苗接种。这一方法迅速在欧洲推广开来，几年后传到了西班牙在南美洲和亚洲的殖民地。

营养与死亡率的下降

造成人口这一重大转变的另一个重要因素与营养有关。美洲人口几乎没有给世界的其他地方带去病原体，却提供了丰富的食物。马铃薯的种植愈来愈广泛，帮助许多人过上了更好的生活，特别是穷人（马铃薯在16世纪与南瓜一起传入欧洲）。除了填饱肚子之外，很容易在北方气候条件下生长的马铃薯还成为维生素（特别是抗坏血酸）和矿物质的一个重要来源。

来自美洲的玉米成为其他许多人的主食，他们开始（也许并不是很情愿地）以玉米饼来代替更昂贵的小麦面包。相较于任何其他作物（木薯除外），玉米和马铃薯是每单位土地能生产的卡路里更多的粮食作物，自然有助于供养日益增长的城市无产阶级。不过，玉米对人类健康最伟大的贡献也许是成为动物饲料。随着越来越多的人被迫离开土地进入城市，更多的空间可用于驯养动物。有了干草和玉米喂养它们，就有可能让更多的动物活过严冬。这样，营养方式不断改变的另一特征是，一年四季都可得到更多的牛奶、乳酪、鸡蛋和肉类等高质量蛋白。这类蛋白质会帮助人们更易于防止许多疾病。与过去相比，可靠的牛奶供应无疑帮助更多的人安然度过了婴儿期和幼儿期。改善后的运输网络可以更大范围地供给新鲜食品，在帮助改善营养方面显然也是极其重要的。

营养在欧洲人口增长中的重要性始终是争论的焦点，美洲作物在欧洲人饮食中的重要性也有同样的争论。答案也许被另一些复杂的力量所牵制和混淆，以致不能梳理清楚。世界其他地区的事例也 35
许可以带来一些启发。在中国，16 世纪从美洲引进玉米、红薯和马铃薯之后，死亡率有所下降，原因尚待解释。西非和中西非在引进木薯、玉米、红薯以及花生之后，也经历了人口激增。讽刺的是，增长起来的人口又被奴隶贸易抽干榨尽，被运去了最初提供这些作物的半球。

新瘟疫：黄热病和霍乱

正如我们已经看到的，非洲也把致命疾病传给西方。到 17 世纪末，黄热病除了出没于加勒比海、中美洲和墨西哥的港口之外，似乎普遍存在于美洲大陆的东部沿海。1685 年，该病袭击了巴西的伯南布哥，使累西腓和奥林达地区的数千人丧生，并传入塞阿拉地区，约五年后才平息下来。1668 年，该病向北传入纽约，1690 年，传入费城和查尔斯顿，1691 年进入波士顿。

在 18 世纪，黄热病的分布范围扩大了，频繁光顾美洲的哥伦比亚、秘鲁和厄瓜多尔各港口，以及欧洲的波尔图、里斯本、巴塞罗那、马拉加和加的斯。与此同时，还袭击了当时对瘟疫已富有经验的费城人，一共六次。黄热病还成为加勒比海军事战役的决定性因素。它挫败了英国海军上将爱德华·弗农对哥伦比亚的卡塔赫纳的攻击（1741），他最初率领的1.9万人的登陆部队中有一半人死于黄热病；1793—1796年间，黄热病使得英国驻西印度群岛的军队减员了8万人；在收复伊斯帕尼奥拉岛（现属于海地）上的圣多明各的失败尝试中，丧命的4万法国人大部分是死于该病。

19世纪，黄热病在美国南方的港口城市特别流行，在南北战争前，该病在萨凡纳肆虐15次，查尔斯顿22次，新奥尔良至少33次。战争结束后，它再次发动袭击，终致1878年大瘟疫。这次大瘟疫沿密西西比河进入内陆，席卷从新奥尔良到孟菲斯及更远处的一大片土地，造成无数人死亡。显然，至少就美国而言，黄热病以牙还牙，狠狠报复了非洲奴隶贸易的罪恶之徒。这一疾病造成的损失远远超过进口奴隶的人数。

黄热病还连续不断地杀戮加勒比地区的欧洲人，尤其是被派去镇压古巴1868—1878年叛乱（即十年战争）的西班牙军队，以及先被派去铺设横跨巴拿马的铁路，接着又去修建运河的法国人。黄热病还屠杀欧陆本土的欧洲人，连续侵袭西班牙、葡萄牙以及直布罗陀的众多城市，并北上攻击了法国和英国的沿海地区。

然而，除1821年在巴塞罗那的流行和1857年在里斯本的流行之外，与斑疹伤寒和霍乱的肆虐结果相比，黄热病在欧洲似乎是一种次要的疾病。1812年，拿破仑远征俄罗斯却陷入大败，斑疹伤寒是转折的关键因素。1816—1819年间，该病蹂躏了爱尔兰。1848年的革命运动导致斑疹伤寒在东欧流行，随后渐渐平复，直到第一次世界大战爆发。根据记录，在大战期间，黄热病致使200

万～300 万士兵和平民死亡。后来，它杀入俄罗斯和东欧，导致将近 300 万的东欧人死亡。

然而，毫无疑问，霍乱才是 19 世纪流行病领域最大的新闻。在那之前（也即在技术和运输工具的所有主要进步之前），该病似乎只局限于印度，至少自 16 世纪以来一直有外部人员对其进行观察和描述。可是，从 1817 年起，霍乱在印度以外出现的频率不断增加。到 1821 年，该病波及的范围东至爪哇和中国，西到波斯。

疾病和帝国主义

当霍乱和其他一些文明的"旧"疾病逐步得到控制时，文明本身却正在酿成和传播另一些疾病。19 世纪结束之际，医学的进步为欧洲殖民者打开了非洲的大门——此前，由于热带的热病，非洲被称作"白人的坟墓"。疟疾病因被发现，用于防治该病的药品奎宁（从金鸡纳树皮中提取）能够稳定供应，这为帝国的冒险活动开启了绿灯。

然而，一旦在非洲定居下来，欧洲人似乎时不时地就想将这块土地变为黑人的坟墓。他们迫使非洲人进入矿井，采掘这个大陆的矿物资源；他们强占从前由部落社区占有的肥沃农田；他们引进异国的牛群；将以物易物经济转变成货币经济；他们修筑铁路和公路，将各地联结起来。

殖民者将非洲无产阶级化，重塑当地的生态系统，在此过程中，他们引发了非洲睡眠病的大规模流行，并大大扩展了其他疾病的分布范围。此外，他们把结核病也带到了非洲。流动性很强的非洲劳动力又将该病带到撒哈拉沙漠以南非洲的各个角落，在这些地方，疾病主要分布在不断扩大的城市贫民区。由于农业结构趋于单一作物种植（例如加纳的可可树），非洲人的营养状况也急剧下降。尽管传教士们做出诸多努力，但殖民地的医学事业主要是在保护压迫者的健康，极少照顾到被压迫者。

营养类疾病

由于我们对良好营养的构成缺乏了解，对疾病消长变化的营养学解释就变得复杂起来。正如我们已经看到的，我们从事狩猎和采集的祖先消耗了种类惊人的食物，相比之下，我们现在消耗的种类反而相对较少。考古记录确凿地显示，放弃狩猎和采集方式，转而从事定居农业的人类在健康方面付出了昂贵代价。以主要粮食作物为中心的饮食结构越来越有限，因此，他们的身高变矮，并在很大程度上为贫血症所困。同时，他们的幼儿在断奶之后似乎存在普遍蛋白质-能量营养不良（PEM），这无疑导致了儿童死亡率的剧增。

农业和植物育种方面的技术进步，以及1492年哥伦布航海促成的作物交易，使食物量增加，能够供养更多的人口。但对于那些基本上以主要粮食作物为生的人们来说，这意味着在营养质量上的巨大牺牲。正因如此，出现了典型的营养缺乏病。

美洲南部、非洲和欧洲南部的穷人，以及印度、埃及和中东那些从事玉米耕种的人们频频成为糙皮病的受害者，该病以腹泻、皮炎、痴呆为特征，最终可致多达70%的患者死亡。病因十分复杂，但主要因素是烟酸缺乏。这并不是说玉米缺乏这种抗糙皮病维生素，问题是玉米中有一种化学键，使烟酸不能释放给人体，除非用石灰处理法打开这种键，这一处理法是美洲土著居民的秘方，但没有传到旧大陆。

脚气病是与维生素 B 缺乏相关联的一种疾病，此病症主要是维生素 B_1 缺乏所致。该病通常与亚洲的稻米文化有关。稻米的外皮含有丰富的维生素 B_1，但在过去很长一段时间，人们却尽力去掉外皮，使谷粒更加美味可口，更便于贮藏。传统手工碾制的稻米，使世界上许多人产生"干"和"湿"型脚气病的神经和心血管症状，并导致婴幼儿脚气病，由缺乏维生素 B_1 的母亲哺育的婴儿和蹒跚学步的小孩极易患病。在蒸汽碾磨技术出现以后，这一问题变得尤为严重，到 20 世纪 50 年代晚期，脚气病成为亚洲各地区最主要的一种死亡原因，特别是婴幼儿。

不过，稻米并不是脚气病的唯一元凶。该病的病因也包括饮食过分集中于木薯类膳食和面粉，以及在采取增进食品营养步骤之前仅限于精粉面包。像糙皮病一样，脚气病在那些被送进专门机构的人群（例如，种植园的奴隶、囚犯、孤儿院的儿童、收容所的同住者）中特别流行，以及那些长时间待在海上的人。

但是，典型的船上疾病是由维生素 C（抗坏血酸）缺乏引起的坏血病。因为人类不能合成自己的维生素 C，所以坏血病可能是一种非常古老的疾病。不过，维生素 C 缺乏持续大约 30 周后，才会出现牙龈点状出血的典型症状，持续更久后则会致使旧伤口开裂，乃至造成死亡。因此，在 15 世纪之前，该病相对少见。但是，随着欧洲经济力量不断增长，为了商贸、探险和帝国的利益，船只出海的时间长到足以使该病发生，成为此后三四百年里海员们的灾难。

40

坏血病也侵袭军队（特别是在围困期间），它在战俘营中暴发，纠缠北极和南极的探险者，折磨 1845—1846 年间马铃薯大歉收之后的爱尔兰人——因为马铃薯含有维生素 C，而用来缓解他们的粮食问题的那些谷物却不含有。

在 18 世纪中叶，柑橘类果汁能够预防坏血病被反复证明。然而，直到那个世纪之末，英国的海员才定期配给酸橙汁以抵抗这种疾病。到 19 世纪末，由于医学受细菌理论支配，坏血病和其他营养性疾病常常被认为是病原体导致的。直到 20 世纪，相应的科学知识产生了，营养学研究才重回正轨，并建立起营养缺乏病的概念。

所有这类营养缺乏病，至少在其广泛流行时，可以被看作文明进步所导致的营养问题的必然结果。另一些与食物相关的疾病也是如此，尽管它们并不是严格意义上的营养缺乏病。例如，麦角中毒是一种因食用被麦角真菌（麦角菌）感染的谷类粮食（特别是黑麦）而引起的疾病。自盖伦时代起，该病就为人所知，中世纪时逐渐在欧洲穷人中流行起来。这些人的饮食主要是面包，通常由变质的黑麦制成，当中枢神经感染时，则产生"惊厥"类症状；当末梢血液供给受感染时，则导致"坏疽"性病症。该病在当时常被称作"圣安东尼之火"。591—1789 年间，欧洲至少发生过 130 次麦角中毒大流行，成千上万的人死亡。晚至 20 世纪 20 年代，欧洲各地仍报告有疫情暴发。

41 由饮食紧缩而引发的另一类营养问题是蛋白质-能量营养不良，正如我们先前所见，这基本是属于年幼者的问题，且是人类从事定居农业之后才产生的问题。在早期农民的牙齿上可见到证据，即发育不良（生长抑制线），表明了当时人类在断奶期为生存所做的实际挣扎。在现代人中，蛋白质缺乏症的证据显而易见，即恶性营养不良的肿大腹部和消瘦症的瘦骨嶙峋，这是蛋白质-能量营养不良的两种极端症状。

导致蛋白质-能量营养不良的根本原因是让孩子中断母乳，改吃半流质谷类食物，而该食物中很少或完全不含有儿童生长发育所需的全部蛋白质。与狩猎采集者不得不为他们断奶的小儿去搜寻食物相反，定居下来的人们则集中于某一类主食谷物，使断奶过程易于度过。如此简单易行反过来鼓励了更多的生育，以致一个孩子常常突然断奶，以让位给另一个孩子。因而，非洲语言中的"恶性营养不良病"（Kavashiorkor）意思就是"被剥夺的儿童所患疾病"。

蛋白质-能量营养不良常发生在儿童患传染病时，而主要责任在于传染病，而非营养状况。尽管如此，蛋白质-能量营养不良仍是世界上的重要杀手之一，特别是在发展中地区。该病会阻碍发育，损害那些幸存下来的儿童余生的身体健康。

现代世界的疾病

因此，很明显，农业革命的结果之一，即以主食作物为主的饮食，是一件好坏参半的事情，它使越来越多的人能够生存，但又使他们付出巨大的健康代价。更为晚近、仍在不断发展的工业革命也是如此，它为进一步的人口爆炸创造了条件，也造成了普遍的不健康和某些特殊的新疾病。

例如，黑肺病（煤矿工人的尘肺）缩短了许多矿工的寿命，褐肺病（棉尘肺）成为棉纺工人的祸根，白肺病（石棉肺）侵袭那些参与石棉加工的人，铅暴露带来铅中毒，磷毒性颌疽是暴露于含磷物质的火柴制作工面临的职业危险，而来自石材、打火石和沙石的粉尘则导致矽肺或称"磨工病"。

1775 年，伦敦的外科医生珀西瓦尔·波特指出，那些罹患阴囊癌的男性，许多人都曾当过扫烟囱的男孩。他将此病与由煤烟灰引起的刺激联系起来，确定了第一种致癌的职业。接下来，紫外线、X 射线、放射性物质（如镭和铀）以及其他刺激物（如煤焦油的衍

42

生物）都与癌症产生了牵连。

癌症，与心脏相关的疾病，可能还有阿尔茨海默病，都是人类的古老疾病。为什么在 20 世纪，特别是在发达国家，以上三种疾病似乎都有大幅增加，关于这一问题存在争论。一种可能性是有更多的人寿命长到足以患这些疾病。另一种解释则与生活方式有关，即大量生产和广泛消费烟草制品与蒸馏的酒类制品，它们都是现代世界的产物，至少对上述两种疾病起了相当大的作用。

无论如何，很有可能的情况是，文明进步带来的大量其他因素也负有责任。如今的大气中含有更多的碳，这并不是由于工业化，而是由于砍伐森林和耕作；但是，冒着浓烟的大烟囱和机动车中排放的废气体又把许多其他化学物质排入我们呼吸的空气、食用的食物以及饮用的水中。此外，许多人猜测皮肤癌发生率上升是因为大气污染导致紫外线强度不断增加。钠的过度食用则与胃癌和高血压有密切联系。加工处理食物和水的过程中使用的化学物质，也日益受到癌症和心脏病研究人员的关注。

寿命更长肯定是某些遗传病和另一些有遗传因素的疾病发病率更高的一个原因。在过去，这些病痛的受害者存活下来的概率小得多，难以繁衍和传递那些疾病特性。总而言之，在发达世界，正如一些遗传学家所论证的那样，精确的自然选择原则已不再适用。我们已经进入另一个阶段，即"松弛选择"阶段，我们正在为此付出代价，从多发性硬化到乳突炎等疾病的发病率越来越高。

43　到 20 世纪，医学已有机会把更多的研究对准遗传病和慢性疾病——文明的新疾病，因为医学已克服了旧有的传染病，最终在 20 世纪 70 年代消灭了天花。但是，医学界的集体自信在过去 100 年间数次动摇。例如，1918—1919 年间，流感大流行携前所未有的毒力横扫全球，造成2500万～5000万人死亡。紧随其后的是1920年昏睡性脑炎（脑和脊髓的炎症）的流行以及又一次致命的流感冲击波。流感如何以及为何突然变得如此致命（特别是对年轻的成人来说），至今没有得到令人信服的解释，它与昏睡性脑炎的关系，也同样没有答案。

相比较而言，现代医学与脊髓灰质炎的遭遇有了一个更令人满意的结果。脊髓灰质炎是人类的一种古老的病毒性疾病，但被认为是流行病的脊髓灰质炎直到19世纪末才开始频繁发生。这就产生了脊髓灰质炎是一种新病的观念，1916年，它在纽约的大流行让人们担心此病是现代的瘟疫，特别是当这种被认为属于儿童的疾病开始传染给成年人时。这种恐惧渐渐消退，因为人们意识到，在过去，大多数儿童在幼小时就已对这一粪口传播的疾病产生了免疫。实际上，正是环境卫生的改善阻碍了免疫，造成该病的增加。乔纳斯·爱德华·索尔克（1955）和阿尔伯特·布鲁斯·萨宾（1960）先后采用的免疫接种，使该病在发达国家和大多数发展中国家的发病率大幅度下降。1994年，美洲在两年未报告病例后宣布为无脊髓灰质炎地区，世界卫生组织（WHO）希望到2000年在世界范围消除这一疾病。

然而，到目前为止，医学对另一种疾病还无能为力。正如脊髓灰质炎的早期情况一样，艾滋病似乎也是一种新疾病。不幸的是，引发疾病的病源人类免疫缺陷病毒（HIV）甚至比流感病毒的变异速度还快，阻碍了疫苗和有效抗病毒药物的研发。实际上，该病所包含的病毒似乎主要有两种类型。HIV-1是第一个被发现的（1981），尽管回想起来，有可能该病已经无声无息地传播了若干年。该病毒亚型的大多数主要是通过同性恋接触以及血液、血液制品传播。1985年，HIV-2在西非被发现，其传播模式似乎是通过异

44

性之间的性交。HIV-1 和 HIV-2 目前在世界范围内均有分布，但是两者似乎都起源于撒哈拉沙漠以南的非洲，在那里，HIV 的抗体在 1959 年贮藏的血液中被发现，到 1995 年，世界上的大多数病例（约三分之二）被确认发生于此地。

由于 HIV 损害免疫系统，患者往往饱受各种疾病的折磨，例如肺炎肺囊虫病、结核病以及其他传染病。无论如何，艾滋病本身就是一种疾病，虽然一个人从感染到发病可能花上十年或更长时间，但迄今为止，该病似乎无一例外会置人于死地。然而，这样一种时间上的间隔，使得对疾病的传播进行计算变得很困难，各种应对方案只能依靠估算。不幸的是，即使按最乐观的估计，也将有数百万人死于艾滋病。有人甚至预言，根据总死亡人数，该病将成为人类历史上的头号杀手。

然而，其他致命的病毒性疾病已经在非洲出现，其中有埃博拉病、拉莎热、马尔堡病以及裂谷热；在南美洲还有另一些疾病，例如玻利维亚出血热和阿根廷出血热。可以想见，与艾滋病一样，这些疾病中的一种或更多可能会被释放到更广阔的世界里。在某种意义上，它们也是文明之疾。在发展中世界，贫困人口不断增长，老年慢性病的地位仅次于主要传染病。

对于发展中世界而言，现代医学已经使其人口越来越多地在婴幼儿期活下来，但在那之后，医学的作用就微乎其微了（除了消灭天花和脊髓灰质炎这样的著名运动之外）。无论如何，在一个不断变小的世界里，当人类愈加紧密地联系在一起时，问题出现了：我们是否承受得起这种疏忽。更确切地说，如果抛开其他一切不谈，就自身利益而言，也可以表明提高发展中世界健康水平的重要性，特别是，如果任由发展中世界的疾病继续发展下去，终将危及发达国家。

45

第二章

✚

医学的兴起

维维安·纳顿

大约在 1570 年，巴塞尔大学内科医生兼医学教授特奥多**46**尔·茨温格将医学技艺的鼻祖溯源到古希腊时期。身为虔诚的新教徒，他虽不完全相信一个像阿波罗那样的异教徒的神灵曾经创造了造福于人类的医术，却认可半神阿斯克勒庇俄斯是医学创始人之一，认可神话中的半人半马的喀戎是药理学的缔造者。但他相信，在很早以前，上帝就把用于治病的药物置于这个世界，以期后人去发现。

人们可能会对茨温格对于历史的虚构一笑置之，但他借助神话传说表明了一个基本的事实，即医术和药物的出现要早于任何文字记载或历史事件。在对几千年前的古遗址的考古发掘中，人们发现了一些尸骨，显示出对于人体进行医治活动的迹象——断肢的固定、脱臼复位和外伤的成功处理。还有一些颅骨上显示出钻孔（在骨骼上钻通的洞）的痕迹。尽管钻孔是怎样完成的要靠推测，但做这种手术需要掌握专门的技术知识和基本的操作原理。我们还可以设想，各种植物和其他物质也用于治病。一些人或因技能熟练，具备丰富的草药知识而闻名于世，或因拥有与引起疾病的自然力进行沟通的能力而享有盛名。在这种意义上说，医学一直与我们同在，谈论医学的兴起显然多此一举。

　　然而，博学的茨温格并不愚笨，他深信自己那个时代的医学是许多世纪以来医学知识逐步积累的结果，那些具备医药知识的内科和外科医生是病人生病时所需要咨询的最佳（有人会说是唯一）人选；他尝试据此撰写医学史。仅靠自我医治可能是不够的，而那些自称精通医学的人（通常被贴上庸医和江湖医生的标签），他们杀死的人和治愈的人可能一样多。简而言之，医学被定义为一种高于医术的事物，是一套由独特的理论和实践学问构成的学科，可以用于治疗病人。这种学问究竟包括些什么，又是怎样取代医术的，将是本章试图回答的问题。

古巴比伦和古埃及的巫医

　　尽管茨温格正确地将医学传统的起源地归为古希腊，但希腊人并不是地中海东部地区唯一能够自称发明了医学的人。古代的美索不达米亚和古埃及的医学文献与传统要远远早于古希腊。印度、中国和远东地区的医学文献与传统，尽管在近代之前几乎未对西方医学产生任何影响，但它们同样很古老。

　　根据中东地区的大量考古新发现，以及对刻写在干泥板上的古老残缺文献的重新解释，便断定古巴比伦医学的特征，这是极不可靠的。尽管如此，有一点不难看出，一些敏锐的观察者早已记录下了相当广泛的疾病症状，其中一些可以很容易地被确认为癫痫、坏血病和支气管炎。早在公元前 1700 年，某些皮肤病被认为是易感性疾病，与皮肤病患者的直接甚至间接接触也被认为可能是很危险的。但也有许多病症仍不为人所知，在很大程度上是因为这些症状是按从头到脚的顺序描述的，只提及某一肢体或器官出现的异常。

当时，内用药和外用药已被广泛应用，某些药方备受推崇，以至于被抄录下来，让后人评点了数百年。在若干巴比伦泥板文献中，症状描述是与相关疾病的诊断，而更多见的是与对疾病可能后果的叙述相联系的。约公元前 650 年的一部巴比伦医学文献相当详尽地描述了癫痫的一些症状，并指出了性质更为严重的痉挛，会在睡眠时发生，或在癫痫发作时重复出现：

> 如果发病时病人坐着，那么左眼会斜向一侧，嘴唇噘起，口中流涎，左侧手、脚、躯干痉挛，像只待宰的羔羊，这就是魔鬼附体。若发病时意识清醒，便能将恶魔驱逐出体外；若意识不清醒，恶魔就会附体。[1]

这段话侧重于预测病情，很符合巴比伦人在星象预测和通过检验动物肝脏来进行占星术方面的特长。最引人注目的是，他们将大多数疾病归因于上帝或神灵之手，通常还伴有对死亡的预断。

因此，巴比伦文献中提到两类医者就不足为奇了：一类是主要用药物、药水和绷带等为人治病的医生，而另一类是用咒语和宗教仪式治病的术士。这两类人的存在是相互排斥，还是相辅相成，一个人能否兼有这两种治病本领，关于这些问题，目前还有争议。无论如何，确有大量证据表明，两类医者都得到了官方的认可。《汉谟拉比法典》（颁布于前 1792—前 1750/1743 年）中规定了医生根据病人（或动物）情况进行特定手术的收费标准，同时，像对待不称职的建筑师和修船木工一样，对于医疗事故也有严厉的惩罚措施。

尽管存在手术失败的潜在危险，但从文献中明显可以看出，人们常常进行许多小手术（文献中讨论了一个不恰当的用绷带包扎治疗出鼻血的病例），甚至还有对剖宫产手术的尝试。简而言之，公元前5世纪的巴比伦远不是当年希腊历史学家希罗多德所说的那样，是一个没有医生的国度。病人被带到集市上，以求得患过或见过同一疾病的路人予以诊治。

希罗多德也许误解了中东地区的普遍习俗，那里的病人被带到户外，是为了同朋友和邻居聊天，获得一些忠告。不过他对埃及医学了解颇多，也更有热情。他记录下众多专家，每种疾病均有一位，并称整个埃及到处都是擅治脑部、牙齿、腹部疾病和更多无名疾病的医生。他并不是唯一一位对埃及医生给予高度评价的人。波斯国王就拥有埃及御医，在公元前500年前后，他还曾派遣埃及内科医生乌迪奥霍拉斯内返回埃及，重建"生命之屋"（一所医疗机构），"因为他深知那门学问的价值"。[2] 再往前，约750年前，（今土耳其中部的）赫梯人的国王曾经向埃及的拉美西斯二世请求派一名内科医生和一名术士去护理他的妹妹，埃及的内科医生也出现在其他一些早期的外交文件中。

埃及医生的至高荣誉源于他们作为诊断专家和外科医生的杰出技艺。在关于外科学的埃德温·史密斯莎纸草文献中，58例检查中有42例在治疗学上有可借鉴之处。尽管当时有咒语、魔法和宗教治疗方法，只有那些术士才会采用这类方法，但医学文献中提到的方法通常与这些方法有明显区别。触诊、望诊、闻诊（甚至切脉）等方法使内科医生能够洞察病人身体的功能状态，而病人体内的各种病理变化常常被认为是腐败的残余物在体内堆积的结果，例如，来自肛门的发热可能会损伤心脏功能。因此，要特别注意抑制化脓物的产生，用泻药、灌肠剂、洗涤剂和香料来净化身体。

木乃伊的制作过程也遵循了这样的程序，从而使尸体得以保存。制作木乃伊时取出器官是否就等同于解剖学，以及木乃伊的制作知识是否传给了医生，这些问题仍待商榷，但可以肯定，埃及没有其他许多社会那样的关于尸体处理的禁忌。

最重要的是，埃及人因药物而闻名遐迩。埃及药物范围广泛，从不起眼的韭葱到河马的脂肪，从石榴到油煎老鼠和青金石，都可用作药物。大约在公元前1200年，画家波伊在给他的儿子佩-拉霍泰普的信中写道，"为了我的眼睛，请尽快给我送来蜂蜜和一些脂肪……以及管用的眼药膏。我很虚弱，我需要眼睛，我的眼睛快要看不见了"。[3] 这些药物大多来自地中海东部地区、非洲和亚洲。对于现在的我们来说，这些药物组成奇怪，带有半魔法性质，其成分背后的来源反而更有意义。

古希腊医学

无论是埃及医学还是巴比伦医学，都显示出精确观察的证据，以及医生的等级制度。他们的文献还没有揭示出有疑问的、有争论的和推测性的讨论，而这些正是早期希腊医学的特点，这一点体现在《希波克拉底文集》中。希氏文集收录了约60篇希波克拉底学派（活跃于约前410年）的论文。因此，学者们常常断言希腊医学独立于邻近文明的医学，这一主张可能更适用于希腊的医学理论，而非实际治疗实践。

希氏文集中的论文是那一时期的典型代表，那时希腊的医学实践正从家族体系开始发生演化，阿斯克勒庇俄斯及其继承人的传说就是例证，据说希波克拉底本人便是阿斯克勒庇俄斯的后裔之一。

著名的希波克拉底誓词反映了这一演化的中期阶段，那时，教师对于学生来说是"一日为师，终身为父"，但是，也有其他证据表明存在大量相互竞争的医生，如采药者、内科医生、产科医生、术士、驱魔人、接骨者、外科医生，更不用说那些虽怀有兴趣但无任何专长的普通男女、自我医治以及神的介入。医学是一门开放的技艺，在公元前5世纪至前4世纪，诸如恩培多克勒和柏拉图的哲学家的思考与更有实践经验的医生的思考一样，对于医学理论的影响和传播起着重要作用。

在这样一个医疗活动的市场上，每一个卖主都可以兜售自家商品，与对手相互竞争或者相互合作，而选择权则交给每个患者。在这种情况下，良好的行医规则就须既符合医学伦理，又符合市场需求；既注重医生的有效治疗，又要区分有效治疗与其他存疑或无用的治疗。

宗教治疗是一种始终存在的替代选择，尤其是对慢性病来说。几乎没有多少医生会拒绝神的介入，而且大多数人都相信神灵统治的世界，但他们也坚信他们未经神灵指引的治疗方案是有效的，不能被指责为施魔法。其他人可不这么认为。流行病暴发经常导致宗教治疗的介入，人们举行公开仪式，或引入被认为能够终结疾病流行的新神。因此，公元前430—前427年，雅典和希腊其他地区暴发的那场神秘的疾病大流行让对阿斯克勒庇俄斯的崇拜得以扩散，从而使阿斯克勒庇俄斯取代阿波罗，成为希腊至高无上的医神（尽管几乎所有的神都能治病，而且各地还有多种多样的治疗崇拜）。

在阿斯克勒庇俄斯神殿，特别是在北希腊的特里卡、南希腊的埃皮扎夫罗斯、克里特岛的拉伯纳、科斯岛和后来的帕加马（现位于土耳其境内）的主要寺庙中，病人会留下来过夜（宿庙求梦）。如果幸运的话，他们将在梦中接受治疗，这种治疗或是直接来自阿斯克勒庇俄斯，或是由祭司转达，往往与非宗教的医生的处方和建议相一致。与医生的治疗相比，这种治疗更廉价且更易获得。

我们无法确定各类医生的数量。城镇居民一般不会超过两千人，只有在雅典和其他大城市才有专职医生，可能他们也在某些地区走访行医。许多医生显然在从医的同时靠务农和从事其他行业赚钱，即便在中世纪，铁匠兼职接骨也是很寻常的事。有些人来到较大的城镇做学徒，有些人（尤其是科斯岛居民）则在家庭中学习，而另一些人则完全依靠自身的技能，通过在集市上观察或聆听医学辩论来学习。

在一些大城镇，特别是公元前500年之后的雅典，人们曾试图通过支付固定的费用（这也表明对能力的肯定）来获得坐堂医生的服务。无论如何，城邦并不干涉医患之间的关系。尽管这种城市医生可能是自愿无偿为公民治病，但非公民（在雅典尤其多）必须全额付费。

那时医生所应用的医术主要基于饮食疗法——也就是说，要调整个人的生活方式。药物也被广泛应用（那些来自埃及的药物备受青睐），而外科手术是在万不得已时才会使用的手段。用酒擦拭可以减少疝手术中的脓毒病，骨折、脱臼、头部伤和子宫脱垂的治疗似乎很合乎现代医学方法，但医生缺乏关于内部器官和身体结构的详尽知识。他们并没有进行仔细观察，而是将人体同动物或日常物品做比较。例如，一个妇女的内部结构被设想为一根管子，当其中的子宫偏离正常位置时，它可以被置入外阴或鼻内的芳香物质吸引至原位，或被腐臭物质排斥而复位。

公元前4世纪末，解剖学知识发生了变化。哲学科学家亚里士多德及其追随者进行了大规模的动物学和生物学调查研究，他的同时代人卡利斯塔的狄奥克莱斯编撰了首部解剖学著作（但仅限于动物解剖）。人体解剖学的突破来自希腊本土以外，即新建于埃及尼罗河口的亚历山大城。亚历山大大帝（公元前336—前323年在位）的征服使希腊文明从爱琴海地区（以及西西里）传播开来，遍及从利比亚到旁遮普的整个中东地区。尽管帝国在他身后未能逃脱崩溃的命运，但他的继承者们将希腊（希腊化）文化保存下来。其中最重要的人物是托勒密，他于公元前323—前282年统治埃及，在亚历山大城创立了以著名图书馆"缪斯神殿"为标志的重要文化中心。

可能是因为摆脱了希腊禁止解剖尸体的桎梏，两位希腊医生兼科学家几乎同时于约公元前280年左右开始研究人体的内部结构。赫罗菲拉斯仔细研究了人体器官的排列，命名了十二指肠和其他解剖结构。他解剖了眼睛，还跟随他的老师——科斯的普拉克萨戈拉斯——研究脉搏，并以脉搏作为诊断疾病的指标。与他同时代的凯奥斯岛的埃拉西斯特拉图斯则激进得多。

53　　埃拉西斯特拉图斯解剖了大脑，试图解释运动和感觉是怎样产生的，并根据亚历山大时期的科学理论进行类推，用机械术语描述了人体及其变化过程。他向希波克拉底的许多学说发出挑战。他对体液学说不屑一顾，他认为动脉中只含有气体，即"灵气"，一种由心脏产生的净化气体。他认为存在于动脉中的血液来源于灵气逸出后暂时的真空状态产生的渗出或吸收。他强烈反对柏拉图和亚里士多德关于万事万物都是为一定目的而产生的理论（目的论），倾向于机械运动说。

尽管后来的学者们都很赞赏埃拉西斯特拉图斯的解剖学发现（尤其是脑部方面的），但当时许多医生认为这些解剖研究基本上无关紧要。实际上，经验主义学派作为一个有影响的组织或派别，反对一切解剖学研究和理论探索，他们赞成与以往类似病例的成功进行比较，并以此为基础进行治疗。

公元前 250 年以后，希腊世界逐渐陷入了罗马军事力量的控制之中，罗马军事力量的控制范围已扩展到了意大利、法国南部和西班牙。到公元 100 年，从苏格兰南部、莱茵河与多瑙河畔，到撒哈拉、以色列和现在伊拉克的边界，全都是罗马的疆域。无论罗马的沙文主义政治家们有多痛恨伴随奢华家具和丝绸服饰到来的希腊医学及其新奇理论，到公元前 80 年，希腊医生和希腊思想已在意大利（尤其是罗马）遍地开花。甚至在那里发展出了一个新的医学学派——方法派，方法派自公元 60 年起即在拉丁医学中占据主导地位，他们坚信人体是由原子和毛孔组成，疾病是二者之间的失衡，并强调自己在诊断和治疗上的简洁与有效。他们其实是在重复公元前 92 年前后早期希腊移民阿斯克莱皮亚德斯的口号，后者因主张"迅速、有效、愉快"的治疗而赢得了一批富人客户。

罗马人的务实体现于他们的公共设施——下水道、排水沟（这也是公元前 50 年时希腊城镇的特征），以及他们的"医院"。这些医院通常为两种社会成员提供服务：一种是家奴（前 100—70），另一种是新征服领地上永久要塞的士兵（前 9—200）。像切斯特（英格兰）或尹克图梯（苏格兰）那样的大要塞医院，都是为军队而非本地人设立的，病房沿方形回廊排列。由于这些医院通常位于离前线几十英里的后方，它们收留的往往是生病的患者而不是战场上受重伤的士兵。一些较小的只收容非公民士兵的要塞医院，如苏格兰的芬达奇，规模则更有限，但 220 年前后，军事政策发生改变，转向依靠野战部队，因而结束了要塞医院的使命。

在罗马帝国说拉丁语的西半部，行医者一般都是地位低下的移

54

民，而那些居住在东半部的希腊医生在学术上和社会地位上都非常显赫，他们中的许多人都是当地精英，身为地方法官或行政官员，同时兼做公民医生。一些法学家说，这些医生的卓越地位源于他们"高尚的品德和丰富的医学经验"，以及他们的税收特权。当时的拉丁医学，即便是塞尔苏斯的《论医学》（40）这本基于希腊医学的面向非专业人士的优秀指南，也无法媲美狄奥斯科里迪斯的药物学研究、以弗所的鲁弗斯和方法论学派的妇科学作者、以弗所的索兰纳斯（二人都活跃于 110 年前后）在治疗学方面的研究。而他们的工作在后来的帕加马的盖伦面前，也同样黯然失色。

大约在三十年的时间内，埃及人一直学习盖伦的著作，甚至迦太基（现在突尼斯境内）附近一位撰书研究蔬菜、水果和草本植物的拉丁语作者马尔蒂利斯也研究盖伦的著作。盖伦为希腊语世界的医学制定了新的议程，后来者从中逐步提出了替代性的观点。由于政治的混乱和蛮族的入侵，安逸的希腊城市生活渐渐消逝，盖伦对于医学经典的融会贯通，以及他在解剖学及其他医学分支学科的成就，被世人认为是无人能及的。后来的许多医学学者继续补充自己的发现，但他们所创作的更多的是汇集过去知识的百科全书，或标准理论的简洁重述。例如，在 4 世纪，欧列巴修斯就至少写了四部独立的《医学概要》。

55　在一个日渐衰退的年代，当医学文献不得不用手工辛苦抄写，药物和外科器械还很难获取之时，能够使可靠的医学知识保存下来，这是值得称颂的事情。在这个时期，有三项彼此相关的发展虽备受争议，却难以阻挡。

200—600 年间，在亚历山大城及其他许多地方，像文学和哲学一样，医学科学已经建立起来，盖伦和希波克拉底的作品全集在教学中享有特殊地位。医学现在以具体书本知识的形式确定下来，并可通过对书本中的问题进行一系列回答的方式实行考试。第二个方面的发展是医学理论与医学实践日渐分离，医学理论更受重视。最后是盖伦所提倡的哲学家-医生模式的发展。盖伦认为，一名医生首先必须学习哲学（逻辑学以及一些柏拉图和亚里士多德关于物质与宇宙的理论）。这一类饱学之士诞生于亚历山大城、雅典及新都君士坦丁堡（现在的伊斯坦布尔），他们与边远地区那些为患者治病的万能医生十分不同，或许也不如后者有名；后者包括巫医、农民接骨者、占卜者、游历四方的卖药人或眼科医生、送护身符的人、酒馆女侍兼助产士、由教师转行的开处方的江湖医生，或者身披能创造奇迹的鬣狗皮的神婆等。尽管反对者宣称这些理论家的知识专长只不过是在操弄语言文字，而非治病救人（有时这也不是毫无道理的说辞），但他们逐渐被接受，被公认为真正的医生。

基督教的疾病观

比医学内部的任何变化更重要的是，自 313 年起，基督教被确立为罗马帝国的一种官方宗教，后来更是成为唯一的国教。同犹太教一样，基督教对医学也持模棱两可的态度（基督教从犹太教吸收颇多）。一些传教士在宣讲《福音书》中的疗愈奇迹时，强调信仰治愈疾病的力量（尽管少有人走得更远，宣扬仅有信仰便足以病愈）。特别是在 370 年之后，圣徒和殉难者的神殿与异教的阿斯克勒庇俄斯的神殿相竞争，最终取而代之，成为病人的朝圣之地。

无论是基督教还是犹太教，都主张由宗教将整个社会统摄起来的理念，包括医学在内的所有事物都有其特定的地位，由此宗教教义和宗教当局可以正当地干涉过去所谓纯粹的世俗事务。例如，让病人做好准备，从容死去，升入天堂获得永生，这一点非常重要，因此，病榻旁既要有医生，也要有牧师。

尽管这种宗教介入偶尔会令人生厌，但教会对医学总体上抱持积极态度。5世纪和6世纪确实有一些最杰出的医家是顽固的异教徒，但盖伦医学的神创论倾向使得它轻而易举地被教会所吸纳，而药物作用机制和外科技术成为上帝恩泽人类的极好例证。虽然教会体系中潜存着与医学相矛盾的因素，但考虑到教会越来越多地扮演着知识（包括医学在内）保护者的角色，这些矛盾因素便显得无关紧要了。

没有什么比医院这种新兴机构更能显示出犹太教和基督教的慈善理念了。古代的慈善救济对象仅限于一些特殊群体，通常是男性公民。犹太教徒和基督徒把救济对象扩展到他们的同道者，而基督徒则扩展到所有或许需要帮助的人，因为他们都可能成为基督徒。到60年，犹太教徒为那些去耶路撒冷神庙朝圣的人修建了许多旅馆，其中至少有一家能够提供医疗服务。基督教徒则在更多的地方修建这种旅馆。到400年，在小亚细亚（现在的土耳其）和圣地已遍布这种旅馆。到450年，在意大利、北非和法国南部皆可见到这样的旅馆。与此同时，整个中东地区的教会法都规定，每个社区应为那些需要帮助的人提供一处住所并予以照料。

大多数"医院"规模很小，但在君士坦丁堡和耶路撒冷，一些"医院"有两百张或更多的床位。这些"医院"不同的名字显示出他们服务不同的群体——病人、老人、穷人和流浪者；有的接收所有人群，有的则不是。有些医院拒绝收容受重伤的人，而有些医院则把他们安排在单独的病房。由于医院规模的扩大，到600年，君士坦丁堡的一所医院根据病人的性别及所患疾病实行病房专门化管理。一些规模极大的医院可以提供医疗服务，但大多仅提供简单的照料（住宿与温饱），不过，这对于治疗过程来说也很重要，不应被轻视。一些医院差不多是以家族经营的模式来管理，而另外一些医院则是由代行主教职责的教区神父来管理。这些医院都是基督教慈善理念的现实范例。

自4世纪起，基督教内部的教义发生了分裂，终致罗马帝国在政治和军事上逐渐崩溃。到570年，以罗马为中心的说拉丁语的西半部已成为各个蛮族国家的领土。而在东半部，君士坦丁堡的中央政府仍然统治着地中海东部地区，直到7世纪被阿拉伯征服之后，其统辖领土才大幅度缩小到爱琴海海域和小亚细亚地区。

从埃及经叙利亚到波斯，一种当地语言，即叙利亚语（属希伯来语系）取代了希腊语，先是成为教会使用的语言，而后又成为先进文化的语言。531年，作为亚历山大医学课程基础的盖伦作品被翻译成叙利亚语，医学纲要也以叙利亚语写成，水准可以媲美希腊语。亚里士多德著作的叙利亚语译本随处可见，这有助于确立盖伦医学的权威地位，因其思想与偏见常常是亚里士多德式的。希腊医学又一次移植到希腊语系之外的社会。

阿拉伯的影响

7世纪，阿拉伯人的征服将一种全新的政治秩序嫁接到了一个基本讲叙利亚语的基督教社会。尽管阿拉伯人拥有自己的以草药和圣歌为基础的医学，但他们人数不多，不足以将此强加于新的臣民。而且，《古兰经》和以先知穆罕默德为核心的传统文化几乎不涉及医学，仅有的医学知识中，只有很少一部分与盖伦的目的论和神创论相符。至少在最初，阿拉伯医学对刚刚被征服的基督教民族影响很小。因此，随后的几个世纪，医学在较长时期内仍是非穆斯林的领域，医生大多来自基督教或犹太教家族。专门的伊斯兰医学，即"先知医学"，直到 10 世纪才显示出它的重要作用。

关于早期哈里发统治时期的医学，我们知之甚少。直到 762 年政治中心由大马士革转移到巴格达，在哈伦·拉希德（786—809 年在位）等人的统治之下，医学才再次复兴。在这一时期的中东地区，伊斯兰教正同摩尼教进行较量，摩尼教在伊拉克和伊朗有很多信徒。长久以来，基督教一直视摩尼教为异端邪说，于是伊斯兰教当局向他们的基督徒臣民寻求协助，一起对付共同的敌人。在此背景下，阿拉伯人纷纷接受了希腊哲学和科学思想，亚里士多德哲学所主张的神创论和目的论对摩尼教的善恶二分世界形成重创。经常是根据政府官员的命令，并在政府的支持下，哲学和逻辑学著作被翻译成阿拉伯语，随后，医学著作也被翻译过来。

9 世纪，巴格达最杰出的医家是阿拉伯基督徒胡纳因·伊本·伊斯哈格。他是一位极其严谨而多产的学者，曾前往保留着希腊遗风的拜占庭帝国寻找珍贵的盖伦著作。他和他的学生，以及其他几个同时代的人，总计翻译了 129 部盖伦著作，通常是先译成叙利亚语，再译为阿拉伯语。他的辛勤劳动为阿拉伯世界提供了大量的盖伦经典之作，数量甚至超过现存的希腊语原著，这些译著翻译精确，文风典雅。

在跌宕起伏的一生中（曾被国王送进监狱），胡纳恩还著有一部关于眼部疾病的书，并撰写《问与答》（850）一书，对盖伦医学进行了总结。为了阿拉伯病人及赞助人，哈里发的基督徒御医们（包括四百年间的巴赫提舒家族成员）全都参与了类似的翻译任务，或重新解释他们的盖伦医学遗产。

将古典知识从一种语言成功地转换为另一种语言（在同期也有著作被翻译成亚美尼亚语和希伯来语），这使得10—13世纪间的阿拉伯医学著作大批涌现。阿尔·拉兹的拉丁名为累塞斯，他精确地描述了天花和麻疹，以及他所进行的化学实验；比鲁尼记录了他游历阿富汗和印度所见的植物与药草；叙利亚医生伊本·纳菲斯强烈反对盖伦的血液运行理论（盖伦认为血液由肝脏产生，并作为营养物质被消耗，同时排出废物）。尽管这些发现对于现在的人们来说是众所周知的事情，但在那个时代是非同凡响的（纳菲斯是通过逻辑推理得出的结论，而不是通过实验）。**59**

更具代表性的是，人们尝试进一步发展和系统化盖伦的思想。盖伦曾设想根据药物作用的程度（或等级）将药物分类，但他仅对他所提及的药物中的三分之一做了分类。阿拉伯药理学家将这一分类方法运用于更多物质上，并用这些物质制成复杂的混合物，提供给病患。另外，正如盖伦关于眼睛或尿液的观点一样，他的思想分散在巨量的著作中，阿拉伯学者轻松地将它们汇集起来。最后，还有规模不等的概述将盖伦医学所隐含的内容加以引申，将许许多多零散的观察结果进行整理，形成统一的体系。在这个意义上讲，是阿拉伯学者首先提出人体的三种灵气说（盖伦认为精神灵储存于脑和神经，生命灵储存于心脏和动脉，但是他对自然灵存储于肝脏和静脉不以为意），并发展了盖伦的物理主义的心理学思想。

在这些概述中，阿尔·拉兹、马居斯和伊本·西纳（拉丁名为阿维森纳）的作品首屈一指。伊本·西纳的《医典》在今天的穆斯林世界仍占据首要地位，广为流传，它展示了对盖伦医学的精辟理解，并把亚里士多德的逻辑学运用于医学，结构非常严谨。与 12 世纪活跃于穆斯林世界的西班牙、北非以及开罗的伊本·鲁世德（阿威罗伊）和犹太医生摩西·本·迈蒙（迈蒙尼德）一样，伊本·西纳以医学家兼哲学家的身份闻名于世，这并非巧合，因为盖伦一直推崇哲学与逻辑学的研究，他的辩论方法把哲学研究置于与实验研究同等重要的地位。另一些人则过分热衷于盖伦所提倡的书本学习之路：据说，1068 年，阿里·伊本·里德万死后，他的遗孀把他所有有关盖伦的书扔进了鱼塘中，因为她不愿继续与亡夫的挚爱之物共享自家房子。

60

这种尊崇古书、咬文嚼字的风尚，可能仅盛行于中世纪伊斯兰国家那样富而文明的社会，或许在降低诸如外科之类的手工技艺方面起了作用；在当时，最好的医生是根本不看病人情况便可正确诊断的医生。尽管如此，还是有不少医家，比如阿布·宰赫拉维（阿尔布卡西斯），创作出优秀的外科学教科书。在这些著作中，他们对复杂的腹部手术的细节进行了详尽记述。人们发明了治疗白内障和其他眼疾的新技术，就在其他一些学者推进视觉机制的新理论之时。但是，外科手术的绝对危险性可能是其进一步发展的最大障碍。

伊斯兰世界在继承希腊的医疗制度这条路上究竟走了多远，仍是一个无法弄清楚的问题。但有一点可以肯定，到 11 世纪时，每一个穆斯林大城市都有很多大型医院（这些穆斯林医院与基督教医院实力相当）。医院正式开设医学课程，医生只有经过资格审查才能上岗。有关"市政总监"职责的文献暗示该官员须对准备从事医学及外科工作的人进行资格审查，但很难找到证据，证明这一职责已从理论转变为行动。

各种类型重叠并存的治疗方式更具说服力，而内容丰富的盖伦医学只是其中的一种，与其并存的还有先知医学、占星和魔法疗法，以及11世纪著名的穆斯林"万圣"神殿的治疗术。尽管伊斯兰医学已经相当完善，但犹太教徒、基督教徒及其他群体仍继续在他们的社区内外传承自己的治疗方式。

13世纪早期，蒙古人的入侵摧毁了伊斯兰世界的东半部，而内战和基督教日益成功也给西班牙及北非的伊斯兰国家带来了沉重的压力。9世纪，巴格达对希腊文化的开放态度被更为原教旨主义的伊斯兰教文化所代替，伊斯兰教训诫其信徒，无论在宗教还是医学领域，都必须紧紧追随教义。即便如此，在13世纪的科尔多瓦或开罗，医学也已发展到更加复杂而有效的水平，在西方世界无出其右，可能只有君士坦丁堡除外。

拜占庭世界的医学

随着拜占庭帝国疆域不断缩小，仅剩首都及其周围的一点点区域，众多学者聚集在君士坦丁堡，他们在这里探讨、传授，甚或论证高深的盖伦医学。这里出现了很多医院，如1136年的潘托克拉特尔医院，根据其基本章程，它拥有经过严格培训的医疗队伍，能够提供大量药品和有效的治疗，可以容纳大约五十名病人（以及门诊病人）。但是，即使这家医院能履行它的章程规定的全部职责，它也只能满足极小一部分城市居民的健康需要，那时君士坦丁堡的人口约为三十万。在君士坦丁堡之外，为病人提供的服务更是少之又少。1185年，拜占庭帝国第二大城市塞萨洛尼基仅有一家医院。

尽管有些方面还不尽如人意，但拜占庭帝国的医疗服务水平仍远远领先于同时期的西方国家。1204 年，十字军东征，占领了君士坦丁堡，这可能导致了西欧国家对拜占庭一些医疗制度的模仿。例如，从 1250 年开始，法国和意大利北部一些城镇的医院拥有了多达两百张的床位和大批医务人员，并逐渐成为社区的医疗中心。

黑暗时代的医学

在此前几个世纪，也就是所谓的黑暗时期（约 500—1050），西欧的情况却大相径庭。罗马帝国势力的瓦解使经济出现灾难性的衰败。在城镇中，这种衰败表现得尤为突出。虽然在一些比较重要的城镇，仍有医生从事医疗工作，但有证据表明，医学书籍的数量和质量都大幅度下降。篇幅短小的小册子代替了功力深厚的学术著作，它们或是对原始著作所做的摘要，或是根据学术性药典列出的药物清单。虽然法律条文仍保留着对公民医生及奴隶医生收费标准的规定，但那已经是过时的立法，不再具有现实意义。

在这一衰败时期，医学的两个特征很突出：其一，"自助"手册盛行一时，这些手册中的理论知识很少，只有一些关于诊断和治疗方法的简要说明，且它们主要涉及营养医学。与此相对照，仅有少量的希波克拉底和盖伦著作的译本还流通于 550 年前后的意大利北部，甚至方法派的拉丁文医学著作也很难再见到。其二，医学知识（乃至所有知识）都由基督教会掌管，因为在当时，在教会之外很少有人具备阅读能力。

或许只有修道院或 9 世纪后兴起的附属于一些大教堂（如法国的拉昂和沙特尔大教堂）的学校，才可以印制和学习拉丁语的医学著作。现存的 800—1000 年间的医学文献只有约 150 部，而在整个欧洲，1000年时的文献也不过一千部，且仅存于少数几个地方。但是，也不乏一些经典之作被保存下来。英格兰的盎格鲁–撒克逊医学以本地语言著书立说，可以说是举世无双的奇迹，它展示了希腊医学发展的轨迹，记载了地中海东部地区应用的一些药物及其配方。

这种较学术化的医学得到另一种医疗方式的补充，即由神殿及圣徒所进行的治疗。到处流传着所谓奇迹般的治愈疾病的故事，到1000年时，各大神殿治愈病例的数量不相上下。神殿的一些圣人各有所长——圣丁夫娜擅长治疗精神疾病，圣罗奇擅长治疗鼠疫，圣休伯特擅长治疗狂犬病，圣布莱兹擅长治疗咽喉疾病。还有一些神殿是区域性的治疗所，如达勒姆郡芬恰利的圣戈德里克神殿（现位于英国达勒姆郡）主要接待来自英格兰东北部的患者。只有少数像罗卡马杜尔（现位于法国南部）那样的神殿才能吸引整个欧洲的病人前来求诊。同时，宗教治疗也不反对病人接受非宗教治疗。这些圣人会建议病人信靠上帝和圣人，但另一方面，一些圣人，如贝弗利的圣约翰，了解什么疾病可以通过非神职人员以及非宗教方法得到治疗。在这样一个非宗教医务人员相当缺乏的年代，生病的人确实需要依赖各种各样的资源。

中世纪医学的变化始于1050年前后的意大利南部的萨勒诺地区。蒙特·卡西诺是一所蓬勃发展的医疗机构，与希腊和阿拉伯世界保持联系，也是当时欧洲最富有、知识最先进的修道院。从1080年前后开始，萨勒诺学者重新将理论研究引入医学教育。借助与君士坦丁堡的交流，以及自1200年起，非洲人康斯坦丁[1]翻译过来的

63

---

[1] 非洲人康斯坦丁（1017—1087），中世纪医学学者，率先将阿拉伯医学著作译为拉丁语，深刻影响了西方思想史。

一些阿拉伯著作的拉丁语版本，结合几套有关更广泛问题的哲学讨论的教科书，他们重建了盖伦的医学教育体系。到1250年，还补充了动物解剖学的实例演示。通过阿拉伯语著作的翻译，尤其是借助马居斯的医学纲要以及一本《约翰尼蒂乌斯导论》（胡纳因·伊本·伊斯哈格《问与答》的缩本），盖伦主义再次传入欧洲。拉丁语诗歌《萨勒诺的准则》（约1300）对古典营养学知识在整个欧洲的传播起了非常大的作用，后来这首诗被译成多种语言。

拉丁医学的阿拉伯根基进一步得到强化，在西班牙，克雷莫纳的杰勒德等人翻译了一系列医学教材，例如阿尔·金迪《医典》和阿维森纳《论药物作用等级》。到1190年，盖伦的许多著作已译出，其中大部分译自阿拉伯语，同时，阿拉伯医学的绝大部分经典之作也被翻译过来。到1350年，意大利南部的希腊人尼科洛·达·雷焦将盖伦的许多代表作都译成了拉丁文，尽管很少有人愿意读这些作品。这场翻译运动产生了三个结果：其一，医学文献如雨后春笋般迅速倍增；其二，医学术语被大规模阿拉伯化（例如，siphac表示腹膜），而且拉丁医学在治疗方面吸收了阿拉伯医学的丰富经验，尤其是在药理学和外科学方面；其三，哲学的分量很重，并以亚里士多德哲学为基础。从西班牙开始，亚里士多德哲学在拉丁世界复苏，这促进并在一定程度上决定了中世纪学术性医学的特点。如果不对亚里士多德科学（或自然哲学）的专门术语有所了解，任何人都无法正确地理解这种新的医学。

大学医学的发展

大学医学的发展与翻译运动同步，兴起于意大利北部最富有的城市博洛尼亚和帕多瓦，然后是法国（巴黎和蒙彼利埃）及英国（牛津）。德国的发展稍晚些，但到1400年，西欧的许多地区都拥有了自己的高等教学机构。从此，医学进入大学。当萨勒诺等地的医学教师职业群体看到，在这样一种新兴的机构中能够寻求到他们在法律、神学方面的权利和特权时，才纷纷走进大学。但也有许多大学（尤其是法国），一直没有医学院。

这些学者们一旦走入大学，很快便适应了这里的一切——他们讲授规定的教材，如《约翰尼蒂乌斯导论》、阿维森纳《医典》以及盖伦的一些著作，针对医学问题、理论的倾向性（偏重亚里士多德理论）以及大学中的偏见展开辩论。由于他们的医学以教材为基础，他们越来越认为医学知识的获得要依靠学习书本知识；而作为大学毕业生，只有他们有权决定谁应该或不应该开业行医——书面考试补充（有时替代）了学徒制的实践训练。

医学生的数量极少（这也不足为奇，因为获得医学学位至少需要经过七年的学习，包括接受完整的博雅教育），除了博洛尼亚和帕多瓦大学之外，多数大学十年里仅有一两名医学毕业生。但是，通过要求行政官员逐渐重视大学学位，他们经常能成功凭借这种资格对医学界施加影响。在1250年，有一句名言这样描述大学医生和律师的前途："盖伦给予他们财富，查士丁尼赋予他们地位。"有一种观点认为：如果只有医学院毕业生能够行医，那么犹太人和妇女永远不会有行医资格，而妇女实际上甚至可以执刀手术，也常常照顾男性病人。而且，只允许他们行医，则有可能与其他组织（特别是医学行会或医学会）发生冲突，这些组织对行医资格的看法更为现实。

中世纪大学的医学教育确实往往是思辨性的，且理论性很强。不过，它提出正确认识健康与疾病的前提是了解人体基本结构，同时试 **66**

图将一些医学问题与更为宽泛的"科学"联系起来，这些都是明智之举。在 13 世纪，大学里的教师既是专家医生，又是传道授业者，如博洛尼亚大学的塔代奥·阿尔德罗提、蒙彼利埃大学的阿诺德·维拉诺瓦，他们学识渊博，令人敬佩。到了 15 世纪，他们的后继者则更加重视理论的实践基础，将课堂教学与临床实习紧密结合起来。许多大学（尤其是德国的大学）规定，医学生在经过一段时间的严格实习后方可获得学位，但这些规定是否落实到位则另当别论。

在中世纪，医生的等级制度非常森严，外科医生的地位一般低于大学毕业的医生。在意大利和德国，乃至伦敦，外科医生或许可以接受一段时间的大学教育，尽管在大学里更普遍采用的是行会学徒式教学方式，但仍然出现了与内科医生同样优秀的外科医生，他们明显区别于地方上的理发师兼外科医生。他们著书立说，在治疗腹部损伤、瘘、膀胱结石和白内障方面拥有诸多成功的经验，绝非烧灼法和放血术之流。腹股沟疝治疗、人造假肢方面的技术有所改进，就连大学的医生也不得不认可流动正骨师或拔牙医生的专业技术。放血术是一种很受欢迎的治疗和预防疾病的方法，在春季尤为流行。放血术常常由本地的理发师兼外科医生进行，他们也会治疗割伤、擦伤和常见的溃疡。

还有一些人也可行医。虽然大学不接纳非基督徒的犹太医生，但执业的犹太医生颇受青睐，尤其是在贵族阶层中。药品的流通掌握在药品商和香料商手中，他们把药品从很远的地方运来，偶尔也为他们的顾客提供医疗建议。女患者通常由女医生或产婆接诊，但这不意味着所有女患者只能看女医生，也不意味着女医生只能给妇女和儿童看病。尽管法律条文可能会努力进行这样的限制，但从来没有普遍执行。

这种状况反映出医学界权威性组织机构的多样性，涉及教会、行会、医学会（通常，但不一定总是由医学院毕业生组成）、市镇议会（从 1200 年前后开始越来越多地参与公共医生的遴选）和其他各种重要机构。有时，行医执照由一位知名人士（如皇家内科医生）来颁发，有时由一个委员会来颁发。在 15 世纪的布鲁塞尔，助产士可获得由牧师、医生和助产士组成的委员会颁发的执照。1486 年，在布鲁日，市镇议会行使了颁发行医执照的权力。"3 月 24 日，奉议会之命，对亨利·克拉普斯的遗孀玛丽及其他两名助产士进行审查，议会要求她们对一名妇女进行问诊和查体，以显示其在这一领域的知识……每人支付 12 格罗斯 3 先令。"医生与外科医生、医务人员与行政人员之间的冲突是欧洲这种权威分化的典型表现。而这些冲突的有效解决在很大程度上依靠的是政府日益增长的效力，而不是公众对哪种医疗方式更恰当达成了共识。

政府日益频繁的介入表现为卫生委员会的成立，它始建于 1348 年黑死病席卷整个欧洲之时。卫生委员会最初是针对鼠疫流行而成立的临时性机构，规模也很小，但到了 1500 年，在意大利大多数主要城镇，这些卫生委员会都成了永久性机构。卫生委员会由平教徒、医学顾问和大量其他工作人员组成。他们进行海港检疫（第一次发生在 1377 年的杜布罗夫尼克），把病人送到隔离医院，禁止货物进出口，清扫街道，疏通水道，编制死亡者名单。他们的信息网络有时相当广，对病人的处罚也相当严厉。实际上，通过这种有效的治理措施，古老的意大利北部城镇化解了自己面临的巨大生存挑战，而直接的医疗反应只是其中的一个组成部分。

黑死病，即淋巴腺鼠疫综合征，首次得到记录是在 1346 年的亚洲。它成为中世纪医学史上的最大灾难，仅在 1347—1350 年间的第一次暴发中就使欧洲人口减少了 25%。在成为一种地方性流行病后，它导致了更为可怕的后果。1350—1400 年间，欧洲人均寿命从 30 岁缩短到仅仅 20 岁；1338—1447 年间，佛罗伦萨的人口几乎减少了四分之三。（准确的人口及死亡率数据记载始见于 1350 年前后，但许多北欧国家还要晚两个多世纪。）

68

与早期流行的传染病相比，黑死病在流行的程度和广度上都有所不同。在 12—13 世纪，麻风令人闻风丧胆，被认为与鼠疫同样严重，但它侵袭的人数较少，麻风病人可以很容易地与人群隔离，被关进令人生不如死的麻风病人收容所。但是，鼠疫的侵袭范围更广，后果也更严重。病人迅速死亡，而卫生局的强制令则可能导致经济崩溃。

中世纪人的健康状况究竟如何？1480 年，在拥挤的意大利城市，穷人极少能活过 30 岁，即使是在农村，也很少有人能活到 40 岁。腹泻、天花、结核、斑疹伤寒、麻疹、脑膜炎十分常见，腹痛和无所不在的"发热"频繁发生，寒冬夺去了无数老弱病残的生命。意外事故、洪水和火灾经常发生，疟疾、肾和膀胱结石以及肠道疾病威胁着人们的健康。但退行性疾病（如癌症）不太常见，这是因为大多数人在很年轻的时候就死去了。但是骨骼分析发现，没有多少人能避免衰弱性疾病，年轻人也不例外。

分娩的过程则极其危险。主要基于希腊思想的医学文本强调，与男人比，女性更虚弱（是用水做的），因此更容易生病，特别是怀孕期间。分娩过程中没有产钳和有效的麻醉剂（仅有一些鸦片类饮品可帮助缓解疼痛）。尽管已有剖宫产一词的记载，但关于其应用的证据尚有争论。当时所能做到的就是尽可能确保胎儿在子宫中的位置最有利于生产，不过这仅是一种建议，事实上很难做到。许多妇女死于分娩或后期合并症的故事令人痛心。虽然许多关于如何照护新生儿的建议非常切合实际，但《亡者之书》所揭示的是一种对无辜者的名副其实的屠杀。

治疗精神疾病的方法各式各样。医生们一般认为生理状况与精神状态之间有着非常密切的联系，因而高度重视病人的整体心理状态，仅有发热症状的病人甚至也得到了同等重视。对于一些精神病患者，可能会建议运用自然疗法进行治疗，即良好的饮食、有益健康的散步以及偶尔使用药物以调节体液平衡。另一些病人求助于上帝或圣徒，例如，到神殿朝圣或跳宗教舞蹈，或实地去看"圣愚"的言行举止，后者是特殊的恩典，远非中世纪抒情诗人所吟唱的"爱的疯狂"所能比拟。据说精神病人常被用锁链锁起来（在15世纪德国的纽伦堡，可以从城镇监狱里租用牢房关押精神病人），但实际上精神病人主要还是待在家中，由家人照管，活动范围限于自己的社区，并经常要承担一些任务，以便融入社会，从而减小其神经紊乱对社会造成的可怕影响。

疯狂与神启之间的界限极窄。如果不根据那种过时的评判标准，现代的学者们很难解释像玛杰丽·肯普那样的人到底是获得了神启，还是变成了疯女人。但有一点很清楚：她确实曾经生活在这个世界上，生了14个孩子，到过圣地或德国，而且，她清醒地知道，数十年里她有过各种各样的精神体验。

玛杰丽·肯普于1393年生于英格兰，她是一个富有的女人，精通实用医学。在精神失常一段时间之后，她曾到耶路撒冷、罗马、德国和西班牙朝圣，并将这些经历及她的心理体验记录在《玛杰丽·肯普之书》（1423）中。这本书是英语文学史上最早的自传之一，它揭示了医学与中世纪晚期的社会环境之间的相互作用。该书描述了一种植根于古希腊的学术性医学，但外行人也可以理解：好的家庭主妇的精心照顾可能比花很多钱请一位内科或外科医生更有效。

在她身边的人看来，她是一个病人，一个没完没了号啕大哭的疯子；但对另外一些人来说，她是上帝的代言人。她记录了她与社会上其他人的关系，她深知当时别人是怎样看待她的状况：

> 许多人说，天堂的圣徒从来不会像她那样哭泣，从这一点可以断定，她的心灵充满了罪恶，是罪恶使她那样哭泣。他们公开这样说，还有更加恶毒的说法。因为上帝的爱，她耐心地对待周围的一切，因为她非常清楚犹太教徒对她的看法会比这些人还要糟。因此，她更加谦卑，更加逆来顺受。[4]

玛杰丽很长寿，当她的丈夫年迈时，她精心照料他。

玛杰丽·肯普所描述的医学与现代医学有很大差别。这种差别并不在于那时的疾病多么难以治愈（如果还能够治愈的话）——实际上，中世纪时期的药物比我们想象的疗效更好，而且对人体也没有害处——而在于整个医学的体系结构已经发生改变。盖伦-阿拉伯医学强调医学的整体观念，不管是伊斯兰医学、基督教医学，还是欧洲中世纪零散的犹太医学，它们的医疗活动都包含社会参与，而现在我们已经很少这样做了。比如，接生往往由本乡的妇女前来打理，清扫街道可能是每个公民必须履行的义务，死亡意味着个体的伤痛，但也是一个宣扬集体价值观的时机。

但是，医学以及医疗机构也开始对一些传统发起挑战。新的医学词汇、医学检查与尸检的普及、卫生局、死亡登记册、公共医生（及官方药典），以及麻风和鼠疫患者的隔离，所有这些都使医学逐渐脱离了人们过去对其的群体共识。有人可能认为这是向更有效的医疗体制的转变；有人认为在 1500 年，这还是几个世纪后的事；而另一些人则认为，医患互动关系作为医疗过程的重要组成部分，已被医疗垄断所颠覆。

无论持哪种观点，中世纪医学绝不是静止的、一成不变的，也绝不是死板地遵循以往的权威学者的思想观念。事实上，它能够在自己的范围内对疾病的防治采取有效的措施，并通过公共和宗教手段以及医护活动，在 19 世纪末和 20 世纪的治疗革命到来之前为维护人类的健康竭尽全力。

第三章

疾病是什么？

罗伊·波特

理解医学史并不是一件易事。不仅医学本身在对待疾病和死亡的方式上经历了深刻的变化，而且疾病的确切定义（它的本质、起因、意义）也是复杂而神秘的。人们对疾病的看法随着时间和空间的变化而变化，被不同的环境塑造。不同的社会群体对疾病的定义也不尽相同。例如，在莎士比亚时代，忧郁被称为"朝臣盾徽"，被视为精英名流的时髦病症，但一个穷人若是患上现代人称为"抑郁症"的类似症状，则会被指责为"抑郁寡欢""沉闷乏味"。性别也影响着人们对疾病的判断：1800 年，同样的症状出现在女性患者身上会被诊断为"癔病"，而在男性患者身上却会被诊断为"疑病症"。不仅如此，执业医生和患者对疾病的看法也不尽相同，患者经历的是生病这一个人层面的事，而医生，特别是那些打着科学旗号的人，更强调其客观的层面，即诊断和预后的事实依据。

疾病和病感

第一章中把"疾病"（disease）看作自然经济中的一种生物力

量，反映的是人类和微生物为生存展开的达尔文式斗争。在这一章中，我们来谈谈"病感"（illness）。"疾病"和"病感"常互换使用，我们可以说"他生病了"，也可以说"他正遭受一种病感"，但两者还是有些区别的。毕竟，这样说完全没问题：他患了肿瘤，但他没有任何不适感（ill）。而"sick"所指的是一个宿醉之人的不适感，但它通常并不指涉疾病，尽管我们可以认为他患有酒精中毒这一类的特殊疾病。

在现代英语中，"疾病"通常是一个客观事物，它由细菌和病毒等病原体引起，以表观症状为特征，如皮疹和发热。而"病感"通常是主观的感受，指人们所体会到的身体疼痛或不适。疾病和病痛可能是同一枚硬币的两面，但并非绝对如此。这听起来模棱两可，但语言往往揭示了潜在的事实。我们习惯于区分疾病和病痛，这就已揭示了两个概念的历史演变。"Disease"这个医学术语是从"dis-ease"（不适）演化而来的，同样地，"malaise"是从"mal-aise"（ill at ease，一种不适感）演化而来的。所以，现代的、科学的"disease"一词，过去有着更温和、更主观的一面。从"disease"由先前"dis-ease"的含义（相当于我们现在所说的"illness"）演变为如今中性的科学概念这个例子中，我们可以窥一斑而见全豹，看出不同文化认知的时空演变。

治疗和神圣感

首先，为了对比和比较，我们有必要回顾一下所谓传统社会中"sickness"（疾病）的概念。在传统社会中，没有文字记录下来的文化，医疗技能是口头传授的。维多利亚时代对传统社会的医学信仰持贬低态度，认为它们是原始、迷信和非理性的，现在看来，这种观点完全是错误的。我们自以为比前人"进步"，而且科学无疑为西方医学提供了巫术或巫医所缺乏的强大力量。但原始医学的重要意义并不亚于现代西方医学，甚至在某些方面有所超越。

很容易就能发现，今天的非洲或澳大利亚土著居民的传统医学，与孕育了疾病和治疗的中世纪欧洲宗教框架具有相似性。在民间医学、教会医学以及学术医学中都充斥着这类医疗法术。宗教和医学在中世纪有着共同的方向——创造整体性。从词源学上讲，神圣（holiness）和治疗（healing）从同一词根整体性（wholeness）演化而来，同样，拯救（salvation）和有益健康（salubrity）、治愈（cure）、照顾（care）和仁慈（charity）也是由同一词根演变而来。但在我们的文化中，身体和灵魂、心灵或者说精神是有明确分界的。这种二元论使医学从宗教分化出来，使治愈机体的医生和"治疗灵魂"的牧师区分开来。这种区分一直存在争议，医学和信仰相互交错或碰撞，引发边界争端。虽时常可以互补，但仍有潜在冲突；虽各具独立性，但也仍有统一的余地。

尤为重要的是，西方医学是在教会建立的价值体系下发展起来的（直至近代，医生仍是一个初级的、次要的职业，与拥有崇高声望和地位的牧师不可相提并论）。与其他伟大信仰一样，犹太-基督教所宣扬的双重宇宙论轻肉体而重灵魂，它认为肉体只是灵魂的监狱。精神是不朽的，而肉体是软弱而易腐化的，由于原罪的存在，肉体在神学上是堕落的。因为亚当和夏娃在伊甸园中偷食了禁果，才有了卑劣的躯体，把罪恶、苦难和死亡带到了人间。

从《摩西五经》要求上帝的选民禁欲、节制，以及犹太教详细描述的关于卫生、饮食和性的复杂仪式中可以看出这种对肉体腐化的忧虑。人要保持清洁，远离污物，例如经期妇女的经血。《塔木德》规定，犹太人不能居住在没有医生的城市。由于不信任自己堕落的躯体，早期的基督徒强调对自身的约束。沙漠教父[1]吸收了东方的禁欲主义思想，苦修肉体，使之升华为无欲无念之体，只有克制肉体的欲望，才能让灵魂自由。在中世纪，禁欲、禁食、自我鞭笞成了神圣的标志。

对肉体的规训是许多宗教的一个重要因素。然而，基督教对肉体的态度尤为复杂。它将神（圣父）人格化，为其安排了一个降临尘世的故事。上帝有一个独生子，生为肉身，经历了肉体的极大苦难，被钉死在十字架上。人们在圣餐中纪念肉身和基督的献身，由此，在罗马天主教中，圣餐中食用的面包与葡萄酒被转化为救世主基督的肉体和鲜血。基督教义中说道，通过神的安抚，信徒被允诺在最后审判中得到重生和复活。虽然由于原罪的存在，基督教憎恨肉体，但它也强调肉体内在的神圣。尽管禁欲主义受到推崇，但是节欲永远也不会走到自我毁灭的一步。自杀是不可饶恕的罪行：人作为上帝的造物，怎可自行处置自己的肉体和生命？

基督教、疼痛和苦难

在现代医学看来，疼痛是一种警示信号，是系统的一部分，用以警告身体内部的问题；因此，它是无法避免的痛苦。但是对某些教会人员来说，疼痛是一种积极的圣化：对追随圣保罗的精神，称

---

[1] 沙漠教父，指的是隐居埃及沙漠的教父（如圣安东尼和圣帕科缪斯等人），他们是早期基督教修道院的创始人。

颂"肉中刺"的福音传教士来说，这再正常不过。维多利亚时代著名的浸信会传教士查尔斯·哈登·司布真相信，"上帝带给世俗世界最好的礼物就是健康，除了疾病……病妻、新坟、贫穷、诽谤和灵魂堕落，可能会教给我们很多从别处学不到的东西"。[1]

普通民众对疼痛就没这么多热情了，基督徒的狂热似乎已接近受虐狂的程度，而哲学家们认为必须直面疼痛这一问题。它究竟代表了什么？人们应该享受疼痛，还是忍耐疼痛？如果要躲避疼痛，该怎么躲避？伊壁鸠鲁主义者（古希腊哲学家伊壁鸠鲁的信徒们）的首要目标是找到能把伤害降至最低的方法，以避免痛苦：简单生活会避免麻烦。斯多葛学派同样推崇清心寡欲，因为七情六欲带给人们的只会是失望，而不是快乐。

基督教的教诲是，让人类遭受疼痛和不适并不是上帝的本意。痛苦是随着原罪来到人间的。因为原罪，男人必须汗流浃背地劳动，女人必须在撕心裂肺的疼痛中生育；而在堕落之后，人类还不得不经受疾病和死亡的折磨。因此，《圣经》把疼痛解释为对不顺从的惩罚。从词源上讲，"疼痛"（pain）一词起源于拉丁语中的"惩罚"（poena）。

75

《圣经》进一步表明，上帝通过瘟疫惩罚邪恶之人，而被选中之人则在疾病的十字架上虔诚地表达欢喜。正如约伯的试炼所示，对天赐的痛苦最虔诚的回应就是忍耐。在苦海中献身于疾病，对这些基督徒来说可能和异教徒的献祭一样无上光荣。特别是在天主教中，为了赎罪而接受棒打、穿粗毛布衫和禁食，无不是为了让自己的肉体更为圣洁。

然而，人们总是敦促基督徒保持警惕，以免盲目崇拜痛苦，过度美化受苦之事。慈善事业也需要对那些疾病缠身、精神颓丧的人提供帮助。所以，基督教关于福利、慈善、医疗的教义也变得更加错综复杂。肉体的受苦是上帝对凡人的福佑，但也可以通过医学和慈善加以缓解。这种模棱两可的态度也反映在教会有关战争的教义中：基督徒应甘受一切，但正义的战争却可能是神圣的。

基督徒的医学观

几个世纪以来，某些信奉正统的基督教派别谴责生病后接受医疗或多或少是不虔诚的。英国和北美的一些加尔文教徒拒绝接种天花疫苗，因为他们认为健康的躯体接受病原物质的接种有违第六戒律。耶和华见证人这一教派最初否认微生物致病理论，并拒绝接受输血，认为这违背《圣经》教义（《圣经·创世记》9：4）——但有些奇怪的是，他们接受器官移植。不过，主要的基督教会都承认医疗的作用。难道《圣经》新约福音书的作者路加不是一个"受人爱戴的医生"吗？耶稣基督在教导医生治疗他们自己的时候，难道不是以三十五个神迹显示了神的力量吗？耶稣十二使徒视医疗为"圣灵的礼物"（《圣经·哥林多前书》12：9）。基督教从发源起就是疗愈人类的宗教。

基督教认为，肉体是堕落的，但仍是上帝的工具，由此区分开了牧师职业和医疗职业。牧师以救治灵魂为己任，而医生以治疗身体的痛苦为己任。罗马教廷第四次拉特兰会议（1215）禁止牧师从事可致流血的外科手术，警告牧师不要不恰当地介入肉体痛苦的治疗中。医生和牧师由此"分疆而治"，从根本上来说，这是一种双方都能接受的"权宜之计"。与灵魂有关的事交给教会，而肉体的事交给医生中的"凯撒"。和平共处是常态，但边界之争仍不可避免。

一方面，天主教积极参与治疗仪式，支持使用圣物，为履行誓

76

言而献上祭品，朝圣，使用圣水，尤其是神殿和宗教膜拜。圣徒以其特异的治疗力量而声名鹊起。比如，治疗牙痛只要向圣阿波罗尼娅（逝于 249 年）祈祷就行了，她曾因拔牙而饱受磨难。其他例子可见第二章和第八章。

几个世纪以来，圣徒们自称有某种治病的天赋。在英国复辟时期，爱尔兰绅士瓦伦丁·格瑞特拉克用祈祷和抚头顶祝福礼来治病。一个世纪以后，柴郡的布里奇特·博斯托克用神圣的唾液来治病。在 19 世纪中期的法国，磨坊主之女伯纳黛特·苏比鲁可以看见种种幻象，这使得卢尔德这座城市成了闻名遐迩的疗愈圣地，如今每年要迎接大约三百万名朝拜者。以"神迹"治病吸引了众多民众，医学界，甚至教会对神迹疗法的支持越少，信仰治疗就会在更大程度上被大声吆喝的人掌控。

流行病常常激起教会和医学界、公共当局和人民之间关于疾病的意义及应对措施的冲突。在这方面，瘟疫尤为严重，因为它是迅速恶化的致命性疾病，就像野火一样蔓延，危害整个社会。瘟疫正如麻风，满是与《圣经》的关联和道德方面的隐喻，它被理解为源于上帝，是在要求人类赎罪。14 世纪时，黑死病引发了为赎罪而自我鞭打的"鞭笞者运动"和针对犹太人的大迫害。面对瘟疫，在文艺复兴时期，意大利教会当局召集了大规模的祈祷运动，而市政当局则下达相反命令，进行检疫和隔离，有时还会禁止宗教游行。这就导致了双方力量的较量，平民当然和牧师站在一边（因为检疫隔离这样的公共卫生法令对商业的影响是毁灭性的）。有一次，整个佛罗伦萨卫生部门都被逐出了教会。

英国都铎王朝时代和斯图亚特王朝时代，瘟疫导致了英国皇家卫生政策与抗议的清教徒之间的角力。王室和市政府对流行病实行了封锁政策，他们关闭城门，禁止商业活动，隔离患者和潜伏期病人。牧师们指责这样的措施误入歧途，毫无治疗意义，更是不虔诚的（因为这似乎是对天意的蔑视）。清教徒牧师劳伦斯·查德顿悲叹道："能驱散上帝愤怒的不是打扫卫生，保持室内和街道的清洁，而是净化我们的心灵，使我们的灵魂远离……罪恶。"[2] 真正的基督教徒需要的不是肉体的卫生，而是灵魂的圣洁，不是隔离，而是信奉上帝。

魔法是否存在成为医学界和宗教界之间争论的焦点。大家已确立了一种共识：几乎所有人都认同（在这里，工业革命前的欧洲正如现在的部落社会）恶魔和他的仆从可以对人的身体施加邪恶力量，而疾病和死亡就是这种邪恶力量的表征。如果某人患上了原因不明的疾病，他将可能被指控为恶魔附体。但如何确定一个人是着了魔？像痉挛、呕吐、语无伦次、精神错乱这些症状可能是由三种原因引起的：疾病、佯病和恶魔作怪。医生对患者进行体格检查，就是为了确定是何种原因导致上述症状。以往是否有明确的外伤史或溃疡史？恶魔的烙印能否辨别？牧师则有另一套判断方法——病人对祈祷有何种反应，对十字架又有何种反应？

大多数情况下，宗教和医学专家的意见是一致的，但也有例外。1602年，玛丽·格洛弗出现痉挛的症状，一个名叫伊丽莎白·杰克逊的伦敦女清洁工被指控对格洛弗施了魔法。在法庭上，内科医生爱德华·乔登作证说，格洛弗的症状是由器质性疾病引起的。清教徒控方反对说，这桩案子与魔鬼有关，而法官埃德蒙·安德森爵士同意控方意见，这位法官是远近闻名的"女巫之锤"。反驳无效后，愤怒的乔登出版了一本书，名为《母亲的窒息》（1603），声称大家所认为的巫术的表现其实只是一种他称为"母亲"（"歇斯底里"的

78

旧称）的身体疾病所引起的。

乔登并不否认魔法的存在，他只是认为这不适用于解释格洛弗的症状。这个案件并未使医生和牧师之间产生隔阂。英国的顶尖国教牧师们在这一事件上支持乔登，因为主教们希望叫停猎巫行动，因为他们觉得罗马天主教徒和清教徒都在利用巫术反抗英国国教会。虽然这对我们来说非常荒谬、不可思议，但是国教会的主教们急于洗刷他们对巫术的指控，并且乐意把"着魔"交给医生来对付。

长期以来，欧洲的政府部门、教会机构、上层名流都非常恐惧猎巫狂潮的无政府状态，倾向于以"医学方式"解决恶魔学问题。事实上，18世纪，在启蒙运动的理性主义思潮中，凡是深信恶魔之存在的（曾经这是相当正统的观念），统统被斥责为迷信，甚或精神错乱，是极端疯狂的标志。这反而凸显了一种新的弊病——宗教精神错乱（见第八章）。

医学对疾病的定义

基督教对疾病、病痛和治疗自有其信念，认为疾病是一种天意和惩罚、审判和磨难；医学也有其解释疾病的原因和意义的一套理论。古希腊和古罗马医学留下了众多复杂的解释。一方面，希波克拉底的传统学说认为，病痛是机体意义上的，机体是构成自然体系的一个成分，因此医生要研究自然法则。希波克拉底（或者更确切地说，希波克拉底文集的一位匿名作者）对疾病系由超自然力量引起这一迷信说法嗤之以鼻。

在希波克拉底医学派发起的进攻背后，一种更一致的职业认同正在形成。在早期的希腊，医疗行业既没有国家特权，也无法律保障，任何人都可以在医疗市场上执业，竞争往往不择手段。在这种环境下，希波克拉底学派的医生们拼尽全力（这完美诠释了希波克拉底誓词）提高自己的医疗水平，以求超越同行。希波克拉底文集的一位作者抱怨道："那些'率先将神圣的意味加诸这种疾病'的臭名昭著的庸医，就像今天的魔术师、净化者、江湖骗子，他们自称超级虔诚、知识渊博，却茫然不知所措，对这种疾病束手无策，于是就以迷信为幌子，称这种病是神圣的，这样别人就不会发觉他们的无知了。"[3]

希波克拉底学派的人当然认为自己比其他人要懂得多，但他们声称的独特专业知识技能以机体为研究对象。因此，由希波克拉底开创并由盖伦发扬的医学着眼于机体。希腊医学理论由此将疾病从上帝的手中抽出，使其归于尘世。历史学家视希波克拉底学派为医学科学的奠基者，因其否认了疾病的超自然层面，把关注点放到机体上来。

然而，正如第二章所强调的，即使古希腊-罗马医学是世俗的、自然主义的，它也依然是遵从整体论的。它聚焦于所谓"体液"，这些液体的平衡对机体而言至关重要：机体不能太冷或太热，也不能太湿或太干。它研究"动物流"，一种在机体和大脑之间流动的精妙的液体。它也研究统治着机体各种活动的"灵"："植物灵"主宰营养和生长（也就是机体代谢的自主活动过程），"动物灵"主宰感觉、情绪和动作（用我们现在的话说，类似于运动感觉神经系统），"智慧灵"统辖大脑的活动（也就是文艺复兴思想家们定义的人性，即思辨力、意志力、记忆力、想象力和判断力）。简言之，人体是一个复杂分化的整体。体液构成了人体的一个方面，它们的平衡与否反映在"气色"（或说外表）和性情（我们现在或许称之为"人格类型"）上。体液、气色、气质构成了相互作用、相互联系的一个系统。

古希腊医学的整体论倾向体现在两个方面。一方面，它认为健康和疾病是在机体内部产生的，是器质性的或体质性的。它认为疾病不是由病原体的入侵引起的，而是由机体内部紊乱引起的。另一方面，机体的各个部分是相互联系的。机体影响精神，就像发热能引起精神错乱。反过来，情感和性情也同样影响机体，引发我们今天所说的心身疾病。

因此，古希腊医学以及中世纪和文艺复兴时期学究型的医生所推崇的学术医学都采纳了这一理论，认为疾病是"体质性的"或"生理性的"。它是生理过程的产物，而不是精神的产物，也不是魔法的作用。它是机体内部的改变、异常或虚弱，对个体来说，它是机体的不适感，而不是现代意义上由病原体引起，产生一系列机体反应的"疾病"。这样一种以人为本的观念促成了乐观主义治疗观：康复的机会掌握在"整全的人"手中。古典医学认为，良好的心态、沉着冷静、情绪的控制和适宜的生活方式是战胜疾病的关键，甚至能预防疾病：精神的健康促成机体的健康。

机械科学

在很长一段时间里，医学思想都是从古人那里汲取养分的：尤以帕加马的盖伦为重，在整个中世纪，盖伦都被神化了。但是，这一传统受到了科学革命的挑战，这场革命深深冲击了古希腊根深蒂固的以人为本论和活力论，特别是亚里士多德哲学。"新科学"的拥护者，例如17世纪的哲学家笛卡尔、霍布斯，对亚里士多德大加挞伐，认为其错误地用活力、癖性、意愿、意志、意识、目的（目的因）这些概念来描述自然。事实上，自然是由惰性物质内部的微粒构成的，不管是行星的运动还是比萨斜塔球体的自由落体运动，都不能用"意愿"来解释，而只能用机械定律、运动定律，以几何和数学语言阐明。自然实际上就是一架机器。

特定物质的运动遵循固定不变的普遍规律（胡克定律、波义耳定律等）的自然观，不仅有助于理解太阳系的运动或火炮的飞行轨道，而且对于理解生命的概念有着深远的意义。动物是机器吗？人是机器吗？这些奇怪的问题如果经英国皇家学会或巴黎和佛罗伦萨的激进分子进一步思考的话，将是十分诱人的一个领域。17世纪，"体液"学说遭到猛烈抨击，它被认为是无稽之谈。多亏了弗拉芒解剖学家安德雷亚斯·维萨里声名远扬的解剖技术，人们的注意力重新聚焦在身体的各部分。为了解释血液循环，伦敦医生威廉·哈维把心脏比喻为"泵"。解剖和实验促使人们展开对肌肉、软骨、纤维、血管的观察和研究，并把它们的运动比作杠杆、弹簧、滑轮和管道，就像人造机器（如磨粉机和钟表）一样。

科学革命给解剖学和生理学带来的变革详见第五章。它也对健康和疾病的概念产生了最深远的影响：健康的机体被比作运转良好、加足了油的机械，而疾病则是由堵塞、燃料短缺或过度摩擦引起的机械故障。

身体机械论在新的二元论哲学（尤其是笛卡尔）的支持下愈发光彩夺目。笛卡尔提出，自然界存在两种截然不同的实体，即广延实体（物质的）和思想实体（非物质的）。只有人的灵魂或心灵拥有意识。而自然界的其他一切事物，包括人的身体和其他所有生物，都构成了笛卡尔所称的"广延"世界的一部分。"广延"包括所有其他生物，全都遵从机械规律，是科学研究的正当领域。用笛卡尔的说法，"思想"是奥秘无穷的，而身体则是袒露在科学家面前的。

这种二分法对医学当然是极有吸引力的。如果身体的运行机制是纯粹"机械"的，那么它的领地必然是医学科学的专有财产。由此，身体成为神学家和道德家等所有想在医学领域分一杯羹的人都无权涉足之处。而且，如果肉体真的如同一种机械，那么它一定能够得到充分的研究和理解，就像人们理解钟表的原理一样。还原论第一次在医学中显得如此重要：用部分解释整体，用简单解释复杂，用物理化学概念解释生物现象。

机械世界观和由此衍生出的身心二元论大大推动了医学的发展，使解剖学和生理学结出了丰硕的果实：19 世纪，实验生理学和细胞生物学创立；20 世纪，分子生物学创立。19 世纪的医学科学家越来越确信，他们所发现的每一种疾病，都能在表层皮肤之下找到有形的局部病灶：器官感染、血流阻塞、肿瘤或病原体和寄生虫。药物或外科手术等干预手段可以缓解或治愈疾病。专业文章纷纷发表，充满信心地宣布生物医学的自主与权威。这些发展给 19 世纪的医学注入了一种新的科学氛围。生物医学垄断了对身体及其诊断和治疗的解释权。科学医学的拥趸，比如德国微生物学家、霍乱杆菌的发现者罗伯特·科赫，坚信自己已破解了疾病的奥秘。

所以，两个世纪以来，医学的核心任务就在于研究人体组织和细胞的生理与病理过程。第五章将对实验室和医学专门研究在此任务中所起到的作用进行详细描述。例如，显微镜的发明和细胞学的兴起，使肿瘤和其他一些疾病首次被发现。显微镜的玻片上显示出了导致感染的细菌和病毒：病原体不再是看不见的了。此外，生物化学检测到了缺陷性疾病和自身免疫性疾病，内分泌学揭示了激素分泌紊乱，神经生物学发现了中枢神经系统是行为紊乱的起源地，现代遗传学正在破解亨廷顿舞蹈病等遗传性疾病。

除了实验室，医院也为确立疾病的（本体论意义上的）“客体”
83 地位贡献良多。正如法国思想家米歇尔·福柯在他的著作《临床医学的诞生》（1963）中所强调的，19 世纪医院的蓬勃发展为疾病提供了陈列的橱窗。在同一空间中出现的大量结核或斑疹伤寒的病例使人们的注意力从个体转向类型。医院的意义不在于发现这个或那个病人症状上的细微不同，而在于发现疾病基本上有其规律，且这种规律可以通过尸检得以确认。英国医学社会学家尼古拉斯·朱森曾敏锐地指出 19 世纪“病人的消失”：医生们关心的是病人的身体所承受的疾病，而不是单个的病人。[4]

医院也成了外科手术的场地。外科手术的进步，尤其是麻醉剂和消毒剂使得腹部手术更加可行和安全（见第六章），证明 17 世纪以来的医学研究和医学思想达到了一个新的高峰。因为外科手术就是人体工程学，如同汽车的保养——打开汽车引擎盖，把坏零件修理一下。如今，器官移植第一次使得更换无法修复的零件成为可能。器官移植手术是机械论和还原论发展的顶点。

躯体和内脏

实验室和医院创造并证实了一种观点，即疾病是客观存在的物质实体，继而促成了概念上的转变，即从“不适”（dis-ease）到疾病（disease）的转变，或者说从“生理学上的”疾病向“本体论上的”疾病概念的转变。因此，全科医生和临床医学的重点也随之发生了变化。在前现代的医学实践中，医生的工作主要是调理病人，一般是用一些并无效用的安慰剂型的药物。随着医学科学的到来，医生开始向疾病发起进攻。这种转变的标志是体格检查及相应诊断技术的出现，该主题将在第四章予以充分检视。

19 世纪以前，一名病人去看医生时，医生首先会详细询问病史。何时、怎样发病的？可能是什么原因造成的？病痛的特点和症状是什么？是新发病还是复发病？病人还必须告知自己的生活方式，如饮食和睡眠习惯、消化是否正常、精神情绪如何，诸如此类。

然后，医生会根据自己先前的经验分析病人的病史，也会进行一些身体上的检查，但是以今天的标准来衡量，这些检查非常粗略，医生们主要通过视诊而非触诊来诊断病人。医生会注意病人皮肤的颜色以及有无损伤（皮疹或斑点）、红肿、炎症等。医生通常会用手指把脉做出定性评估（是慢是快，规律与否），也会观舌头，听咳嗽，闻臭味。

当时的体格检查很敷衍。一方面，过多地触摸病人的身体在当时被认为是无礼的。对一个有教养的医生来说，在别人的衣服底下摸来摸去相当有失尊严。另一方面，传统医学没有精密的诊断仪器。直到 1800 年以后，听诊器、检眼镜和其他仪器才问世。但即便在那时，病人和医生也很抵触这些东西。据记载，维多利亚女王直到晚年仍以对听诊器的"极度厌恶"而闻名。女王的最后一位医生詹姆斯·雷德爵士在回忆他和女王二十年的接触时说："我第一次亲眼看见女王……躺在床上"是在她快要去世的时候，女王去世后，他才发现女王患有"腹疝和子宫脱垂"。这证明他从未给女王做过全面的体格检查。[5]

在传统的诊治中，医生所要做的就是听病人讲述，然后尽力去理解。这些方法多少管用。因为病人不管有没有受过教育，都有他自己的一套关于健康和疾病的观念。历史早期的一些信件和自传揭示出人们对健康的深切关注，以及对疾病根源的努力探索。

比如，塞缪尔·佩皮斯仍坚持疾病的体液理论，强调"寒"，并继而强调黏液的作用。"寒"之所以危险，是因为它会"阻塞毛孔"，进而阻碍体内"有毒体液"的正常排出。以体液论的一般观点来看，健康的关键在于身体保持一种有效的进出机制。充足的食物和水分是维系"生命之火"的必要条件（"生命之火"是一个通用的比喻）。而有规律的排泄对于防止阻塞同样是必需的。因此，人们需要用呕吐、放血（静脉切割放血法或刺血法）、排汗等方法来净化自己（见第四章）。定期且有效的排泄能够维持身体良好的"流动性"。

这种状况将会发生变化，体格检查的发展是一个重要因素，也可以说是标志性的变化。体格检查出现在 19 世纪，包括医生们所做的一系列高度程式化的检查：把脉、听诊胸部、量血压、检查喉咙、量体温等。病人通常会被要求躺在床上，解开或脱去衣服。许多治疗过程都涉及触摸并不暴露在外的身体部位。从听诊器到 X 射线诊断，再到活组织检查、CAT 或 PET 扫描，各种机械设备成功地使得科学医学能够透视人体，并从独立于患者个体的角度看待疾病。

通过这些物理的或象征性的方法，医学界彻底改变了自己的观点。以昂贵的技术、医学研究和实验室项目为依托，现代医学可以理直气壮地宣布自己是一门科学，致力于发现疾病的客观规律，就像物理学探究粒子一样。不过，这种对于细胞及病原体的细微关注遭到了无法理解的人们的愤怒质疑，他们问道：谁会获益？两个世纪以前，塞缪尔·柯勒律治就痛骂医生们是卑鄙之徒，秉持狭隘的唯物主义。"他们是一帮**浅薄的**家伙，"这位诗人评价道，"头脑只关注躯体和内脏，他们以为整个世界不过是由躯体和内脏组成的。"[6]所幸的是，借助科学的东风，医学建立了巨大的威望，极大地增进了医学知识及其战胜疾病的能力。今天的我们恰恰要感谢医学对内脏有如此多的了解。

科学与污名

不过，上面谈到的医学科学的兴起仅仅是故事的一个方面。实际上，关于疾病的科学在很长一段时间中都只是一个正在进行的项目，而非尘埃落定的现实（在一些关键的方面，现在仍是如此）。围绕着科学性的概念和因果关系的模型，争论长期存在。正如第五章所探讨的那样，实验学家、流行病学家、公共卫生专家和临床医生时常有分歧，焦点在于个体疾病和所有疾病的分类以及发病机理。

18世纪，关于疾病分类学价值的争论相当激烈：是不是真的可以用分类学的方法来区分不同种类的疾病？或者，像激进的苏格兰医生约翰·布朗及其追随者（被称为布朗学派）所提出的那样，是否存在一种疾病，可以通过不同的途径在不同程度上侵袭病人？19世纪末20世纪初，随着能够降低生物繁殖能力的所谓遗传"退化"现象的发现，关于"自然""培育""种子""苗床"的争论愈演愈烈。

肺结核是早期工业社会的一大灾难。它是一种遗传疾病，还是穷人邋遢的生活习惯所致，抑或是被迫生活在恶劣的城市环境中的劳苦大众必然承受的后果？在维多利亚时代的欧洲和北美，各门各派的理论为此争执不下。但结果证明他们都错了：1882年，罗伯特·科赫发现，肺结核是由一种细菌所致。

因此，医学科学试图查明病因以便指导疾病预防和治疗方案这一宏大理想往往跑在了准确有效的医学知识前头。如果以为发现了这种有害细菌，一切就可迎刃而解，那真是太过天真。因为一些棘手的问题仍摆在那里：为什么同样感染了结核菌，有的人会得肺结核，有的人却不会？医学看起来仍然不同于物理学，因为很明显，细菌致病的方式和闪电引起雷声的方式是截然不同的。同样的问题也出现在 HIV 研究中。从 1984 年起，官方一直认为 HIV 是艾滋病的致病原因，但一些医学研究者认为事实远没有这么简单，他们认为"辅助因子"同样重要。一些（少数）科学家甚至认为，携带 HIV 并不意味着会发展成艾滋病。

从文艺复兴时代到细菌学时代，流行病的起因一直是争议的焦点。为什么某些热病会在人群中流行？为什么有的人会死于感染，另一些人却安然无恙？强调身体内部平衡的古希腊体液学说可以很好地解释个人的患病原因，但将疾病主要看作体质问题的理论已走到尽头。它们无法解释黑死病或天花的起因，或是一些在军队中产生的看似"新型"的疾病，如 15 世纪末的梅毒。有些人认为它是从新大陆传过来的，另外一些人认为是从意大利或法国传来的（故称之为"法国病"）。不管是哪一种说法，生殖器腐烂的症状说明这是一种通过亲密、直接的接触传染的疾病，人们对此猜测纷纭。16世纪，意大利医生吉罗拉莫·弗拉卡斯托罗提出了第一个有影响力的"传染理论"，他在《论梅毒或法兰西》（1530）中提到，梅毒是通过人际接触传播的"种子"传染的。

于是，性传播疾病和"传染理论"几乎同时产生，人们因此将二者联系起来，这产生了特定的现实影响。人们很自然地想到，既然疾病会传染，何不将患者或疑似患者隔离在人群之外，阻止疾病传播？文艺复兴时期的意大利相应地制定了检疫制度，重点就是收容隔离新一类道德上的"麻风病人"——患梅毒的妓女。

早期现代社会的人们很快熟悉了传染病的概念，对其感到恐惧。

这一概念也存有诸多争议，因其在医学含义之外还有一层沉重的道德暗示。人们将传染病与恶魔及魔法的无形之箭联系到了一起。当时的每个人都知道，恶魔的诅咒是从一个人传到另一个人身上的，这就是"着魔"的唯一原因。巫术也同样涉及符咒或邪恶之眼的力量。换句话说，"传染病"的概念在大众心中从一开始就与魔法、巫术有撇不开的关系。

传染病、占星术、魔法和神秘学之间残存的联系使我们明白，为何18世纪出现了一种关于流行病的反理论，并迅速占据重要位置，这就是"瘴气"的概念。"瘴气"指的是死水池塘、腐烂蔬果与动物尸体、人类排泄物以及所有肮脏腐败之物释放出的气体。瘴气论似乎可以解释流行病暴发时，损失最惨重的为什么总是贫民区的穷人们。此外，"瘴气论"与土壤、环境、空气以及疾病有着明显的联系，因而看起来似乎很科学，可以接受实证调查的检验。

面对早期工业城市肆虐的流行病，传染论者、瘴气论者和许多其他"某某论者"展开了激烈的争论。这是一个医学问题，但也间接或直接地涉及政治、经济和道德。例如，传染论者呼吁建立隔离制度，这激怒了商人们，后者担忧商业贸易会因此中断。另外，贫民脏乱差的住所被认为是致病"瘴气"的滋生地，瘴气论可能由此演化为一种宿命论（穷人制造了不卫生的环境），或者要求改革的呼声（为了减少疾病，必须清除贫民窟，推行公共卫生措施）。

即便细菌学说平息了这些争论，疾病的起源本质也仍会引发争议。即使在今天，仍有许多重大的、普遍的且常常是致命的疾病未得到充分的科学解释。大部分的癌症就属于这样的疾病。到底是遗传因素，还是环境影响，抑或感染了病毒，癌症专家们对此一直有深刻分歧。不管是关节炎、老年性痴呆等退行性疾病，还是让专业医生、神经科医生、精神病医生和精神分析学家争论不已的精神疾病（见第八章），都有待科学家予以充分阐释。也许医学对自己提出的"医学模式"满怀信心，但在这个模式中仍存在着巨大分歧和争议。在我们这个时代，没有比艾滋病更好的例子了。

一些宗教原教旨主义者认为艾滋病是神对罪人的惩罚。在艾滋病流行的初期，人们认为它可能是由放荡的生活方式导致的：吸毒、乱交，尤其是在男同性恋群体中（艾滋病又被称为"同性恋瘟疫"）。医学假设和道德评判似乎再次混为一谈。直到1984年致病病毒（HIV）被确定之后，人们才松了一口气，原来罪魁祸首不是上帝，也不是生活方式，而是一种中性的、科学意义上的微生物。不仅"有罪的人"（滥交的男同性恋）会得艾滋病，"无罪之人"也会感染（比如受血者）。

然而，当艾滋病被重新定义为传染性疾病之后，潘多拉的魔盒就打开了，释放出了一切具有破坏性的恐惧。当疾病被认为是由"他人"传播的，由看不见的病毒导致的，这种恐惧就会进一步放大。更重要的是，关于这一疾病是一种惩罚且充满罪恶的臆想已大行其道，人们将艾滋病与我们社会中的性混乱（一种"社会毒瘤"）联系在一起，认为必得予以控制、监管、隔离、清除。

传染病的概念使得人们对于污染和污秽的东西避之不及。美国历史学家桑德·吉尔曼研究了疾病相关的描述，注意到人们普遍倾向于构建"自我"与"他者"、"我们"与"他们"的框架，以刻板印象和寻找替罪羊的方式强化自我的定义，他们把那些因为"不同"所以危险的人都视为替罪羊。人们很容易就将病人划归为"他者"，将"他者"贴上病人的标签。这在整个人类历史上很常见，尤其会发生在那些有着特殊外表的病人身上，因为肉眼可见的畸形或异常会被认为是道德有亏的象征，是有罪的该隐、哈姆的标志，甚至是恶魔的标志。例如，在中世纪，人们认定麻风病人是被上帝单独挑选出来的，必须生活在社会的边缘，不得以肮脏之身与他人接触，只能四处流浪，边走边摇铃，以提醒别人不要靠近自己：他们是"不洁"的，甚至已社会性"死亡"了。

当麻风逐渐消失时，关于不洁的污名"转移"到了梅毒病人的身上——道德上的麻风病人布满皮疹的皮肤俨然一件囚服，昭示着他们的肉欲之罪。精神错乱者同样被认为是污秽的。在艺术、医学文本和大众的想象中，疯子总是像野人一样，浑身泥巴，蓬头乱发，要么身上披着破草席，近乎赤裸，要么衣衫褴褛。威廉·布莱克这样描写被上帝诅咒的尼布甲尼撒王[1]：他已经变成了一个比野兽还粗野的、浑身是毛的野人。通过将病人隔离开来（不仅在我们的心理图景中，而且在制度之墙的后面），我们捍卫了自己的幻觉：我们是整全的。通过驱除污染，我们保持了自身的纯洁。换句话说，"科学"的疾病理论通常会强化并隐藏集体的道德偏见与个体的污名。

19世纪30年代，当霍乱开始在欧洲和美洲肆虐时，医生将其流行归咎于穷人低下的道德水准和酗酒习惯。18世纪末，美国著名医生本杰明·拉什认为黑人性是一种和麻风一样的疾病。维多利亚时代的医生们认为性欲旺盛的妇女是患了一种叫"慕男狂"的疾病，有时会让这些"患者"接受手术治疗——切除卵巢或子宫，偶尔还会摘除阴蒂。已出版的病历再清楚不过地记录了借医学之名对女性病人进行的性迫害。在19世纪的德国医生古斯塔夫·布朗看来，女

90

---

[1]　尼布甲尼撒（？—前562），古巴比伦国王，公元前605—前562年在位。

性生殖器的生理异常是由过度的性刺激引起的。他写道："淫秽的谈话或者阅读黄色小说激起了淫荡的性幻想，使子宫过于兴奋，导致手淫，发生一系列严重的后果。"布朗有一名 25 岁的病人，他试图阻止她抚摸自己的外生殖器的习惯：

> 1864 年 11 月 11 日，用一种烙具烙灼了小阴唇和阴蒂包皮的大部分。为了限制大量的液体从子宫流出，用希阿里氏腐蚀液烧灼了她的子宫腔。同时，给病人服用了蛇麻素，以三粒的剂量来压制她的性欲，并灼烧了她的乳房。

当以上以及其他方法都无法奏效时，便"对病人提出了唯一可行的方案，即切除她的阴蒂和大部分小阴唇"。[7]

从希腊时代起，医学著作就常常暗示，女性这一性别本身就是一种异常状态（亚里士多德把女人称作"妖怪"），并且因为她们的妇科疾病，女性被认为天生就是有病的。简而言之，医生们关于疾病起因的记述实际上已经成为对女性的谴责。

在此并不是要嘲笑或责备医生，指责他们的受害者有罪论是毫无作用的。更准确地说，有两点值得考虑。第一，医学在定义疾病及其根源时曾经或最终做到了"价值中立"，对于这样的说法我们必须保持怀疑态度。一方面，医学在很大程度上吸纳了物理学的模式，遵循着唯物主义的还原论，但这绝不意味着医学对所有人类疾病的解释都把握住了真正的特征，不言自明。另一方面，那些已被丢进历史垃圾桶的"疾病"显示出，医学对一种疾病的定义往往会包含许多怪异的临床症状、社会现象和偏见。第二，我们必须认识到，医学这种明显的"弱点"源于这样一个事实：疾病不仅仅是病原体的作用，它还是一种社会关系的建构。因此，医学必然超出物理学的范畴。

疾病的故事

我们很容易就能找到证据，证明医疗行业围绕着病人和疾病编造出的种种道德幻象：如果你手淫了，你将成为瞎子或疯子（医学常常是这些伪科学民间传说的始作俑者）。医生鼓吹自己的偏见，用那些瞎编乱造、似是而非的故事掩盖自己的无知。

对于病人自己来说，更需要对付这种无知，尤其是那些罹患神秘的、无药可医的致命疾病的人们。也许看上去更加可怕的是（在美国作家苏珊·桑塔格《疾病的隐喻》中有所反映），死于一种病毒，它就像晴天霹雳，毫无道理可言，人生就此简化为非理性的意外构成的篇章。于是，人们迫切地需要一种解释（"为什么是我？我做了什么，要受这样的罪？"），那些关于疾病含义的歪门邪说就这样来了。患病的器官可能会被视为"不好的"，或者一个人的品性也有可能被污蔑为引发疾病的原因。所以，正如苏珊·桑塔格所说，人们通常认为，一个人得了癌症是因为他的"癌症人格"——习惯于压抑内心的情感和愤怒，内在激情受阻，最终对肉体展开了自毁性的报复。因此，20世纪最可怕的疾病——"大C"［重要的是，不能说出这种疾病的名字（即癌症）］，一直和结肠、直肠、阴囊、乳房这些所谓"肮脏"器官联系在一起，艾滋病在大众的想象中和肛交联系在一起，这些都不是偶然和巧合。同样的例子还有肺结核。

19世纪的医生认为肺结核主要是女性的疾病。身为女性本身即是"有利于肺结核发展的状况"，一名医生说道。患结核病的状态是

92

最具女人味的。浪漫的时尚要求女性苗条——她们纤细得就像孩子一样。讽刺作家们暗讽那些年轻女人和她们的母亲为了能得上肺结核，故意穿着单薄的衣服闲逛，或故意节食，想以足够的苗条来吸引到合适的配偶。大约在 1800 年，英国医生托马斯·贝多斯开玩笑称，结核病在女性中已经成为一种时尚。他抱怨道："那些浪漫爱情小说的作者们所书写的结核病人香消玉殒的状态……并不比经不合时宜的霜冻摧残的花儿更痛苦。"他对此大加抗议，这种荒谬的看法极为流行，以致"人们以为结核病不过是娇滴滴的感伤而已"，散发着谜一样的魅力。[8]

然而，这种被视为时尚的结核病导致的憔悴与枯槁，并不是那些拉斐尔学派画作中有着忧郁神色的女性所专有。因为瘦弱表示着一种高贵的优雅，一种精神超越物质的胜利，于是男诗人和一些装腔作势者也一样喜欢展示弱不禁风的仪容。"在我年轻时，"19 世纪中叶，法国作家泰奥菲尔·戈蒂耶回忆道，"我无法接受一名抒情诗人体重超过九十九磅。"[9]就这样，肉体与幻想在理念上融为一体。

肺结核意味着女性渐渐消瘦、娇弱，但矛盾的是，它也暗含着一种惊人的色情意味。就像普契尼的歌剧《波希米亚人》中的咪咪，威尔第的歌剧《茶花女》中的玛格丽特一样，患结核病的女病人是弱不禁风的，但她们也热切地渴望激情。人们认为结核病有如春药，这种误解也有医生的功劳。患有结核病的女人外表迷人，她们眼睛突出、皮肤苍白，空洞的脸颊因发热而泛着红晕。而且，这种疾病会引发内在的性欲。对于公共卫生专家来说，结核病和梅毒一样，是群居在巴黎的妓女们罹患的主要疾病——根据 19 世纪早期巴黎著名的医院医生何内·雷奈克的解释，这是"滥交"的结果。

因此，这是一种诗意的公正，结核病虽致命，却以一种极为特

剑桥医学史

别的方式折磨患病之人。据说，结核病人在弥留之际是安详而喜乐的，肉体逐渐崩解，只留下离别的微笑，灵魂终获自由。患者死去了，但他／她痛苦地放下必死肉身之后，获得了灵魂的新生。死亡并非终点，而是一种补偿；苦难，是一种道德上的补偿。

这种关于疾病的说教（不仅仅涉及肺结核，同样适用于很多其他疾病）乍一看很有吸引力：它使威胁性的疾病合理化，使灾难不再神秘。因此，浪漫的传说提供了补偿性的安慰，以为死于肺结核的躯体被净化成了天使般的"灵魂"。一个有着讽刺寓意和悲剧结局的传说总比什么也没有的要好。然而，这样的标签主要是用来"谴责那些受害者"：对疾病的幻想常常是惩罚性的。

应关注一下不同的状况和一系列不同的比喻。痛风是一种慢性的疼痛性病症，但一般不致命。人们普遍认为痛风是一种疾病，因为有迷思认为患有痛风的人可以保护自己免于更严重的疾病。痛风就是一种免疫。一只患有痛风的脚甚至可能被认为是健康的标志，因为患病的大脚趾通常远离重要的器官。18 世纪中叶的英国作家霍勒斯·沃波尔自备一双"痛风软靴"（拖鞋），认为应对痛风保持忍耐，不必治疗。他坚持说："痛风能预防其他疾病并能延长生命。如果我治好了痛风，我以后难道不会得上发热、瘫痪或中风吗？"[10]

在这方面，有一种颇有影响的看法，即认为疾病之间相互妒忌和排斥。只要痛风在身，更加致命的敌人就再也无法侵入。塞缪尔·约翰逊对他的朋友斯雷尔夫人说，"我与痛风已和解了"，因为医生向他保证"痛风将使他避开所有糟糕的事情"。[11]

也许看上去很荒谬，但痛风的确被认为是一种起到保护作用、预防作用的疾病。据说，查理二世在位期间的坎特伯雷大主教吉尔伯特·谢尔顿愿意出资一千英镑给"能帮他患上痛风的人"，他认为这是治好自己头痛的唯一选择，他很怕头痛会发展成致死的中风。[12]
总之，人们宁可受痛风的折磨，也不想去治愈痛风。按照乔纳森·斯威夫特的说法，唯一需要确保的是，痛风不会深入内脏：

> 如果痛风攻占了大脑，
>
> 医生就宣布病人死亡，
>
> 但如若他们能使尽万般手段；
>
> 把它们驱逐到最远的角落，
>
> 他们就能给病人欢乐，并赞扬
>
> 痛风将延长他的有生之日。[13]

因此，痛风是一个典型的例子，说明了疾病如何被合理化。在患者的描述中，痛风既不像"癌症人格"那样成为浪漫主义、惩罚性或虐恋性小说的焦点，也不会成为实验室的样本，成为异己的和无意义的事件。正相反，痛风是一种人性化的疾病，被认为是生命的另一种形式，是人类处境不可缺少的一部分。

现代医学的激进批评者伊万·伊里奇在他的《医学的边界》（1977）一书中提出，科学医学的进步，或者至少是其宣传的成功，导致了普罗米修斯式的期望，以为人只要健康、机能齐备就能无限延长寿命。化妆品和器官移植手术助长了这些幻想。但伊里奇指出，这样的梦想最终是不现实的。所有人都会衰老和死亡，而生命越长，痛苦也就越多。那些关于完美、长寿的乌托邦式幻想是有害的，因为它们削弱了人们逐渐接受不可避免的命运的能力。而且，这些幻想是冷酷无情的，它们驱使年轻、健康、性感和漂亮的人们远离年迈、衰朽与垂死之人。

简而言之，伊里奇的分析或许表明，部分是由于科学医学的思想，部分是由于人类健康水平的实质性提高，我们已告别了中世纪基督教的"病态"疾病文化——那种文化拒斥疾病，疾病要么是毫无意义的，要么仅在讲述惩罚的道德故事中充当主角。与过去的痛风迷思相比，科学医学的胜利，加之大众日益膨胀的、不切实际的健康期望（在美国尤甚），已经挑战了传统疾病叙事的合法性，我们应对疾病的能力也随之大打折扣。

病人角色

现代生活创造出了各种各样的联结。由于医学界的良性干预，人们认为（或幻想）自己能够摆脱疾病，获得积极的健康。不过，人们也因此越来越关注疾病。事实上，医学的发展助长了所谓"医药贩卖"。

大约从 1850 年开始，医学发展迎来了黄金时期。在维多利亚时代以前，医学治病救人的作用还显得很微弱，几乎没有人对它抱有很大的希望。1850 年以后，麻醉剂和消毒剂的发展使得手外科学突飞猛进，公众卫生促进了卫生学，细菌学阐述了病因学，实验医学也有所成就，而磺胺类药物和抗生素最终引发了一场药物学革命。致命性的疾病也能治疗了，平均寿命大为增长。医学和整个社会处于蜜月期。

然而，自 20 世纪 60 年代开始，甜蜜的关系破裂了。癌症和其他多种主要的疾病依然困扰着人类，甚至出现了一些丑闻；由于"医源性"（医生造成的）疾病的存在，医学本身也越来越多地被认为应对此类疾病所导致的病痛负责。最重要的是，现代批评家们指责医学开启了伊万·伊里奇所称的"生活医学化"。人们认为，出于这样或那样的原因（有人认为是出于真正的同理心，有人则认为是出于医学界的"帝国主义"），医学让医生掌管了人类生活的各个方面。在今天，按照西方先进国家的法律，怀孕和分娩即便不被认为是疾病，至少也被视作需要专业医疗照护的状况。许多老年病学家认为，衰老是一个病理学过程；临终，如同出生那样，也接受着常规的住院治疗。在过去的几个世纪里，各种各样的个人习惯、怪癖和嗜好都被医学界重新定义，成为一种疾病或医学心理学上的失调；例如，酗酒在医学上被称为酒精中毒。

这种医学化需要有细致的解释。在某种程度上，它可能被认为是一种思想解放，正如它改变了人们对自杀的观念一样。传统上，教会将自杀视作弥天大罪。从 17 世纪晚期开始，在公众的支持下，医生们开始将自杀解释为一种典型的精神失常。这样就免除了大众对自杀之罪的谴责，自杀者的财产也不会遭到没收了。

然而，生活医学化常常牵涉污名化，正如女权主义者所抗议的医学对月经、更年期和神经性厌食症的解释那样。尤其危险的是，通过强制医疗保险、国民健康服务体系，以及使用病历监控就业情况、违法犯罪等，医学逐渐成为国家的武器。

在某种程度上，生活医学化之所以扩散开来，公众的参与也是原因之一：医学给人们允诺了一些好处。此外，在世俗社会中，教会不再能够解释人的命运、指导人的行为，疾病的文化恰巧成为教会的替代品。生病是被社会允许、被医学鼓励的生活方式。在这里，有两个层面值得考察：病人角色与心身疾病——很明显，它们常常是一枚硬币的两面。

病人角色的概念是美国社会学家塔尔科特·帕森斯于 20 世纪

50 年代提出的，他将病人角色看作患者与社会之间达成的一种心照不宣的交易，如此一来，作为公民的男性／女性患者本人就被允许偶尔在疾病的掩护下，不定期地从社会要求中解脱出来。他／她可以暂时免除社会责任，不用工作，躺在床上，安逸地享用茶水和他人的慰问。作为交换，他也必须放弃酒、性、运动和其他享乐，并且必须尽快康复，以恢复自己的"正常角色"。

　　帕森斯关于"合法的越轨"的解释，使我们看到了社会长期以来对待病人的暧昧态度。它也带有"谴责受害者"的意味，使那些从"病人角色"中受益的社会成员变成了别人眼中的疑病症患者，或者至少是心机深重的游戏操弄者。

　　从存在主义的角度来看，"装病"是一种心身疾病，爱德华·肖特曾经追溯过它引人入胜的历史。[14] 他主要研究了他所称的"躯体化者"（somatizers），指的是这样一群病人：他们有着"找不出生理原因的疼痛和疲惫感"。这些病人可真是难倒了医生们，20 世纪初，美国肯塔基州的这位医生认为，"一顿拳打脚踢，有时甚至是一顿'痛骂'"是对付这群疑病症患者的最有效的办法。肖特认为，在过去的两个世纪中，这些罹患"脊椎紧张""神经衰弱""惊风"，以及现在的肌痛性脑脊髓炎（ME，又称"雅皮士流感"或慢性疲劳综合征）和重复性劳损（RSI）的人，根本没有任何身体上的问题，他们只是有意或无意地寻求一种安慰，想要吸引关注，或是逃避社会责任。肖特指出，这些"躯体化者"创造了一系列五花八门的虚假疾病，他们"无意识"地在各种各样的身心疾病症状中挑选适合自己的"躯体化"形式。

　　19 世纪早期，运动失调占据主流。最典型的就是维多利亚时代的那些女性，她们瘫倒在床上，由于惊风、惊厥、痉挛或瘫痪，到了双脚站不起来的地步。到了1900年，这种歌剧式的表演有所缓和，转变为一种征候性的室内乐，运动缺陷被更为低调的感官不适——神经痛、头痛和疲劳——代替。每一种不适都与当时的环境有关。在维多利亚时代的家庭的幽闭环境中，只有一反常态的惊人之举能够引起旁人的注意。与之相反，在20世纪"孤独的人群"里，乐于内省的自我往往沉浸在私密的痛苦中。

98

"躯体化者"装病，而他们和医生卷入一种可悲的共谋——通过迎合那些富有又永不知足的体弱多病者，贪婪的医生们牟取暴利。在维多利亚时代，医学持续给出自己的不在场证明，医生与病人之间常常达成君子协定，即后者的不适是真实的、生理的。病人在得知自己的病症是器质性的，需要药物或手术治疗后，会感到欣慰。因为根深蒂固的"医学模型"假定所有关于躯体的疾病都是真实的，其他的则很可能都是编造的、虚假的。既然疾病是器质性的，病人就不会在众人面前丢脸：没有迹象表明他们在伪装，他们也不会被认为是疯子。为了这群绝望、轻信、认为每个器官都有可能产生几十种问题的病人，医学界炮制了一些创意，比如小手术、温泉疗法、有色水和健康养生法，维持着这场明显虚假的表演。

心身疾病的存在（更确切地说，是其发病率的增加），利用扮演病人角色来获得一定好处的人的存在，充分说明疾病概念和疾病策略是相当模糊的。在我们的世俗、原子化的社会中，疾病是极少数几种表达对社会不满和对自身怀疑的方式之一。然而，这种方式含混不清，深受质疑：不被大众相信，背负耻辱的污名，还常常遭到专业人士的嘲弄，而后者恰恰是负责处理这些问题的人。

替代医学

要想摆脱这种僵局，有一个显而易见的办法，即对疾病、病痛和医治提出全然不同的看法。几个世纪以来，替代医学和整体论都倾向于否定唯物主义、普通疗法（对抗疗法）或疾病的发病机理，而崇尚那种认为健康和疾病与人的整体，通常是整个宇宙有关的观点。病痛不是来自身体，而是来自人的自我；治疗就应该从自身着手，做出意愿和生活方式的改变。借由基督教科学运动，这种观点在19世纪的北美得到很大的发展。倡导卫生改革的不是正规医生，而是外行的普罗大众，他们对教会官方和正统医学都甚是不满，希求用统一的整体精神和身体哲学取而代之，这种哲学源于个体的经验。

在医学植物学家（例如，以维多利亚时代早期新汉普郡的卫生改革家塞缪尔·汤姆森命名的汤姆森学派）和相似的学派中广泛流传着一些观点。他们宣扬一种医学版的原罪论，认为人类已经"堕落"，因为贪婪、加速、过度食肉和滥用酒精而给自身带来了疾病。他们建议通过治疗回归"自然"的生活——素食，节欲，戒酒，放弃茶烟之类的刺激物，舍弃人造药物，信任草药的疗效。顺势疗法医生则坚持使用超纯药物，分次少量服用。

受神秘主义者伊曼纽尔·斯威登伯格的影响，一些群体越走越远，他们完全放弃了医药而相信自然的治愈力量，借助于水、祈祷、自我控制和精神启示。本着"你们双方都不得好报"的态度，基督教科学运动例证了所有这些特点。19世纪30年代，科学派的创始人玛丽·贝克·埃蒂在新罕布什尔州度过了她大半的青春时光，患有神经紊乱症，但症状不明显。她反抗父母所遵从的严格的公理制。

正规医生没有治好她。顺势疗法和催眠术缓解了其病状，她由此开始了自我治疗并获得成功，进而建立了自己的体系，即"有且只有一个宇宙，它是全然精神性的"。因而，物质只是幻象；因而，不可能存在躯体的疾病（而这正是医学科学的核心）。正如她在自己的畅销书《科学与健康》（1875）中所解释的，疾病与痛苦都是幻觉，真正的"精神治疗"将会驱散它们。

在英国维多利亚时代之初，替代医学界的摩西是詹姆斯·莫里森。他起初是一个商人，先是在阿伯丁郡，后来又到了伦敦。他曾患过胃病，看过无数的普通医生，到最后，他对正规医学充满了鄙夷。他斥责医生不仅无知、唯利是图，而且很危险。他们有滥用药物、喜欢加大剂量的习惯，这与犯罪无异。莫里森提议创办新的医学机构，并总结出新的"十诫"：

- 生命的要素包含在血液中。
- 血制造血。
- 身体内的一切都是源于血。
- 所有的机体在根本上都是一样的。
- 所有的疾病都源于血液不纯，换句话说，源于机体内的不良体液。
- 不良体液会污染血液，不良体液有三个来源——母体、接触传染和自身。
- 疾病和疼痛有同样的起源，因此可以用相同的方式考量。
- 用植物来净化是唯一有效的消除疾病的办法。
- 胃肠不能被过多地清洗。
- 从精神和躯体之间的紧密联系可知，一个人的健康必定有利于其他人的健康。[15]

所有的疾病只有一个病因，即坏的血液，也只有一个治疗方法，即用植物性的泻药频繁而猛烈地清洗。1825年，莫里森开始出售他的泻药——"植物性通用药丸"，该药包治百病。

维多利亚时代早期出现了数不尽的医学运动，如顺势疗法、自然疗法、医学植物学以及唯心论。还有颅相学，它认为性格是由大脑不同部位的相对大小决定的，因而可以通过触摸头部的突起来判断人的性格；以及催眠术（和一种清醒-催眠混杂的状态）。所有这些都对正规医学做出了突破。所有派别都在用自己的方式证明，对抗疗法的整个体系都是绝对错误的。正统学说用有毒药物治疗急性疾病的方法尤其受到抨击。这些派别还纷纷提出了基于自然之道的新的生活方式，声称要采取更为自然的治疗模式，如草药和纯水。每个派别都宣称，将赋予个体对于自身健康的控制权，这是自我改善和自我领悟的文化的一部分。医学的异教徒同时也是政治和信仰的异教徒，他们发展出了非正统的生活方式。

整体论重新流行起来。替代医学并没有承诺"包治百病"，而是勾画了一种积极的健康状态，提供了光辉灿烂的未来图景：这是来自大自然的改善机体的温和疗法，绝非不近人情的高科技治疗手段。然而，很明显，在攻击正规医学过于简单化的同时，替代医学本身也创造了一个过于简单的、非黑即白的哲学。**他们**正在用化学药品、杀虫剂、加工食品和污染威胁你的健康。**你**可以用遵循自然的方式来保护自己——食用自然食品，从而发现你的自然能量和生命力。

这难道不是无用的花言巧语吗？此外，替代医学的文化中常常有着令人讨厌的、隐蔽的谴责受害者的倾向。身患疾病说明你并不

101

了解你自己，问题出在你自身。幸运的是，你可以通过自我调整来寻求康复。但事实证明，这是新教徒自助的另一种形式，却伪装成了一种激进的替代疗法。这只不过是新瓶装旧酒的新教伦理罢了。

疾病是什么？

人们可能会认为，我们生活在一个疾病得到前所未有的控制的时代。医学取得了极大的成功，特别具有象征意义的就是1979年全球根除天花。预期寿命不断延长。然而，现实要扑朔迷离得多。很多疾病依然困扰着医学科学。公众的不满在增加，美梦成空，承诺破碎，人们用脚投票，纷纷尝试替代医学和心理疗法。新的情况出现了，例如慢性疲劳综合征，它并不只是对现有医疗方式的拒斥，更是对已有医学范畴的挑战。面对"雅皮士流感"、慢性疲劳、奇怪的过敏以及今天的各种肠胃问题，医学界发出了不屑的声音：所有这些只不过是由心理焦虑引起的抱怨而已。而后，医生们也赶起了时髦，将慢性疲劳综合征当作真实的病状，对其加以医学化，进行草率的治疗。但事实证明，他们这样做并没有改变事情的本质，也没有使患者满意。

这样的发展提供了一个了解历史的窗口。从几个层面来看，在过去，疾病的全景不断变化。一方面，疾病就像帝国一样有其兴衰沉浮：瘟疫减少了（尽管少数地区偶尔还会暴发严重疫情），但癌症越来越厉害。另一方面，人们对疾病的认识也发生了改变。人们不必信奉时髦的社会学怀疑论就能感知到，疾病就像美貌一样，在某种程度上取决于旁观者的眼光：人们看到的是自己想要看到，或者心中已有预设的东西。特定的焦虑、学术训练以及新技术等使得人的身体症状成为关注的焦点，逼迫大家创造出定义这些症状的标签。毫无疑问，以前，心脏方面的疾病是致命的，但现代医学的理论和诊断技术建立起关于心脏病及冠状动脉血栓的新型分类法，并让人们了解到，长期被认为是"水肿"的症状实际上源于心脏病；先前医学所描述的虚弱实际上是由糖尿病所致。在特定的时间和特定的原因下，疾病"出现"了。[16]

"疾病"及其与"病痛"之间复杂的相互作用也有其历史。不同的环境使生命产生不同的问题——疼痛、发热、不良习惯、损伤，这些都被称为疾病。一个人自己感知到的病痛，与医生所认为的疾病可能差不多，也可能相当不一致。更广泛的问题往往利害攸关：寻求研究基金，符合保险公司的规定，获得法律上或是工作场所所需的医学免责证明，得到一些社交上的借口。本书探讨的是医学的兴起，但必须牢记，医学始终植根于人类的文化环境之中，植根于每一个活生生的人的各种各样的需求之中。

第四章

初级保健

爱德华·肖特

当一个人生病后，他 / 她最先求助的医生提供的是"初级保健"（primary care）。这名医生可能是医院的急诊医生，也可能是当地诊所的医生，但在历史上，一般都是由全科医生承担这个角色。在过去的两个世纪里，病人与全科医生既冲突又合作。当然，这种情况可以追溯到比 18 世纪晚期更久远的年代。但就是在那时，数个世纪中一直坚持体液理论和"激进疗法"的医疗实践开始发生变化。尽管在 17 个世纪里，从帕加马的盖伦到莱顿的赫尔曼·布尔哈夫，医学理论在不断变更，但真正的医疗实践或初级保健几乎没有变化。然而，随着 18 世纪后期医学科学化程度的提高，情况开始改变。接下来，初级保健中的许多艰辛探索可被看作医生和病人为把握施加于他们的、不断变化的医学现实所做的混乱尝试，这种施加一方面借助科学的发展，另一方面通过对"医疗正确性"的主观认识。

传统的病人需要什么

在过去（甚至在今天那些缺少国家医疗服务体系的国家里），医生之所以相互竞争，以争夺更多的病人，是因为他们行医的目的是谋利。为了吸引病人，他们通常不得不按照病人的意愿行事。萧伯纳在《医生的困境》（1911）的序言中写道：

> 为了生存，为了和每一个在医院工作过的同行、勉勉强强通过了资格考试的同行、购得一个铭牌的同行竞争，医生不得不取悦病人。他很快就会发现，自己给戒酒的人开的药方是水，给酒鬼开的药方是白兰地或香槟，给在家中的人开牛排和黑啤酒，给赶路的人开不产生尿酸的素食食物；给老家伙的处方是紧闭的窗户、大大的火炉、厚重的外套，给追求时尚的年轻人的处方则是呼吸新鲜空气，尽量裸露而不失庄重。他绝不敢说"我不知道"或"我不同意"。[1]

初级保健发生变化的根本动力之一就在于，医生愿意去迎合病人的关于"什么是好的医学"的想法。

所谓"传统医学"是指医疗实践的前科学阶段，即在医生成为"科学人"以及病人对这种科学产生尊重之前的医学。传统病人对于他们生了什么病以及病后怎样治疗通常都有（在我们看来）很奇怪的想法。18世纪的一种流行观点是通过皮肤排出致病的毒素，这带来了排汗疗法，病人非常喜欢这种通过发热来排汗的做法，虽说医生喜欢的程度远不及病人。爱丁堡医生威廉·巴肯在他于1769年出版的畅销医学指南《家庭医学》中这样写道："人们普遍认为在发热初期，发汗总是必不可少的。一般的做法是让病人多穿衣服，并提供具有发热性能的物质，如烈酒、香料等，这些东西往往使血液沸腾、痉挛加重、病情恶化。"[2]

医生还有其他排毒或引流坏体液的方法吗？放血深受大众欢迎，

于是被用到它最终失去医生的宠爱为止。还有其他很多流行的排毒方式。其中之一是呕吐疗法，尽管学术医学界较早就放弃了这种方法，但直到 20 世纪仍有病人使用。

服用催吐剂是为了产生治疗性呕吐的状况，以便把那些导致人体生病的毒素从胃里排出。德国医生阿道夫·库斯莫尔直到 1864 年，即他 40 岁时仍在治疗中使用催吐剂。他回忆道，许多病人对其疗效深信不疑。一天，库斯莫尔父亲的一个农民病人，托人捎话说自己病了，浑身乏力，体重减轻，下不了床。当时，库斯莫尔的父亲很忙，他就让传话的人给这位农民带了一些药，其中有一瓶糖浆，作用不大，但至少没什么坏处。

医生来到农民家里时，发现他已康复，正在一边喝酒，一边享用一只烤鸽。"尊敬的医生，你开的药好极了。这药难吃透了，但在把我清洁干净的同时，也把病赶出了体外。不过，我想我以后再也吞不下蚂蚁了。"蚂蚁？显然，捎话的人在途中睡着了。当他在树下打盹时，瓶塞弹了出来，附近的一群蚂蚁乘机钻进瓶子去品尝这些糖浆。那个农民对催吐疗法恢复健康的作用深信不疑，吃下蚂蚁后大吐特吐，身体便恢复如初。[3]

发汗、放血、催吐，以及流涎、排尿、通便等许多其他清除体内有毒体液的方法，已深深影响了普通大众，并持续了几百年，与信任此类疗法的各种医学理论共存。因此，病人们在寻求初级保健时，对自己需要什么有明确的观点。

传统医生提供什么

20 世纪以前，初级保健医生被发热所困扰。发热是身体在被细菌和病毒侵袭后做出的一种反应，在今天的西方医学中已不再占有重要的位置，主要发生在接触到普通微生物以及患感冒和咳嗽（上呼吸道感染）的幼儿身上。在 1900 年以前，身为一名医生就意味着要花大量时间去对付发热。发热是传统门诊的一个核心问题——发热的病人往往卧病在床，脉搏加快，呼吸短促，医生则上门诊治。

理查德·凯是 18 世纪中期生活在兰开夏郡附近贝里镇的一名医生，他的日记很有代表性，显示出那时的医生是如何被发热所困扰的。

106 　　7 月 10 日，凯拜访了伊伍德的奇平代尔夫人，"她的情况很糟糕"，显然是患了斑疹伤寒，这是一种蜱虫传播的细菌性感染，表现为全身不适、剧烈头痛和持续高热。

　　7 月 11 日，"晚上，我回家时探视了拉姆斯博顿的贝蒂·罗思伟尔小姐，她患了严重的汗热病，命在旦夕［该病引起皮肤出疹，也可能是斑疹伤寒］"。

　　7 月 13 日，奇平代尔夫人奄奄一息。

　　7 月 14 日，罗思伟尔小姐去世。"我探望了拉姆斯博顿一名发热极为严重的年轻男子。"另一名病人约翰·米尔斯也在发热。

　　7 月 15 日，他再次探视了约翰·米尔斯。

　　7 月 16 日，"昨晚半夜时分，一个信使送来一封信……我正要去曼彻斯特探望威廉·布莱斯先生"。"我发现布莱斯先生患了严重的汗热病，情况非常危急。"凯医生也收到了奇平代尔夫人和约翰·米尔斯已经死亡的消息。

　　7 月 17 日，威廉·布莱斯死于发热。[4]

到了第二年末，日记作者的父亲、姐姐蕾切尔、妹妹伊丽莎白也都死于发热。凯医生本人也于 1751 年 10 月死于发热。

感染意味着化脓。19 世纪晚期，在堪萨斯州边界的一个小镇上，一位名叫亚瑟·赫茨勒的医生在出诊时遇到了一个脓胸（也可能是肺部化脓）的病例。"为了到镇外八英里的地方应诊，我在泥泞中挣扎了三个小时。我一进入病人的房间，就看见一个十四岁左右的男孩半卧在床上，他脸色发绀［缺氧所致］，皮肤呈灰蓝色，胸部剧烈起伏，嘴大张着，眼睛突出。似乎随时都有可能断气。"

赫茨勒医生扔下医疗包坐在地上，双腿伸到床下。

> 我抓起一把解剖刀，在他的胸壁上刺了一个口——他濒临死亡，根本无须进行麻醉。当刀子刺进他的胸部时，一股手指般粗的脓液喷了出来，溅在我的下巴上，淋了我一身。我在切口处放了一根排脓管，用毛毯裹住我被脓液浸染的身躯，又花了三小时赶回家。[5]

进入 20 世纪，在医疗活动中，发热仍是无所不在的问题。例如，肺炎被称为"老年之友"，因为老年人普遍患有该病，而且通常在患病后不久就会死亡。几乎所有的医生都遇到过小小年纪就罹患儿童流行病而死亡的悲伤之事。芝加哥医生詹姆斯·赫里克回顾了19 世纪 90 年代初抗毒素进入美国之前白喉治疗的情形。人一旦患上白喉，细菌在咽喉里生长，会阻碍呼吸。

> 有这样一个病例，一个年仅七岁、长相可爱的男孩感染了白喉。我插了一根奥德怀尔插管［一种喉部插管，赫里克在库克县医院的停尸房里练习过这种技术］。这使症状缓解了几个小

时，随后，插管又明显开始阻塞了。孩子的父母恳求我救救孩子。我解释道，问题异常严重，希望渺茫。由于毒血症，血液循环已极度衰弱，哪怕轻微的操作都非常危险。他们明白了。母亲离开了房间，父亲把孩子抱在怀中，插管毫不费力地取了下来。当父亲说出一声"感谢上帝"时，小孩微弱地喘了一口气就死了。在我的脑海里，至今还浮现出那间屋子、里面的床和椅子确切的摆放位置、父亲膝头奄奄一息的孩子，还有灯光的明暗。[6]

目睹这个孩子的死亡，赫里克自己也难过得差点掉下泪来。

因此，20 世纪以前，感染性疾病占据了主要地位。结核、梅毒、白喉、瘟疫、脑膜炎、疟疾以及产后败血症是世界各地的医学毕业生和执业医生奋力抵抗的疾病。这也是初级保健的任务所在。

就此任务而言，指导传统医生的理论显得苍白无力。19 世纪中叶，病因学说将彻底改变。但在那之前，关于疾病起因的看法是根据"体液"学说建立的。疾病被归结为体液的不平衡，古时的人们相信机体是由黑胆汁、黄胆汁、黏液和血液构成的。到了 18 世纪，盖伦的体液学说经历了相当大的修正。

例如，荷兰医生赫尔曼·布尔哈夫向古代的理论增添了巴洛克式的精心阐释，区分了"固体物质"的紊乱与"血和体液"的紊乱。结核病是固体部分虚弱的表现，而血栓形成和血栓则是纤维过度僵硬的表现。布尔哈夫在 18 世纪早期诊疗疾病时就针对虚弱的纤维予以补充牛奶和铁，针对僵硬的纤维进行放血。然而，事实上，1800 年以前所有有关疾病机制的理论都是空中楼阁：它们几乎没有实验基础，从现代科学的角度来看完全是错误的。

108

源于这些体液理论的治疗方法基本上都会给病人造成伤害。由于排出了体内自然的生理成分，又注入了有害金属，这些方法非但不能治愈疾病，反而会给身体造成更大的损害。在处理发热时，放血是主要的治疗方法。各种各样的医学器械发明——从人称"柳叶刀"的小折叠刀，到19世纪早期的精巧"放血器"（一种可怕的器械，它的多个刀刃能同时刺入皮肤）——都证明放血疗法的普遍性。在19世纪70年代以前，做一个外科医生或"医疗人员"就意味着放血。

一个正规的内科医生（相对于外科医生和药剂师而言）可能瞧不上放血和排液之类的措施，他更喜欢给病人开药。传统治疗的目标在于使病人保持大便通畅。为达到此目的，传统药典使用的药物在体内的作用都非常活跃，这些药物主要是轻泻剂，或泻药——一种效力更强的通便剂。治疗发热的一种方法就是使用轻泻剂通过"开口"，把有害体液排出肠道。

临近1800年时，爱德华·苏特勒夫，一名长期在伦敦女王街行医的医生，探视了芬斯伯里的W夫人。她的手指疼痛而肿胀，"满是疹子，疹子里还流出半透明类似脓水的物质。我怀疑有潜在的原因，就说她忽视了肠道的清洁"。她承认确实如此。苏特勒夫给她开的药方是"洗一次温水浴，服用轻泻剂"。[7]作用剧烈的物质被用来通便和利尿。费城的本杰明·拉什推广了汞的使用。1791年，他称汞是"一种安全性高、适用面广的药物"。[8]整个19世纪，每个内科医生的药箱里都装有氯化亚汞（俗称甘汞），它是"蓝色药丸"中的活性成分，这构成了19世纪英语国家治疗学的特点。

因此，传统的医学治疗方法相当于通过放血造成病人贫血，通过通便排出病人的体液和有用的电解质，通过汞和铅等重金属合成药物造成人体中毒。就连当时的一些内科医生也注意到了传统治疗所造成的伤害。波士顿的威廉·道格拉斯在1755年这样写道:"总之,医学活动〔提供药物〕在我们殖民地的影响太坏了,除了外科手术和一些非常紧急的病例外,最好还是让病人按养生之道自然恢复(疾病自然疗法),而不是去指望医生的诚实与智慧……通常,医生给病人带来的危险比犬瘟热还可怕。"当道格拉斯第一次到达新英格兰时,他问一个同行:"他们一般的治疗方法是什么;他告诉我,他们的方法非常统一,放血、催吐、发疱、用泻药、止痛等等。如果病感依旧,就重复这些措施,直到病人死亡。"[9]这些危险的方法一般被称作"冒险疗法"(heroic medicine)。

一般来说,病人崇尚某种放血和通便的方法。但是病人发现冒险疗法超出了他们所能接受的限度。冒险疗法是传统疗法的极端化,引起病人不安的不是冒险疗法的基本原则,而是其过度使用,这使初级保健更像是一种孤注一掷的手段,而不是使病人恢复的途径。"如果我们观察医学职业,"约瑟夫·爱迪生1711年在《观察者》上写道,"我们就会发现一群最让人望而生畏的人,只需看他们一眼,你就会认真思考这句话,将其作为一句箴言,即一个国家医生越多,子民越少。"[10]

两个世纪以后,巴尔的摩的内科医生丹尼尔·卡塞尔在1882年写了一本书,这本《医生及其将为严格的科学带来什么》是写给他的医生同行的,细述了他对传统医学过度治疗的厌恶:"事实上,人们对于医生**可能**采取的行为十分害怕,以至于在有执照的开业医生中进行选择时,病人十有八九会因为紧张和害怕而避开那些采用冒险疗法的医生,求助那些采用适度的方式治病的医生,即使效果更差。"因而,人们更喜欢"非正规军",如顺势疗法医生。卡塞尔

110

嘲笑他们是"用轻微的药效或无害的方式进行治疗"。[11]

由上可知，在初级保健的初期，医生接受的是（在我们看来）荒唐和危险的理论指导，病人则感到害怕，寻求替代办法。不过，科学使对立的双方走到了一起。

现代医生的形成

现代意义上的全科医生作为初级保健的保证人，在美国直到20世纪20年代才出现，在英国则到今天才产生。这一职业主要是从外科手术和制药等实践活动中发展而来的，而不是在学院医学中形成的。他们的出现既有社会原因，也有科学原因。在拿破仑时代以前，英国大部分的医疗保健是由男性提供的，他们虽不是合格的医生，但执业前以学徒身份得到了培训，并通过了药剂师协会或外科医生协会的考试。1815年通过的一项法令使这些外科医生兼药剂师得到了全科医生的身份。在1826年，这个职业有了合法地位，药剂师和外科医生兼药剂师联合会更名为全科医生和外科医生联合会。

中产阶级家庭对一对一的医生的需求在增加，他们希望这样的医生能满足全家人从放血、挑疗到配药的所有内外科医疗的需要。据一名观察者1815年所做的描述，这些家庭"一直期望能有一种可资信任的医生，在他们患上各类疾病需要内外科治疗时予以援助"。[12]因而，"医务人员"（medical man）指称的是药剂师兼外科医生的人员或者说全科医生；而"医生"（doctor）指的是伦敦皇家内科医学院的适格成员，他们是医生中的少数精英人物，为富人提供健康服务，诊断各种疑难病症。

1858年的《医疗改革法案》设立了一个监督整个英国医学界的

委员会，并规定只有英格兰、威尔士、苏格兰和爱尔兰的大学以及已确立的组织（外科医生、药剂师或内科医生的组织）才能颁发行医执照（例如，坎特伯雷大主教不再有权颁发执照）。从此以后，只有那些经该法设立的全科医疗委员会认证的医生才被视为"适格医务人员"。这一法案给了全科医生与伦敦的精英顾问医生同等的法律地位，但不是社会地位。这部法案为下一个世纪初级保健的发展构筑了框架。

在美国，内科医生的管理在很长一段时期里都处于混乱状态。在19世纪80年代开始国家执照制度之前，任何人都可自称"医生"（当时也有大量的女医生）。通常，这些医生在一名"导师"手下当三年学徒，"导师"会为他们提供书籍、设备，最后还有证书。当学徒的前半段时间里，求学者阅读基础医学教科书，帮助合成药物；在后半段学徒期，他将和医生一道骑马出诊。其实，从18世纪中期开始，美国就有了医学院校，但这些院校的学制只有两年，到了第二学年，学生学习的还是他们在第一年听过的内容。学生们没有上解剖课或者问诊病人的机会。自医疗执照制度建立以来，许多这些未经过考试就行医的早期医疗人员，被冠上尴尬的称呼——"Y-of-P"［意即 years of practice（有多年经验）］，这是他们从事医疗活动唯一的资格依据。

现代家庭医生的出现也有科学方面的原因。人们逐渐认识到，医学不仅是一门技艺，而且建立在科学基础之上，一个人必须掌握生理学等学科的知识，才能进行有效诊断，治疗病人。这种**认知上的提高**，加之中产阶级的社会需求，推动了大西洋两岸的医疗改革。一旦医学不再仅仅传授解剖学和"把毒排出去"的疗法，一个人想要获得行医资质，就需要完成阶梯式的学习计划，通过资格考试获取证明。科学突飞猛进这一点很重要，因为内科医生所拥有的新的科学造诣转变了医患关系的本质，从而也转变了初级保健的本质。

让我们来看一下医疗活动的形式在科学的指导下是如何发生变化的。传统的内科医生对于病史采集是很随意的。他仅仅进行一些体检，诸如看舌、把脉、看气色，来确定病人的状况。诊治结束时，通常会开出通便剂之类的复杂处方。与此相反，进行科学诊治的内科医生会系统了解当前疾病的病史，通过叩、听、按的手段进行体检，根据所收集的症状和体征资料，考虑病人可能患的所有疾病（也就是所谓的"鉴别诊断"）。然后，通过进一步的检查和实验室检测（进行"临床"诊断），最终确定病人最可能患的一种疾病。在这种科学实践中，鉴别诊断和临床分析都是史无前例的。在初级保健领域里，这种新形式将传统的方法赶出了历史舞台。

现代的诊治方法认为，相似的症状和体征可由各种不同的疾病机制引起。在现代医学中，机制是一个关键词，它指的是导致机体变化的病理过程。例如，面对一个自述有血痰史的面色青紫、咳嗽的病人，传统的医生可能会认为是痰液过多所致，而受科学指导的现代医生则会用截然不同的方式来解决问题。他已在医学院里了解了会导致这种临床现象的大量不同的机制。他还曾在病理学课程上研究过肺结核、肺炎、肺癌的切片，每种疾病都有各自不同的机制，并在肺组织中产生可用显微镜观察到的各不相同的变化。

在鉴别诊断的基础上，进行科学诊断的内科医生将进行听诊，然后照 X 光（1896 年以后），或者进行其他测试，以确定究竟是这三种疾病中的哪一种引起了病人的症状。在诊断的最后阶段，内科医生能够为病人做出预断，并制订合理的治疗方案。

当然，传统的医生有一种做出预断的本能，他们一般能判断出一个咳出了许多血的病人患了什么病。但他们的治疗是建立在没有任何科学基础的体液学说之上的。因此，即使现代医生不能治愈他们的病人，至少他们理解疾病机制和药物作用，**不会对病人造成伤害**。这种不伤害病人的能力代表了一段时间里初级保健领域的主要成就，这段时间大约始于1840年（当时放血疗法开始废弃不用），止于1935年（当时第一种神奇药物投入使用）。

现代医生之所以能进行鉴别诊断，离不开一系列的科学进步。显微镜学与使组织在显微镜下可见的不同染色剂的学问必须发展，识别特定疾病的整个解剖-临床技术必须深入，这一技术使研究人员能够根据尸检结果和病人生前的症状、体征进行正向和逆向的推理。为了科学地认识发热，人们也需要疾病的细菌理论，即关于特定的微生物引发特定的感染性疾病的知识。换句话说，许多领域的背景知识必须得到发展，由此，医学才能从一门单一的技艺，转变为技艺与科学的结合。

所有这些科学是怎样进入初级保健领域的呢？联系医生的科学知识与病人的主观症状的是体格检查。为了确定病人体内是哪种病理机制在起作用，医生首先要观察、触摸、按压病人的身体。体检包括三种革新：触摸病人小腹，叩击病人胸部，聆听（最先是把耳朵贴在病人的主要体腔上，后来是用听诊器了解病人四肢中和主要体腔里血液、气体和空气的运动）。这三种新方法最早是在拿破仑时代由巴黎教学医院的精英内科医生付诸实践的，然后在1850年前传入其他医学中心，最终于19世纪后半叶成为普遍的诊治方法。

传统的医学生要死记硬背住一系列草药浸液和其所适合的发热种类，而现代的医学生则学习如何观察病人。年轻的卡尔·施特恩是20世纪30年代早期法兰克福的住院医生，听过弗朗茨·福尔哈德教授的课。福尔哈德在 19 世纪 90 年代的柏林教学医院病理学部接受过培训，代表了运用现代科学诊断疾病的医生。施特恩说，福尔哈德常常带来病人而"不做任何基本的介绍"。"教授以一种恳求的姿态举起一只手，扫视全场，然后长久地、若有所思地注视着病人。偌大的房间里突然一片寂静，甚至可以听到针掉在地上的声音。人们唯一能听到的是病人的呼吸声，这种寂静仅持续了几分钟，却好似长达半个小时。"

施特恩接着说，突然，福尔哈德大叫了一声，"你们看见了什么？"又是一片安静，因为一开始没有一个医学生看到了什么。然而，很快就有人喊道："呼吸困难，每分钟 35 次呼吸。"福尔哈德仍保持沉默，就像他没有听见一样。又有人说："嘴巴四周苍白"（缺氧的体征）。又一个人说道："杵状指"，这也是肺部血液缺氧的标志。

学生们只有在描述了他们观察到的体征后才被允许触摸。"太奇妙了，"施特恩说，"我们体验到了各种各样的触觉。"

> 在视觉世界以外，有一个我们以前从未感觉过的完整的触觉世界。在感觉桡动脉［在手腕处］脉搏的差异时，你可以训练自己去感觉几十种不同的波动，它们都有其独特的波峰（有的圆滑，有的尖锐，有的陡峭，有的缓和），以及相应的谷底。有很多方法可让你的手指感觉到肝脏的边缘［齐右肋下面］。有大量不同的气味。有几百种黄色、灰色，而不仅仅是苍白这一种面色。[13]

当这些年轻的内科医生后来从事初级保健时，他们对病人的记录满是关于色彩、声音和触觉的丰富描述。

新旧方法的对比再明显不过了。堪萨斯州年轻的亚瑟·霍茨勒描述了19世纪90年代那些传统的医生同行上门应诊的情形:"医生到达病人家里后,通常的程序是,先热情地问候祖母和婶娘们,拍拍所有小孩的头,然后才走近病床。他会用深沉的目光和一个令人愉快的玩笑与病人打招呼。然后他把脉、看舌,询问病人哪里不舒服,做完这些后,他就准备发表意见并给病人开出他喜爱的药方了。"

与此形成对照的是,霍茨勒按他在医科学校里所学的方法来进行诊治。

> 我用我学到的方法对病人进行检查。我在体格检查中所做的不成熟的尝试给我的病人留下了深刻印象,也激怒了我的竞争者……有传言说这位年轻医生的诊治"不太文明,但非常全面"。就在昨天,我的一位老病人回想起我去诊治她的儿子时,说我"把他脱了个精光,仔细地进行了检查"。那个家庭的成员很钦佩我,他们找我看病,持续了四十年。另外,值得一提的是,就在那个病例中,我发现了渗出性胸膜炎〔一种渗出血清的肺部周边组织的感染〕,而这对于我的那些仅仅检查舌头的同行们来说是不易发现的。[14]

19世纪末的乡村医生并不一定就是采用传统手法的医生,霍茨勒就是在科学的基础上进行医疗活动的。

除了对科学的渴望,这些新的临床现象背后还隐藏着更多原因。由于此前医学职业的准入标准很宽松,在第一次世界大战前这一职业已经人满为患。对于年轻医生来说,如果人们认为他进行的是科学的诊治,就会很叫座。因此,在这种细致入微的治疗背后,或许既有科学动机，也有公关策略——并不是因为医生认为有必要这样做，而是因为民众提出了这样的需求。但是，现在，民众需要的是科学。

关于科学光环之于职业成功的重要性，丹尼尔·卡塞尔在1924年根据他五十多年的行医经验这样写道："使用显微镜分析尿、痰、血以及其他体液进行辅助诊断，这不仅有经济效益，给你带来有关病人的有价值的信息，而且会让你在公众眼里成为一个很有科学知识的人，给你带来声望和职业上的尊重。"[15]

因此，科学的发展也带来了医患关系相应的发展。现在，医生对病人的触摸、叩击、拍打、聆听等身体的接触不但为诊断收集了重要的信息，而且在心理上传递了关爱的印象，并加强了医患之间的情感联系。

新药物

在传统医生的医药包里，几乎没有什么药物能产生好的疗效。伦敦皇家医学院在1824年的《药典》里列举了几百种药，其中只有鸦片有较好的疗效，医生用鸦片配成一种深褐色的药酒或者酒精溶液。即便如此，口服仍会损失很多疗效（被胃内消化酶溶解）。尽管自16世纪开始，欧洲人就知道鸦片能有效止痛，但对严重的疼痛来说，鸦片酊剂无济于事。医学院还建议其成员使用各种形式的铁剂，声称它在各种物质中是有用的强身健体之物。医生给那些后来被确认是患有缺铁性贫血的病人提供铁，但他们的治疗并不系统，而且"萎黄病"（当时指称缺铁性贫血的术语）未被提及。

1824年，皇家医学院的医生在用药上是否曾取得其他真正的疗效？几乎没有。说他们可以治疗便秘，就如同说猎枪可用来拍死苍蝇：他们使用许多诸如芦荟油、番泻叶之类的植物性泻药，针对各种你可以想到的情形进行无情的催泻。1785 年，伯明翰的威廉·威瑟林医生在医学界里传播着这样的知识（民间文化中早就有了）：一种叫毛地黄的植物能有效地治疗某些"水肿病"或是充血性心力衰竭引起的水肿（毛地黄含有洋地黄）。学院的《药典》确实提到毛地黄茶或浸液是有效的利尿剂，即一种能刺激肾脏的药物。这至少表明它们是对症的，因为功能增强的心脏可使肾脏产生尿液。然而，19 世纪的医学并没有把洋地黄制剂用作心脏病药物，而是把它用于治疗结核病和其他疾病，直到第一次世界大战以前，伦敦的詹姆斯·麦肯齐和托马斯·刘易斯医生才再次提出了洋地黄制剂对心脏病的疗效。

至此，真正有疗效的药物的清单就结束了。19 世纪中期以前，医生在行医时没有药物来治疗感染性疾病、癌症、关节炎、糖尿病、气喘、心力衰竭或阴道炎。他所不能（虽然他自认为能）减轻的疾病名录远远超过了他能减轻的。堪萨斯州边界的亚瑟·霍茨勒医生在 1938 年这样说过他的早期同行："我几乎想不起在早些年有哪一种疾病是被医生真正治愈的……如果有例外，可能是疟疾和疥疮［疥螨病］。医生们知道如何给小男孩减轻疼痛、固定骨头、缝合伤口和清除脓疮。"[16]

19 世纪，一些重要的新药开始出现，这主要是由于德国有机化学工业的发展，即从煤焦油（苯）中合成新分子。到 1935 年时，全科医生医药包里有疗效的药品的清单变长了许多。在止痛方面，19 世纪时出现了鸦片生物碱，比生鸦片更浓缩。1855 年，亚历山大·伍德让人们知道，吗啡可通过他改进的皮下针头注射器直接注入血流，绕开胃的分解作用。19 世纪医药包里的皮下注射器和可注射的鸦片碱引发诸多不幸，因为它们无疑可以止痛，但同时也具有高度成瘾性。年老的家庭医生会毫不犹豫地开出吗啡药品，据说这些医生不经意间让无数病人上了瘾。

阿司匹林家族代表了止痛方面的又一场革新。这个家族的成员都是在实验室里合成出来的，能有效地止痛、降温、消炎。这是寻找降温药或退热药的更宏大故事的一部分。因为细菌理论尚未提出，早期的医生致力于退热而不是抵抗内在的感染。这种努力可以追溯到之前的实验：将奎宁用作一般的退热药，而不仅仅是抗疟疾药物。但奎宁对其他类型的发热没有疗效，病人也因它的苦味和副作用而不喜服用。

自 1899 年阿司匹林（乙酰水杨酸）问世以来，它一直都是最受欢迎的药物。仅在美国，如今每年就要消耗一万到两万吨阿司匹林。如果阿司匹林家族成员是非处方药，可以直接在药店购买，不需要医生的处方的话，那么它们在初级保健历史上可能不会占有如此重要的地位。但是，许多医生自己就在配制阿司匹林及其家族成员药，开具阿司匹林的处方。到 1909 年，阿司匹林和退热药非那西汀（乙酰苯胺的另一成员）位居美国医生开得最多的十大药物之列。阿司匹林家族逐渐成为药物治疗新成就的标志。

在初级保健中，一个长期困扰医生的问题是那些睡不着觉、神经紧张、易激惹、抑郁或焦虑的病人。19 世纪德国的化学工业也为这些病人提供了一些"礼物"。1869 年，一种味道恶臭的名为水合氯醛的催眠镇静药（在氯醛中加水而成），即大家熟知的"米奇·芬恩"（混有麻醉药的酒），在医药界得到应用。水合氯醛实际上是一种温和的安眠药，大约在服后第三天晚上开始失效。（但它具有潜在的成瘾性，在 19 世纪晚期的私人精神诊所里，"氯醛"成瘾是司空见惯的现象。）

到 1888 年，作用更强的催眠镇静药索佛那问世了。索佛那是拜耳公司在德国的实验室研制出来的第一种真正大受欢迎的药物，它为一系列镇静药物的进一步研究提供了财力支持。拜耳在该领域最后的成绩就是率先于 1864 年合成了巴比妥酸，后又加上几个小的碳氢侧链。这一实验的结果，一般称为二乙基巴比妥酸（英国称为巴比妥）于 1903 年上市，商品名为佛罗那。巴比妥盐的出现事实上给除了水合氯醛外所有早期的镇静药物画上了句号。一种名为苯巴比妥的巴比妥类药物，即鲁米那，在 1912 年引进，并在描写中产阶级精神神经症的小说里取得了划时代的地位。阿米他、司可那、耐波他和五十多种其他巴比妥盐相继问世。

如果不是全科医生们如此频繁地在处方上开具这些镇静药和催眠药的话，这些药物更适于放在精神病学史中详述。加拿大家庭医生威廉·维克托·约翰斯顿写道，在"二战"时期，鲁米那与阿司匹林、吗啡与洋地黄一直是"必需品"。回顾几十年的医疗实践，约翰斯顿写道："我每隔几个月就要买五千批鲁米那药丸。"[17]

与此同时，也有其他进展，例如，亚硝酸异戊酯（托马斯·布伦顿于 1867 年发现它的效用）和二甲基甲酰胺（威廉·默雷尔于 1879 年发现）这类药物被用来扩张心绞痛病人的心血管。这些药物一般是由医学专家而不是家庭医生开具的。在初级保健领域引起轰动效应，使医生形象产生实质性改变的，是对白喉等感染性疾病的治疗。

1935 年以前的所有新药中，最震惊世界的当属柏林的科赫实验室提取出来的治疗白喉的抗毒素。贝林和北里柴三郎证明了对白喉有免疫作用的马的血清能用来使其他的马具备免疫力（利用巴黎巴斯德研究所的先进技术）。1892年，第一批商用的白喉疫苗投入生产。白喉抗毒素的应用迅速提高了医生在大众心目中的地位。医学第一次能够真正治疗那威胁着全国家家户户孩童生命的感染性疾病。

　　然而，除了白喉抗毒素外，过分夸大1935年之前的现代医生的治疗成就是不明智之举。自1910年开始，梅毒就可通过肿凡纳明治疗，但在临床实践中，医生只会运用滋补品和通便剂，而不是通过精确测定剂量的拜耳医药制剂来治疗。1869年，一名观察者描述了伦敦圣巴多罗买医院急诊室的景象："120名病人由医生诊视，70分钟就诊治完毕，或者说以35秒钟一个病人的速度……［病人］被打发走时，带上了剂量可疑的药物，这些药物从一个巨大的褐色瓦罐里倒出来，基本上都是很随意地拼凑在一起。"[18]十年过去了，这些由圣巴多罗买医院药房分发出来的药物成分几乎没有变化。"他们基本上由通便药组成，"《柳叶刀》杂志的一位匿名作者写道，"铁、硫酸镁、苦树上提取的苦味液［后二者均为通便剂］和鱼肝油组成的一种混合物，符合治疗学的两大特征——去除和补充血液的某些元素。"这位匿名作者还批评了圣巴多罗买医院开的药都是"从瓦罐里倒出来的，他们一分钟看一个病人，收六便士或一先令"。[19]

120

　　1900年前后，美国的老式医生出诊时在马背上的鞍囊里又装了些什么呢？"他的诊疗箱里没多少药物，"在1905年时担任美国医学会主席的约瑟夫·马修斯说，"但他熟知每一种药的性质。""甘汞、鸦片、奎宁、布枯［刺激肾脏的利尿剂］、吐根制剂［一种催吐剂］和阿片叶根散［一种通便剂］就是他的全部行头。他从未听说过年轻的竞争者们所用的'新型'治疗方法，但他在没有那些新方法的情况下，还是勉力行医许多年。"马修斯觉得，年轻医生最终会发现，他们在包里真正要装的只不过是让病人吐和泻的药物。[20]

在 1891—1892 年间的 12 个月中，除其他药物外，美国消费了255 000 磅（115 700 千克）芦荟（一种轻泻剂）、113 000 磅（51 250千克）药喇叭（另外一种轻泻剂）、1 400 000 磅（635 040 千克）马钱子（一种催吐剂）和 13 000 磅（5 900 千克）"甘汞以及其他汞制剂"。[21] 因此，很显然，医学治疗学没有经历与医学诊断学一样的科学革命。

技术与初级保健

当斯塔克·芒罗医生，柯南·道尔小说中的一个人物，于 19世纪 90 年代开始行医时，几乎没有医疗设备。"我的箱子里有一个听筒、几本医学书籍、一双换洗靴子、两套衣服、亚麻衬衣和盥洗用具。"[22] 在那个年代，果真只需要这么几样东西吗？我们必须弄明白一小群专家垄断的革新与全科医生广泛传播的革新之间的区别。

19 世纪后期，在初级保健领域里出现了新的技术装备。这些装备使病人放心，并扩展了医疗诊断的范围，这是体格检查的简单技术远远达不到的。例如，"二战"期间美国的一项研究发现，在普通门诊的 100 例心脏病人中，有 65 例是无须复诊就能确诊的慢性病例，其余 35 例，全科医生也仅需要不超过 30 分钟的复诊就能得出诊断。"30 个病例，这足够了；两例需要 20 分钟的复诊；其余的则在全科医生第一次看过后就转诊至专家门诊。"[23]

这项研究聚焦于医学经济学，但它假定，在一次仅仅半小时的外科门诊中，全科医生完全能够判定心脏的状态。与此形成鲜明对比的是，就在十年前，伟大的英国心脏专家詹姆斯·麦肯齐还在抱怨"心脏检测的体征意义完全令人困惑"。[24]

怀疑主义与视病人为人的运动

持续、大量地使用从褐色大瓦罐分发出来的轻泻剂，使受过科学训练、能够系统思考疾病机制的医生不可避免地对一般性药物治疗的可能性产生怀疑。这种怀疑主义被称为治疗怀疑论。在 19 世纪后半期，怀疑论统治了医疗学术界，并教育着一代又一代的医学生，而这种教育是正确的：当时处方里可得到的煎、输注、浸制的药，要么无效，要么有害；医生在治病方面能做的相当之少（虽说他们可用鸦片减轻痛苦）；而且，这种教育暗示的是，医学的真正功能只是积累有关人类机体的科学信息，而不是治愈疾病。

治疗怀疑论源起于 19 世纪 40 年代欧洲大陆的各大医学中心。这个术语本身与维也纳学会会员约瑟夫·迪特尔有关，他是著名医生约瑟夫·斯柯达的学生。迪特尔于 1841 年写道："医学作为一种自然科学，其责任不是发明消灭死亡的万能药和奇迹治疗，而是发现人们生病、康复和死亡的条件。总之，医学是开拓一种科学地奠基于自然、物理和化学研究之上的，关于人体状况的学说。"[25] 因而，医学的责任根本就不是治愈病人，而是研究科学的机制。后来成为德国内科医学教授的伯恩哈德·瑙宁回忆说，他于 19 世纪 60 年代在柏林求学时，教授们说："他们懂得医学的治愈功能是建立在学科的科学基础上的，也知道对医生的治疗冲动必须加以控制。"[26]

在美国，治疗怀疑论也出现了，它高度赞扬"自然的治愈方式"或"自然治愈力"，反对放血和通便这类经典的冒险疗法。1844 年，哈佛大学的雅各布·比奇洛告诫医学生们不要"总想着要让病人好转，必须先让他们的病情更严重。我相信目前许多强制治疗手段还在那些一贯推崇冒进式医疗的地方继续着，我也相信人们会高兴地发现他们及其家庭成员即便没有用上柳叶刀、催吐疗法和发疱药，也一样会康复"。[27]

19世纪中叶，哈佛大学另一位医学教授奥利弗·温德尔·霍姆斯称《药典》中能用的只有鸦片、葡萄酒和麻醉药，其他的统统应沉入海底。"最好的证据就是，没有哪个家庭比医生的家庭服药更少了。"[28] 到19世纪90年代，这种对冒险治疗的怀疑已蓄积了足够的力量，推翻的不仅是放血和通便疗法，而且是整部传统药典。威廉·奥斯勒生于加拿大，后成为约翰斯·霍普金斯大学的医学教授，也是英语世界里最有影响力的医生之一，他在1892年的教科书里限定只能使用少数几种药物，并称许多疾病根本就没有治疗方法。例如，对于恶性猩红热，"该病的病程无法缩短，至于更严重的表现形式，我们仍然束手无策"。[29]

但家庭医生并不希望自己束手无策。在初级保健中，治疗怀疑论的说法令人讨厌，因为医生乐于助人，而且病人在看病结束时也总渴望有一张处方。让病人离开时得知自己的病无药可医这种做法是完全不可接受的。堪萨斯州的医生亚瑟·赫茨勒总结了世纪之交时全科医生的处境：

> 我知道，某些疾病即使处于初期，我的努力也是徒劳的……我常常在套上马具之前就明白这次出诊毫无用处……当然，留下一些药物，以免病人再来烦扰，这在很大程度上是一种"胡闹"。但我的车马费总该有人来买单，仅仅给出简单的建议，病人是不会付钱的，除非开几颗药丸。这就如同牧师在布道过程中，宗教执事说"阿门"一样——这既没有坏处，又表达了诚意。[30]

那么，家庭医生该做些什么呢？他的医疗活动主要就是"胡闹"。他自己也认识到，从科学角度来说，病人要么能从感染性疾病中自愈，要么不能。以结构为基础的医学除了能做一点诊断和预后之外，什么也做不了。而病人又渴求帮助。

正是在这样一种逻辑困境中，诞生了"视病人为人"运动。这是自19世纪80年代到"二战"期间贯穿初级保健的一个宗旨。如果药物不能帮助病人（尽管药还是要开的），医生要给予病人心理上的支持。把病人视为"一个人"，而不仅仅是"一个病例"，这样，医生就能以理解和同情的方式接近病人，而理解和同情**本身就具有治疗效果**。"旧式的全科医生"再度赢得声誉，他们愿意坐下来聆听病人诉说自己的故事，耐心建议病人如何处理自己的问题。这并不是说旧式医生必然比前人或后人更细腻或更富有人情味，这仅仅意味着他在治疗方面已经走投无路，意识到自己无计可施，只能给予病人一些精神上的安慰，而这种安慰本身就是固有的问诊环节。

"视病人为人"运动开始于欧洲医学科学的高地，其先驱者是那些特别关注治疗而非解剖病理学的医生。在维也纳，1882年后成为医学教授的赫尔曼·诺特纳格尔正是这种新的哲学思想的代表。正如他在1882年的就职演讲中所说："我再次申明，医学治疗的是患病的人，而不是病。"[31] 诺特纳格尔因他"成为病人的朋友"的观点而声誉卓著。他为病人的最高利益而战，甚至不惜对家庭医生使用尖锐的语言。他向维也纳总医院的住院部医务人员强调在诊视过程中记录病史的重要性——这是整个运动的关键主题，因为记录一份漫长而详细的病史，医生就有机会与病人建立一种亲密友好的关系。

诺特纳格尔喜欢引用早期德国医学巨擘克里斯托弗·威廉·胡弗兰德的一句名言："只有一个真正的君子才能成为一个真正意义上

124

的医生。"（发人深省的是，把胡弗兰德所代表的整个理想主义医学界推翻的正是怀疑论者约瑟夫·斯柯达。）诺特纳格尔的善良本性确实闪耀光芒：在普遍反犹太的维也纳医学界，他被认为是亲犹太者，因而名声不佳。他曾在维也纳的各大旅店有大笔门诊业务，在当时开了大量的无用药物，但与病人建立了重要的亲密关系，深受他们的爱戴。

在德国医学界中，阿道夫·库斯莫尔是尤为重要的教授之一。1880 年，库斯莫尔在斯特拉斯堡指导医学生。当时在场的一位年轻美国医生后来回忆他说过的话，"医生检查和治疗的是'病人'，而不是'病例'。正是这种对人本身和医学人道的强调，给了我最深刻的印象"。纽约神经病学家巴尼·萨克斯在多年后这样写道。[32]

那些知名的美国医生也大力支持这场视病人为人的运动，这也反映出对药物的科学怀疑。尤为值得注意的是，威廉·奥斯勒在约翰斯·霍普金斯大学对查房的医学生的教导，恰恰体现了这些人道的价值观："良医治疗疾病，而伟大的医生则治疗患病的病人。"[33]他那些年轻的学生当中，就有后来成为精神科医生的克拉伦斯·B.法勒，他记录道："奥斯勒本能地在进行心理治疗，尽管他对此从未研究过。"[34]

奥斯勒的另外一名学生名叫卢埃利斯·巴克，后来成为霍普金斯大学的临床医生，同时成功地进行着私人执业。"巴克医生，为什么你行医如此成功？""我认为，要让病人喜欢医生，医生自己必须真正关爱病人；他不仅对**疾病**感兴趣，也必须对**病人**感兴趣。"[35]1939 年，乔治·罗宾森，奥斯勒的另外一名学生，写了《作为一个人的病人》一书，指责说，在医学界，"科学的满足"正在取代"人的满足"，并督促"把病人作为一个整体来治疗"。[36]

初级保健的医生发现"视病人为人"运动有着特别值得关注的一面：这种方法对出现"功能性"或"心身性"疾病症状的人很有效。换句话说，这些症状并未产生器质性损坏，但被病人认为是器质性的疾病。这种现象在初级保健中大量存在，时至今日仍是如此：三分之一或更多的病人属于此种情况。正如哈佛大学内科学教授弗朗西斯·韦尔德·皮博迪在 1927 年所吐露的："对这些病人的成功诊断和治疗……几乎完全取决于医患之间建立的亲密关系，这种关系构成了医生私人执业的基础。离开这一点，医生要了解如此之多的功能失调背后所隐藏的问题和麻烦几乎是不可能的。"[37]

哈佛大学甚至在 1941 年开设了一门名为"视病人为人"的课程。乔治亚州医学教授威廉·休斯顿在 1936 年写道："对高于兽医层面的那部分医生工作，或许称之为'心理治疗'是恰当的，即，医生的人格是治疗的手段，病人的人格是作用的对象。"心理学认为需要花费许多时间同病人交谈，对病人的情况有一定的"知晓"。他认为这种心理上的细腻关照正是医生区别于兽医的关键所在。[38]

无疑，这种观点被初级保健的医生们采纳，丹尼尔·卡塞尔在其 1924 年出版的著名医生指导用书中说："对病人而言，允许他们以自己的方式说出他们认为你应知的重要之事，是一件非常令人满意的事情。"以平等的态度，有礼貌地倾听他们，即便他们的陈述啰唆冗长、单调乏味，也别唐突地打断他们，而是要忍耐并怀着尊重听完，哪怕你已精疲力竭。[39] 在莫泊桑有关水疗生活的长篇小说《温泉》(1887) 中，新来的"布拉克医生"把温泉疗养院所有有钱老太太的业务都揽过来了。为什么会如此成功呢？原因之一就是，"他从头到尾倾听她们叙述自己的病情，从不打断她们的话头，把她们提出的一切看法、全部问题、所有愿望一一记录下来。他每天都会把病人的饮水量稍作增减，这就使得病人非常信赖他，认为他的确在关心自己"。[40]

要想在医学上成功，一个医生必须是一个好人。在这一点上，诺特纳格尔可能错了。布拉克医生和无数其他医生无疑利用了初级保健的行销策略，即做出一副关心病人的样子。但为什么不呢？面对不能治愈的疾病时，满足病人渴望受到关心、照顾的需求正是最有疗效的策略。

初级保健场所的转移

1950 年，完成了英国国民健康服务体系的一项研究后，约瑟夫·科林斯宣布乘坐马车出诊的医生时代一去不复返了。"企图重拾 19 世纪那种亲切的老医生——他们身着礼服大衣，头戴丝帽，熬更守夜，等待肺炎的危险期或者迟迟不降生的头胎儿——概念是荒谬的。"[41] 有两件事正在使得这种旧式的家庭医生越来越少——医疗实践的核心从全科医生转到专家医生，初级保健的治疗场所由病人的家转移到医生的诊所和医院的门诊部。

19 世纪末，专业化的兴起部分是由公共需求所推动，部分是由医学供给所推动。比起全科医生来，专家更有科学的光环，这对暗暗相信进步奇迹的公众而言具有强大的吸引力。伦敦医院的外科医生沃尔特·里文顿在 1879 年挖苦道："无情的大众不会相信一个样样通的医生。以大众的逻辑，一个能治疗肝脏的医生不会擅长治疗胃，当然也不会擅长治疗肾。心脏与肺毫不相干，机体所有的器官完全是彼此独立的。"[42] 里文顿谈道："那些来自农村的病人，去咨询了四五个不同的医生——一个检查全身，一个看耳，一个听胸，再一个检查喉……人体被细分到不可能更细的地步。"里文顿的观点反映了英国医生对专业化由来已久的厌恶之情。

但是，医生们遵循自身利益的内在逻辑，而不仅仅是大众的喜好进行专业化诊疗。诸如眼外科之类的学科的确需要具有很专业的知识，而这些知识是普通医疗实践所无法掌握的。"一小队散兵挺入一处新知识的无人区时，总是会向外辐射，并分裂成更小的小组。"伦敦的威尔莫特·赫宁汉姆医生在 1920 年如是说。"首先，精确的观察和治疗需要不断更新的设备"，而连续不断的发明需要专业化的技术，他以喉镜和导尿管为例。其次，发明也需要专业化的知识，比如心电图仪的发明。[43] 所有这些专家都可以作为顾问向全科医生提供服务（提供建议或做手术），但并不会因此将家庭医生的病人抢走。

19 世纪 70 年代，社会空前繁荣，促进了美国东海岸一带专业知识协会的发展。比如，纽约在此期间成立了一个皮肤协会、一个产科协会和一个法医协会。伦敦在 19 世纪 80 年代也有了六个专业协会，涵盖口腔外科、眼科、皮肤病科、妇科、神经科和耳鼻喉科。1840 年时只有三名医生的伦敦哈里街，到 1890 年时已有 97 名医生执业，成为伦敦顾问医生和专科医疗的重心所在。

在这一点上，英国和美国之间至此出现了一个值得关注的差异。英国的家庭医生在初级保健中仍占重要比例，而美国的家庭医生却逐渐销声匿迹。19 世纪末 20 世纪初，在英国，全科医生把控的初级保健与医院的专科医疗之间划定了严格的分界线，因为全科医生不再有在医院行医的权利。一位作家评论道："城市中的全科医生和顾问医生各自的职责在城市医院的大门口处就已经划分好了。"[44] 这样就把全科医生从医院的科学和医院的服务分离出来了，但这个群体仍然保留了下来，因为病人若想转诊到医院门诊部或顾问医生那里，

128

家庭医生的证明信是必不可少的。1911年《国家保险法》通过创立"健康保险主治医生"系统来保障全科医生的生存。在该系统中，医生承接有国家保险的工人的业务是要得到报酬的。到1939年，英国有大约2 800名全职顾问和专科医生，1.8万名全科医生。到1980年，英国的4.3万名医生中仍有65%是全科医生。

与此对照，美国的全科医生在1900年前后开始消失。这是来自专科医生和医院门诊部的上下双重压力的结果。到20世纪20年代中期，大约四分之一的大城市人口在诊所或门诊部接受医疗服务。1928年，美国大约有15.2万名医生，其中，27%的医生要么专事某一专业，要么对某一专业更为擅长。1942年，所有医生中只有49%是全科医生。美国民众蜂拥至专科门诊，避开"旧式的家庭医生"。丹尼尔·卡塞尔于1924年评论道："今天，选在大城市开业的聪明的专科医生们必须低调，否则业务量将大得离谱；而同样在大城市执业的全科医生必须全力以赴地高调，这样才能接到更多、更好或更理想的业务。"[45]

在随后的几十年里，美国的全科医生继续流失。到1989年，诊治病人的46.9万医生中，只有12%在从事全科或家庭医疗服务。在专科医疗活动中，大部分的服务属于初级保健。1977年，对几所专科门诊进行的调查显示：光顾内科的所有病人中，只有3.5%是转诊来的，其他都属自行前来问诊；妇产科门诊中，只有4.4%的病人是转诊，眼科7.7%，不一而足。在任意一个医学专科中，转诊而来的病人不超过13%（泌尿科除外），这意味着这些专科医生对大多数病人所做的还是初级保健工作。

129 第二个变化是场所的改变。医疗活动从病人家里转移到医生的诊所。尽管上门应诊的亲切的老医生形象仍让人念念不忘，但人们很容易忘记这份工作对医生自己来说多么艰难，特别是在深更半夜，一张简简单单地写着"立即来吧"的纸条可能意味着从头疼到阑尾破裂的任何情况。

伯恩哈德·瑙宁回忆 19 世纪 60 年代晚期他在柏林做全科医生时，连续三天在凌晨时分被人从床上拽起来。第一天晚上，他不得不爬上克罗伊茨贝格医院病房的楼梯，来到"一个看起来很健康的、睡得正香的小伙子"床边。瑙宁叫醒了他，这男孩有点迷茫地向四周看了看。"你都瞧见了，他从前也是这个样子。"父亲说。瑙宁向这位父亲保证，这男孩没有任何问题，然后回了家。

第二天凌晨三点，又发生了类似的事情。"忧心忡忡的妈妈毫无缘由地焦虑起来。""第三天晚上，三点到四点之间，又有人叫我，说是小孩'惊厥'，我并没有立即出发，我说起床后尽快赶去。当然，我也不可能回头再睡。我惦记着生病的孩子，很快就起床赶到了那儿，却发现孩子已经死了。"[46]

因此，上门应诊最令人恼火的就是不能辨别究竟哪些是紧急情况，只得把所有的求诊都应承下来。然后，就只能精疲力竭地赶路，在马车里或者马背上颠簸前行，在火车站候车室的桌子上度过漫漫长夜。

有没有更好一点的办法呢？电话的应用使医生在出发之前确定病情是否紧急成为可能。当然，汽车让医生上门应诊更加方便，但更重要的是，它使得病人可自行就医或到医院的急诊部求诊。有记录的第一个简陋的电话交换局建立于 1877 年，把康涅狄格州哈特福德街的首都大道药房与当地的 21 名医生连接起来。

19 世纪 90 年代，小汽车问世。医生是最早的消费者之一。喜出望外的医生们说它使应诊"时间减半"，而且，汽车扩大了他们的出诊范围，相应地增加了他们的业务。到 1928 年，美国新罕布什

130

尔州的一个小镇医生一年的行程达到 3 万～3.5 万英里。"我已经五年没有骑过马了（仅有一次例外），"拉尔夫·塔特尔写道，"这一新兴的交通工具不仅帮助医生更方便地到病人家中，而且使得送病人到医院也成为可能。"[47]汽车甚至还让医生能够"有固定的营业时间"。汽车还带来一个结果，因为病人出门更容易，美国医生不必再居住在偏远的农村。1926 年，对 283 个县的医生进行的调查发现：有 100 个县在此前的十年没有新的医学毕业生落户。汽车刺激了城市的医疗服务，同时也削弱了农村的医疗服务。

城市的医疗卫生服务越来越集中在办公室和医院中。尽管 20 世纪 20 年代晚期，全美有 50% 的医疗就诊活动发生在家庭中，但大城市里的家中应诊要稍少一些。1929 年，费城的全科医生平均每周 64 小时的工作时间中，只有 39% 用于上门应诊（全职专科医生每周工作 50 小时，只有 12% 用于上门应诊）。20 世纪 50 年代早期，在"区域镇"（Regionville，一个用于研究的匿名社区），医生为 1 318 个病例进行的诊疗中只有 22% 发生在病人家中，71% 都发生在医生诊所（其余的在不同场所）。到 1990 年，全美只有 2% 的医疗活动发生在病人家中，60% 在诊所，14% 在医院门诊部。

英国的上门应诊制度保存得更为完整，这无疑是因为国民健康服务体系（于 1946 年在英格兰和威尔士决议成立，于 1948 年 7 月 5 日正式运行）巩固了全科医生的地位。根据一项调查，直至 1977 年，19% 的医疗活动仍以上门应诊的形式进行。

处于变化之中的门诊属性

131 20 世纪的初级保健中，严重的感染性疾病已不那么常见，至少在西方国家是这样；另一方面，病人的主观感受疾病越来越多，但得到的治疗反而不如从前。这就是在过去的一百年中，寻求帮助与给予治疗模式的主要变化。

发热在普通全科中占主导地位的现象一直持续到两次大战期间。斯坦利·赛克斯描述了他于 1927 年在英国利兹市持续几年的医疗活动。流行性感冒是最常见的疾病，有 335 例病人，6 例死亡；其次是急性气管炎、扁桃体炎、麻疹、百日咳和脓疱病（一种细菌性皮肤感染）。这些疾病就是当时主要的感染性疾病，他接诊了不少于 50 例。赛克斯医生的 32 例结核病人中，有 10 例死亡。他列出的肺炎病例数（24 例病人，其中 12 例死亡）超过了癌症（23 例，其中 12 例死亡）。他的病人中仅有 39 例心脏病，其中 20 例死亡。赛克斯医生仍见到病人患伤寒、风湿热和丹毒（导致皮下红肿的一种链球菌感染）。[48]

在发达国家，上述普通全科接诊的疾病的情况迅速发生了根本性的改变。主要的感染性疾病消失，这源于公众卫生状况的改善（比如更有效的隔离），某些感染源（如导致猩红热和结核的生物）的致病力发生了显著的自发改变，以及治疗手段的改善（比如 1935 年磺胺药的使用）。赛克斯所述的医疗实践很快就成为历史。一位名叫基思·霍奇金的英国家庭医生在 1963 年写道："结核、脑膜炎、脊髓灰质炎……风湿热、冻疮［手指、脚趾轻微的冻伤变红］和大叶性肺炎在西方国家持续减少，甚至渐趋消失。"[49]

1963 年的一份报告指出：发达国家的全科医生"可能要等待 8 年才能遇见一个 15 岁以下的儿童患风湿热的病例，等待 60 年才能遇见一例伤寒或副伤寒，要 400 年之久才能见一例白喉"。[50]在西方国家中，与现代生活方式密切相关的疾病——肺癌和冠心病——

取代了以前的主要感染性疾病。由于上呼吸道感染——咳嗽和感冒——也在感染性疾病之列，很难断言感染性疾病整体上在下降。但得出以下结论也是合理的：过去的主要感染性疾病已让位于今天的慢性退行性疾病，比如癌症、心脏病和关节炎。

尽管急性感染性疾病在减少，但人们似乎感觉更差，而非更好。美国在 1928—1931 年间以及 1981 年分别进行了挨家挨户的系统性调查，使我们能比较过去 50 年美国人口的疾病发病率或对健康的感知。每年每 100 人中自述患病的数据从 1928—1931 年间的 82 人次升至 1981 年的 212 人次，增加了 158%。这种增加并不是慢性疾病增加的结果，因为 5～14 岁之间的少儿（该年龄群是不易患慢性病的）自述患病率提高了 233%。在一个主要传染性疾病都在减少的时间段里，发达国家的人口对疾病的主观感受却出现了惊人的增长，原因可能是人们越来越关注身体上的症状，也越来越倾向于寻求帮助，以解决这些身体上的不适，而这些不适在前面几代人看来只不过是小事一桩。

随着对疾病认知的提高，寻求医疗帮助的人数也增加了。在 1928—1931 年间，美国平均每人每年看医生 2.9 次；1964 年，增长为 4.6 次；到 1990 年，增至 5.5 次。1975 年，在英国，平均每人每年光顾英国国民健康服务体系门诊 3 次，到 1990 年增加到 5 次。

然而，门诊看病率在全球范围内的增长并不意味着每个个体的疾病都能得到深入的治疗。1940 年前的岁月里，医生们会常常看望病人。一般而言，一个典型病例需要医生进行多少次上门看诊？美国在 1928—1931 年间所做的调查显示，对于一个感冒病人，医生要看 2.4 次（在家或在诊所）；对于法定报告传染病，要看 3.6 次；消化性疾病为 6.2 次。总体上，一个典型病例需要 3.6 次上门看。

在英国，病人希望医生经常探视。赛克斯解释道，家庭医生的工作很容易大量积压。在会诊清单的 100 例病人中，"你可能在第一天探视 15 例，延误的则以令人紧张的速度堆积。其结果必然是，愤慨的信使或亲属每天都来质问医生没去的原因。对他们解释说你很忙碌是毫无用处的。对生病的人来说，全宇宙只有一个病人，那就是他自己"。[51] 所有这些因素都使医生面临极大的诊疗压力。

虽然我们在今天的治疗深度方面没有可比较的统计数据，但人们有时也会感到他们的病痛没有得到合理的关注。如今，年平均门诊看病率比过去高得多，再加上急性传染性疾病的减少，说明如今的患者更加频繁地定期就诊，他们对身体健康有着持续的焦虑，不再像过去那样，只在真的生病时坐等医生偶尔来到床侧了。

但是，如今的病人即便是发热，也要在外科或医院急诊科看医生，而不是在家中接受治疗。医生们有很多办法与病人保持距离，比如不公开电话号码，使用电话应答服务，以及雇用护士来做接待工作，这些护士能够自行判断医疗诊断的紧急程度。所以，正如一位观察者所说，"病人总希望为自己看病的是一位老医生——他永远有空，态度永远和蔼，收费合理，鼓舞人心"。[52]

今天的初级保健与医学

1935 年 2 月，德国生物化学家格哈德·多马克在德国的一本医学杂志发表文章，研究的是一种砖红色磺胺类药物染料，名为"百浪多息"，能抑制葡萄球菌和链球菌感染。最终，一种广谱的抗菌药被发现。百浪多息家族成员被称作"磺胺"类药物，其出现标志着医学的后现代阶段开始了。百浪多息的发现意味着医药史翻开新的一页，医学第一次能够真正治愈普遍存在、影响大量人口的疾病——过去的多种发热和细菌感染。它们以"奇迹药物"著称。1935 年后引入的一系列磺胺类药物以及"二战"后第一次用于平民的青霉素和许多抗生素，都给医学注入巨大的、崭新的力量。

抗生素仅仅是开始。"二战"后生物化学和药理学研究呈爆发式增长，人们发现了可缓解关节炎、对抗癌症、降低高血压以及溶解冠状动脉中堵塞的血栓的药物。这些药物改变的不仅仅是临床医学，还有医生对病人及门诊的态度。这些药物的引入及其成功背后的生化机制的研究代表了后现代医学的开端。如果现代医学是以医生有能力科学地诊断疾病却无力治疗为特征的话，那么后现代医学的特点就是有能力战胜经典的人类杀手，并以人们未曾想到的力度减轻痛苦。

在初级保健的历史中，有一个基本的原则就是提供病人所需。后现代医学中悖谬的一点是，尽管医生在治疗方面较以前任何时候都更出色，但他们已不再给予病人想要的东西。医生致力于在生理层面对病人进行有效的治疗，在此过程中他们常常发现，在支持病人挺过疾病的过程中，不再有必要借助医患关系这一心理安慰。1950 年后，"视病人为人"运动陷入停滞，取而代之的是对治疗过分自信的新一代医生。那些曾经让病人感念不已的医患互动，如医生关心病人病历记录、用手进行体格检查等，都已不再受重视，如今备受推崇的是利用影像学和实验室检测来诊断疾病。这并不是因为医生变得不近人情了，仅仅是因为以前那些外显的人道主义对今天的治疗而言不再必要了。

因此，后现代医学逐渐陷入了病人对初级护理的不满之中。人们对不近人情的医疗保健制度展开激烈挞伐，那种充满同理心、乐意倾听病人的老医生在其中成了一种图腾式的符号。病人对新药满怀感情，对开出新药的人却日益愤慨，他们认为医生冷漠又骄傲自大，并且针对医生提起了为数众多的渎职诉讼。就在此时，深信敲击足底具备功效，认为结肠灌洗可以排出毒素的替代医学获得了新生。

医学无法满足病人的心理需求，故而，一个极大的悖论出现了。当科学宣告战胜了诸多折磨人类的疾病之时，医生头顶的胜利桂冠却被夺走了。医患关系中已经出现了对立的调子，无论对错，如今，一位后现代医生越来越不可能再像芝加哥的旧式家庭医生那样，被病人搂住脖子说："噢，亲爱的医生，善良的人啊，我们是多么爱你!"[53]

第五章

医学科学

罗伊·波特

中世纪时，无论在信奉伊斯兰教的东方，还是在信奉基督教的西方，受过教育的医生们都是在古希腊学说的基础上进行医疗实践的。而到了中世纪晚期，人们越来越不满足于某些根深蒂固的教条，而我们称为文艺复兴的这场新的思想骚动——一次修正旧教条和发现新真理的探寻——也激励人们进行一种全新的生物医学研究。在文艺复兴时期，尤其是在科学革命给机械科学、物理学和化学带来巨大成功之后，医学也被置于更稳固的根基上。

奠定解剖学基础

系统的人体解剖学研究对巩固医学的地位起着举足轻重的作用。古代雅典的医生认为人体是神圣的，他们避免解剖死尸，以示尊敬。因此，尽管希波克拉底学派和其后的盖伦学派对医学曾做出过许多贡献，但他们在解剖学方面的认识很薄弱。关于身体神圣性的类似观点（认为身体属于上帝而非人类自己的信念）随后导致罗马教廷对解剖死者持一定的反对态度。平民百姓也对尸体解剖深感疑虑。

即便《解剖法》于 1832 年通过，在英国，也还是能感受到底层人民对解剖的敌意。考虑到威廉·伯克、威廉·海尔以及其他"盗尸人"臭名昭著的活动，存在这种敌意也就毫不奇怪了。伯克和海尔在爱丁堡通过谋杀获得尸体，再卖给医学院供研究使用。

我们知道，坚实的解剖学和生理学基础是科学医学的必要条件，而解剖学和生理学只有通过系统解剖才能得到发展。在中世纪时期，教会对解剖的禁锢渐渐放松了。14 世纪中叶黑死病流行期间，教皇批准验尸，以寻找瘟疫的根源；但直到 1537 年，教皇克莱门特七世才最终允许将尸体解剖用于教学。不过，从 14 世纪开始，解剖变得越来越普遍，尤其是在当时的科学研究中心——意大利。早期的解剖演示是在公共场合进行的，几乎成为一种景观，其目的不是为了研究而是为了指导——为了让教授炫耀他的解剖知识。一名解剖者持刀操作，教授则身着长袍，坐在高高的椅子上，朗读盖伦著作中的相关章节，同时他的助手指向所提到的器官。16 世纪初期，达·芬奇画了约 750 幅解剖图。画这些作品完全是私人行为，也许还是秘密进行的，因而对医学的进步没有产生任何影响。

医学上真正的突破是由安德雷亚斯·维萨里的工作带来的。维萨里于 1514 年出生在布鲁塞尔的一个药剂师家庭，曾在巴黎、鲁汶和帕多瓦求学，1537 年在帕多瓦大学取得医学学位后即任教于此。后来，他成为神圣罗马帝国皇帝查理五世及西班牙国王菲利普二世的宫廷御医。1543 年，维萨里出版了他的名著《人体的构造》。在巴塞尔印刷的这本图例精美的著作中，维萨里推崇观察，对盖伦学说中的许多方面提出挑战，认为盖伦的观点建立在对动物而非对人的认识上。他批评了那些描绘"网状丛"的医生，因为这些医生只是在盖伦的著作中看到，却从未真正在人体中见到那样的结构。

他为曾一度轻信盖伦和其他解剖学家的说法而自责。

维萨里的伟大贡献在于他创造了一种全新的研究氛围，并把解剖学研究建立在观察到的事实这一坚实的基础之上。尽管他的著作没有提出惊人的发现，但引发了一场思维策略的转变。在维萨里之后，对古老学说的盲目信奉丧失了无可置疑的权威性，后来的研究者决定把研究重点放在精确性和第一手观察上。维萨里的工作很快得到了尊重：当时首屈一指的外科医生安布罗斯·帕雷于 1564 年出版自己的经典外科学著作时，在关于解剖学的章节中就采用了维萨里的学说。

维萨里的著作中有关于骨骼、肌肉、神经系统、内脏及血管的确切描述和图例。而他的后继者们在更深、更细致的层次上发展了他的技术。1561 年，维萨里的学生、帕多瓦的解剖学教授加布里瓦尔·法罗皮奥（即法洛皮乌斯）出版了一部解剖学著作，阐明和修正了维萨里学说的部分内容。法罗皮奥的研究成果包括人的颅骨、耳朵以及女性生殖器的结构。他发明了"阴道"一词，并描述了阴蒂，第一次画出了从卵巢到子宫的管道。但具有讽刺意味的是，他未能指出被后人称为"法罗皮奥管"（输卵管）的功能；直到两个世纪以后，人们才认识到卵子是由卵巢产生的，并经由这些管道到达子宫。这足以说明早期的解剖学发展已经超过了生理学。

到 16 世纪末，维萨里解剖学已经成为解剖学研究的最佳方法。另一位意大利的先驱人物巴托罗梅奥·埃乌斯塔基奥发现了咽鼓管（从喉到中耳）以及心脏的下腔静脉瓣，还仔细探查了肾脏及牙齿的解剖结构。1603 年，帕多瓦的法罗皮奥的继任者吉罗拉莫·法布里齐奥（即阿夸彭登泰的法布里修斯）出版了一本研究静脉的著作，其中首次描述了脉瓣，这在不久后给英国医生威廉·哈维以很大启发。此后不久，帕多瓦的戈斯帕罗·阿塞利开始集中精力研究肠系膜乳糜管，并证实其功能是运输来源于食物的乳糜。这促成了对胃的进一步研究；后来莱顿的弗朗西斯库斯·西尔维乌斯归纳出消化过程的化学原理。肾脏结构方面的工作也取得了进展。1670 年，荷兰医生瑞格尼尔·德·格拉夫对人体生殖系统做出了精彩的描述，他还发现了女性卵巢的格拉夫卵泡。

就这样，维萨里的工作给探索人体器官的事业注入了原动力，当然我们必须承认，文艺复兴时期的研究从总体上来说对于结构的理解比对功能的理解更透彻。无论如何，促使解剖学成为医学科学之基础的意见气候已经形成。

威廉·哈维和新科学

解剖学知识的声望日益增长，开始改变对机体及其疾病研究的导向。希波克拉底及其追随者的体液学说认为健康和疾病都是由全身的体液平衡决定的。而文艺复兴时期对精确机体机制的全新关注则向这种学说提出了挑战。

从最早期开始，血液就被视作生命之源，可能是四种体液中最重要的一种：人们认为血液能滋养人体，而当它产生紊乱时，就会引起炎症和发热。盖伦关于血液产生及流动的学说长期占据主导地位。他认为，输送血液的静脉起源于心脏（动脉起源于心脏）。血液在肝脏中混合（字面意思是"烹调"），然后通过一种潮汐式的运动从静脉进入各个器官，再将其携带的养分消耗掉。始于肝脏、流至右心室的那部分血液分为两条支流，一支通过肺动脉流入肺，另一支则通过室间隔上的小孔流入左心室，在那里与空气（灵气）混合，变热，然后从左心室流入主动脉，再到肺及身体外周。当血液进入动脉时，动静脉之间的联系通道使得灵气也得以进入静脉。

盖伦对血液系统特征的描述影响医学界 1 500 年之久。然而，到了 1500 年，他的学说开始受到质疑。西班牙神学家、内科医生米格尔·塞尔维特提出肺的"小循环"假说，并且暗示血液无法流过心脏隔膜（这是盖伦学说中最致命的弱点），而是经肺部由右心到左心。1559 年，意大利解剖学家里奥多·科隆博重申了塞尔维特关于血液肺循环的观点。科隆博在《论解剖学》一书中指出，在心房之间或心室之间的间隔上不存在开口，这与盖伦的观点正相反。科隆博的理论广为人知，但在短期内还没有对盖伦的学说产生严重的威胁。法布里修斯在 1603 年发表的论文中描述了静脉瓣，但并未就血液系统的运行过程提出任何推论。这项工作有待哈维来完成。

140

哈维的革命性发现并未得到广泛认可。以保守著称的巴黎医生在一段时间内仍然忠诚地坚持盖伦学说。据说，哈维曾经抱怨，自他 1628 年出版了《心血运动论》之后，他的医疗业务"急剧减少"，因为病人也怀疑新的学说。然而，哈维鼓舞人心的发现推动和引导了更深入的生理学研究。一大批年轻的英国研究人员继续推进他在心脏、肺和呼吸方面所做的工作。

托马斯·威利斯就是其中的代表人物，他是伦敦皇家学会（1662）的创始人之一、牛津大学色德来自然哲学教授，也是伦敦一位新派的内科医生。威利斯开创了脑解剖、神经系统和肌肉疾病的研究，发现了大脑中的"威利斯环"。然而，英国哈维学派中最杰出的人物当推理查德·洛厄。洛厄出生于一个古老的康沃尔家族，就读于牛津大学，后跟随威利斯来到伦敦。洛厄与机械论哲学家罗伯特·胡克合作进行了一系列实验，探索肺是如何使暗红色的静脉血转变成鲜红色的动脉血，并于 1669 年在《论心脏》中发表了他的研究结果。他在皇家学会指导了第一例在狗与狗之间以及人与人之间的输血实验，由此赢得了不朽的声名。

医生与科学家（或按当时的称呼"自然哲学家"）可以在诸如皇家学会这样的场合会面，并交换意见，交流技术。医生们感到那里的一切东西都能拿来使他们的学说更加科学化。其中之一就是荷兰人安东尼·范·列文虎克发明，罗伯特·胡克加以应用的新工具——显微镜。另一件东西则是当时整体自然哲学，特别是物理科学方面的惊人进步。勒内·笛卡尔、罗伯特·波义耳、胡克和其他人提出，将机器（包括其杠杆、齿轮、滑轮等）理念作为人体的模式。在哈维的基础上，很多人提出了对管状器官、脉管等的水力学解释。那些新派的哲学家也开始反对古老的体液学说，认为它们只是一些毫无物质现实基础的妄语。

机械论激发了新的科研项目。在意大利，马尔切洛·马尔皮吉开展了一系列著名的研究，运用显微镜对肝脏、皮肤、肺、脾脏、腺体及脑的结构进行观察，其中许多研究结果发表在早期的皇家学会《哲学学报》上。比萨的乔瓦尼·博雷利和其他"物理医学家"（那些认为物理原理能解释机体运动的医生）研究了肌肉动作、腺体分泌、呼吸作用、心脏活动和神经反应。在瑞典女王克利斯蒂娜的资助下，博雷利在罗马工作，其间他的主要贡献是 1680 年 1 月发表的论文《动物运动》。他对鸟类飞行、鱼类游泳、肌肉收缩和呼吸机制以及一系列类似问题进行了卓越的观察，并试图主要用物理定律来解释机体的功能，这一尝试比他的前辈大胆得多。

为了探索是什么使机体这架机器运作，博雷利假设肌肉中存在一种"收缩素"，肌肉的运动由类似化学发酵的过程触发。他认为呼吸是一种纯粹的机械过程，推动空气通过肺部进入血流。博雷利熟知奥托·冯·格里克和罗伯特·波义耳的气泵实验，在该实验中，小动物在"稀薄的"空气（即真空）中死去，使博雷利坚持主张经氧合的血液中含有维持生命的重要元素。他认为，生命的延续有赖于空气，因为空气是"弹性粒子"的载体，后者进入血液后，赋予血液内在动力。在博雷利极富创新性的工作中，物理和化学被一起用来破译生命的奥秘。

另一个创新的做法是运用古医化学的科学方法来分析机体。物理医学用物理定律解读人体结构，而古医化学则运用化学分析的方法。一些研究者已摒弃了被认为古老和虚构的体液学说，并重拾 16 **142**世纪瑞士反对传统观念之人帕拉塞尔苏斯的化学理论；有人将他斥为庸医，但更多的人把他视作一个重要的医学改革者，对其尊崇有加。帕拉塞尔苏斯继承了希波克拉底朴素的医学观，借鉴民间医学，相信自然具有治愈躯体和精神的力量。

帕拉塞尔苏斯学说的拥趸还喜欢引述他的追随者，荷兰的扬·巴普蒂斯塔·范·海尔蒙特的理论。海尔蒙特不赞成帕拉塞尔苏斯关于单一内在灵魂的观点，相反，他认为每一个器官都受自身特殊精神的调节。他的"精神"概念是物质性的、化学性的，而非神秘主义的。他认为所有重要的过程都是化学性的，都源于一种特定的酵素或气体的作用。这些酵素是一种感觉不到的精神物质，能使食物转化为具有活力的肉体。转化过程遍布人体各处，主要是在胃、肝脏和心脏。海尔蒙特认为体温是化学发酵的副产品，并声称整个体系是由栖居于胃内的灵魂所控制的。因此，从广义上理解，化学就是生命的关键。类似这样的观点在当时是十分激进的。巴黎极端正统的医学界权威居伊·帕坦斥责海尔蒙特是一个"疯狂的弗拉芒恶棍"。

任教于莱顿大学的弗朗西斯·西尔维乌斯是海尔蒙特的主要信徒之一。他是哈维的支持者，强调血液循环对于人体生理系统的重要性。西尔维乌斯批评海尔蒙特的理论，认为它太深奥晦涩，并尝试建立一种学说，取代海尔蒙特那种把化学分析与循环理论结合起来阐明人体过程的气体和发酵理论。他比海尔蒙特更重视消化，认为发酵过程发生在口腔、心脏（在这里，化学反应维持消化之火不断燃烧）以及血液中，并延伸至骨骼、肌腱和肌肉中。

换句话说，到了1700年，大体解剖学以及继哈维之后的生理学方面的进步，使人们看到了科学地解释机体结构和功能的希望。医学的进步得益于采用当时新兴的声望很高的机械论和数学理论，并取得了相应的成就。在接下来的一个世纪里，科学医学实现了一些这样的目标，但也遇到了一些挫折。

启蒙时代的生命理论

18世纪启蒙时代，一般解剖学（涉及骨骼、关节、肌肉、纤维等）研究沿着维萨里及其追随者开创的道路继续发展。依凭印刷技术的进步，许多精美的解剖图谱得以出版，展示了高超的艺术技巧，如伦敦外科医生兼解剖学家威廉·切塞尔登出版的对开本《骨科图谱》（1733）。

受马尔切洛·马尔皮吉和其他一些"新科学"代表人物的发明（诸如波纹管、注射器、导管、瓣膜之类）的激励，对各个器官的细致研究工作也进一步深入。解剖学家把有机体视作一个由脉管、腔道和液体组成的系统，在这种指导思想下，他们致力于揭开微小结

143

构（甚至是镜下结构）的结构-功能关系。就这样，机械学定律促成了解剖学的研究。

荷兰解剖学家赫尔曼·布尔哈夫是他那个时代最伟大的医学教授，他主张，人体的各个生理系统组成一个统一、平衡的整体，其中压力和液体流动是均衡的，每一处都维持自身的水平。布尔哈夫摒弃了笛卡尔早期的"时钟"模式，认为它过于粗糙。他认为机体是一个腔道和脉管纵横交错的网络，贮存、输送和调控体液。健康被解释为液体在血管中的运动状态，而疾病则在很大程度上被解释为梗阻或停滞。于是，古老的体液学说对平衡的侧重保留了下来，但转化为机械学和流体静力学的解释方法。

然而，布尔哈夫和其他一些人对人体力学的着迷并不意味着医学理论已变成教条的还原主义或是唯物主义。人们理所当然地认为人有灵魂，但（布尔哈夫明智地坚持认为）对于生命本质或非物质的灵魂的探索与医学的核心问题不相关，医学的任务是研究实质性的生理和病理结构及过程。在布尔哈夫看来，对于灵魂的探索最好交给牧师和研究形而上学的哲学家：医学应该研究次级的而非初始的原因，应该研究"怎么样"，而非"为什么"。

然而，牛顿自然哲学的某些方面鼓励研究者抛弃狭隘的机体机械论观点，对生命本质提出更广泛的质疑，这意味着重启对历史主题原有的争论，如灵魂学说。其中有重要价值的是德国化学家、内科医生格奥尔格·恩斯特·施塔尔的研究。

1693 年，哈雷大学杰出的普鲁士医学院的创始人施塔尔提出了经典的反机械论的观点。他认为，有目的的人体运动不能完全用机械学中的链式反应来解释——不能把它看成正在倒下的多米诺骨牌或是围着撞球桌来回弹射的球。他主张整体大于部分之和。有目的的机体运动是以灵魂的存在为先决条件的，灵魂可被理解为一种持续的协调、统辖的力量，是机体的精华所在。比起笛卡尔哲学里的"机器中的幽灵"（存在但本质上是独立的），施塔尔定义的灵魂是更主动的意识和生理调节的媒介，也是保护机体免受疾病的卫士。因为在他看来，疾病是"灵魂"之疾引发的生命机能的紊乱。严格来说，机体是由一个不灭的灵魂所引导的。因为灵魂直接作用于基础——不需要有海尔蒙特的酵素和其他自然中间媒介的介入，也比大体解剖学或化学学说更有说服力。要彻底了解机体的运作，就需要理解灵魂及生命本身。

施塔尔在哈雷的年轻同事弗雷德里希·霍夫曼看起来更赞成新的机体机械论。他宣称："医学就是一门恰当运用物理机械原理来保持或恢复人体健康的艺术。"[1]

18 世纪对生命机体的实验研究不断提出这样一个问题：活的有机体本质上是一台机器，还是别的什么东西？某些发现揭示了生命体拥有的一些了不起的能力，尤其是再生这种能力，是时钟或泵所没有的。1712 年，法国博物学家勒内·雷奥米尔证实，龙虾的螯在被严重损伤后能够再生。18 世纪 40 年代，瑞士的研究人员亚伯拉罕·特朗布雷切断珊瑚虫或水螅的身体，发现完整的新个体生长了出来，把新个体切断又得到了第三代个体。显然，生命不仅仅是机械论者所认为的那样。

实验带来了新观念，涉及生命力的特征，并可能会涉及身体和意识、身体和灵魂之间的关系。率先挑起这些争论的是博学的瑞士人阿尔布雷希特·冯·哈勒，他于 1757—1766 年间写了一部开创性的著作，即《人体生理学基础》。在布尔哈夫关于纤维的概念的基础上，哈勒最重要的贡献就是用实验证明了弗朗西斯·格利森在

17 世纪中叶提出的假设：应激性（又称收缩性）为肌纤维的固有性质，而敏感性（感觉）是神经纤维专有的性质。哈勒就这样按照它们的反应特性建立了纤维的基本划分方法。神经纤维的敏感性是它们对痛刺激的反应性，肌肉纤维的应激性是对刺激的收缩反应。因此，他提出了一个关于心脏搏动原因的物理解释，这是哈维所欠缺的。心脏是机体内最易受激的器官，肌纤维成层排列，受流入的血液刺激而做出收缩反应。

基于在动物和人体上的实验过程，哈勒的理论根据纤维组成区别器官的结构，认为它们具有内在的敏感性，而并非依赖任何超验的、宗教性的灵魂。正像牛顿面对重力现象时一样，哈勒相信，生命活力的成因超越了人类的知识范围——即便不是完全不可知，至少目前还是未知的。以真正的牛顿模式研究生命活力产生的效应及其规律已经足够了。哈勒关于应激性和敏感性的概念得到了广泛的肯定，而且构成了更进一步的神经生理研究的基础。

1726 年，以新建成的爱丁堡大学医学院为中心，苏格兰兴起了一个"机体整体"（当时对生理学的称呼）学派。与哈勒一样，亚历山大·门罗的学生罗伯特·怀特也研究神经活动，但他对哈勒关于纤维固有应激性的学说提出了质疑。在《论动物生命力及其他无意识运动》（1751）一书中，他提出，反射涉及"一种无意识但有感觉的原理……存在于脑和脊髓"，但他否认他的学说有任何悄悄重新引入施塔尔所说的"灵魂"或基督教中的"灵魂"之意。怀特那种"机体过程涉及无法感觉到的有目的的活动"的观点，可以被看作对后来弗洛伊德所称的"无意识"问题的早期探索。

威廉·柯伦是在哈勒关于应激性是纤维特性这一概念的基础上建立自己学说的研究者之一。他任教于爱丁堡大学，也是当时英语国家里最有影响力的医学教授。柯伦生于 1710 年，先在格拉斯哥教化学，后到爱丁堡教化学、药物学和医学。在爱丁堡医学院的黄金时代，他是那里的学术带头人，出版了按疾病分类编排的畅销书《医疗实践要点》(1778—1779)。

柯伦把生命本身解释为神经力的一种功能，强调神经系统在致病中的重要性，发明了描述神经疾病的"神经症"(neurosis)一词。曾一度支持柯伦，后来转而反对他的约翰·布朗是个传奇人物，把所有关于健康和疾病的问题都简单地归结于应激性的变化。布朗使苏格兰医学变得偏激（他的追随者被称为布朗学派），他最后死于酒精中毒。不过，布朗用纤维的"可兴奋性"取代了哈勒的"应激性"概念。这样，兴奋被理解为外界刺激作用于有组织的机体的产物：生命是一种"被动的状态"。他断定，兴奋导致正常功能发生紊乱，让人生病(sickness)，至于疾病(disease)应被视为"亢进"还是"减退"，这取决于机体是兴奋过度还是兴奋不足。

在法国，著名的蒙彼利埃大学（这所学校比巴黎大学更为积极进取）的毕业生引发了对"活力"的争论。弗朗索瓦·布瓦希耶·德·绍瓦热否认布尔哈夫的模型能够解释机体动作引发和维持的机制。他更倾向于哈勒，坚持认为解剖学就其本身而言没有多少意义，真正有意义的是对赋予了灵魂的活体（而非肢解的）的机体结构进行生理学研究。稍后，蒙彼利埃大学的教师们，如泰奥菲勒·德·波尔德接受了一种更唯物主义的解释，强调生命机体有其固有活力，而非注入的灵魂在起作用。

在伦敦，具有可比性的研究也在进行。约翰·亨特出生于苏格兰，在他哥哥威廉·亨特的解剖室接受训练，他提出了一种"生命法则"，来说明区别无生命物质和有生命机体的特征：生命的动力在

147

于血液。于是，笛卡尔时代特有的"生命机器"哲学让位给了更为动态的"活力特征"或活力论观念。1800 年前后，不来梅的教授戈特弗里德·赖因霍尔德·特雷维拉努斯和法国博物学家、进化论的先驱让-巴蒂斯特·拉马克创造了"生物学"一词，这绝非偶然。

关于生命本质的争论，并不是一群哲学家的纸上谈兵。随着一项又一项针对人类和动物机体的特殊研究，争论越来越深入：各种假想一一验证。举例来说，消化过程，最早由海尔蒙特和西尔维乌斯提出，成为复杂实验的研究对象。消化过程是由某种内在的生命动力完成的吗？还是通过胃酸的化学反应完成？又或，是由胃部肌肉的机械搅拌、粉碎及碾磨来完成的？从古希腊开始，关于消化过程的争论就十分激烈，但 18 世纪的研究以技术精妙的实验为特征，在这方面，勒内·列奥米尔是先驱。列奥米尔训练一只宠物鸢吞咽及反刍食物到多孔的盛食物的管中，证明了胃液中果酸的力量，并显示出肉类比淀粉在胃里消化得更完全。

关于消化的研究表明，医学与化学的互动卓有成效。苏格兰化学家约瑟夫·布莱克系统地陈述了潜热的概念，并鉴定出了"固定空气"（即今天我们所熟知的，在新的化学命名中被称为二氧化碳的气体）。随后，对呼吸的认识也出现了重要进展。布莱克曾指出，生石灰和碱释放的"固定空气"也存在于呼出的气体中；虽然无毒，却不能维持生理状态下的呼吸。法国化学家安托万·劳伦·拉瓦锡对肺中气体的变化做了最好的解释。他指出，吸入的空气被转化为布莱克所谓的"固定空气"，而氮气仍然保持不变。拉瓦锡认为，活体内的呼吸与外部世界中的燃烧过程相似，都需要氧气，都产生二氧化碳和水。因此，拉瓦锡认为氧气对于人体是不可缺少的，当身体处于运动状态时，比在休息状态要消耗更多的氧气。除了化学，

148

其他自然科学（如电学）的进步也为医学带来了益处。

临床科学的起源

在 18 世纪，解剖学和生理学突飞猛进，科学上的新观念也促进了对生命规律的探索。但基础生物学知识和医学实践之间的关系仍很模糊，科学上的突破大多无法直接提高对疾病的认识。许多有名的医生发表了他们关于疾病的看法。威廉·赫伯登曾受教于剑桥大学，后在伦敦开业行医，他采用希波克拉底的方式总结了疾病综合征的特性，给人留下了深刻印象。17 世纪伟大的临床学家托马斯·西德纳姆认为医生描述临床症状应如同画家画一幅肖像那样细致而精确。受西德纳姆影响，赫伯登强调把"特殊且恒定"的症状与那些外在原因如衰老引起的表现区别开来。《临床述评》（1802）一书是他六十年来认真的临床记录的成果，揭露了许多由来已久的错误（例如，假定痛风可以预防），并提供了精确的诊断和预后方法。

一些新的临床技术相继出现。维也纳圣三一医院的内科主任利奥波德·冯·奥恩布鲁格在他 1761 年发表的《新发现》中倡导胸部叩诊技术。作为一个小酒馆老板的儿子，他从孩提时代起就能熟练地用敲击酒桶的方法判断桶内酒的容量。把这个方法从酒桶用到病人身上后，他发现，用手指叩击时，健康人的胸部听起来像套了布的鼓；相反，浊音或一种异常的高音则说明病人患肺部疾病，特别是结核病。

总的来说，18 世纪的内科医生满足于依靠"五感"的传统诊断方法。他们把脉，嗅坏疽的气味，尝尿液，听呼吸是否规则，并观

149

察皮肤和眼睛的颜色——看是否出现"希波克拉底面容"（即垂危面容）。这些经受住了时间考验的方法几乎都是定性的。因此，脉诊的标准不是之后每分钟的脉搏次数，而是强度、稳定性、节律和"脉感"。尿样受到一定的关注，但旧的观尿术（尿检查）被认为是江湖骗子的把戏而遭摒弃；严格的尿液化学分析才刚起步。定性判断仍占主导地位，一个好的诊断专家是能通过他的敏锐直觉和经验来估量病人病情的医生。

疾病的概念

一位好的临床医生能通过临床技能了解他的病人，但他还需要了解其病情。18 世纪的行医者沿用托马斯·西登汉姆和希波克拉底的方法，收集了大量全面的、经验性的病例记录，尤其是关于传染病的。在英国，西德纳姆受到极大的推崇。这位"英国的希波克拉底"在内战中是国会军队中的一名上尉。1647 年，他到了牛津，从 1655 年起在伦敦执业。他是罗伯特·波义耳和约翰·洛克的朋友。西德纳姆在临床医疗中注重观察而非理论，并指导内科医生鉴别特异的疾病，寻找具体的治疗方法。他热衷于研究流行病，认为在某一季节，何种急性传染病会流行是由空气的特性（他称之为"流行病成分"）决定的。

西德纳姆的支持者、普利茅斯的医生约翰·赫克萨姆在他的《发热》（1750）一书中发表了广泛的对疾病表象的观察发现，而切斯特的执业医生约翰·海加斯则着手进行天花和斑疹伤寒的流行病学分析。英国约克郡人、贵格会教徒约翰·福瑟吉尔在伦敦建立了一家营利性医疗机构，他是西德纳姆的又一位热情追随者。在《伦

150

敦的气候与疾病观察》（1751—1754）中，福瑟吉尔对当时（特别是在城市贫民中）非常流行的白喉（"流行性"喉痛）做了有价值的描述。他的朋友、另一位贵格会教徒约翰·克利·莱特森，致力于推动伦敦医学会（1778年成立）开创的一系列临床研究。与伦敦医学会类似的机构在各省也发展起来，承担起了收集临床数据、交换信息的任务。医学杂志的诞生也促进了经验的共享和信息的传播。

直到19世纪，系统的流行病学和病理学研究项目才得以发展，不过许多有价值的疾病观察在1800年以前就完成了。1776年，马修·多布森证明糖尿病病人的尿液有甜味是因为含糖。1786年，莱特森出版了一本有关酒精中毒的杰作。托马斯·贝多斯等人则进行了对肺结核的研究，肺结核当时已成为欧洲城市中令人恐惧的"白色瘟疫"。但在疾病理论方面仍未取得决定性的突破，真正的病因仍是争论不休的话题。多种疾病仍归因于个人因素——积蓄少或是体质欠佳、不注意卫生、过度放纵和不良生活方式。这种"是否生病取决于体质和生理差异"的观念，得到了传统体液学说的支持，很好地解释了疾病的不均一和不可预料的分布：哪怕是在同一个家庭中，有些人会受感染和发热的折磨，有些人却不会。这种概念同时还强调个人的道德责任感，给出了一些自助式的疾病控制策略。这种对疾病的个体化处理既有吸引力，同时也存在陷阱，直到今天仍有争议。

疾病主要经由接触而传播的理论也很流行。有许多日常经验支持这些理论：某些疾病，如梅毒，很明显是通过人与人接触传染的。18世纪引进的天花预防接种提供了接触传染的证据。但接触传染的假说也有自己的难题：如果疾病是接触传染的，那么为什么不是每个人都会得病呢？

151

正是这些疑虑导致了"瘴气说"的流行，它认为疾病通常是由外界环境的释放物传播的，而非人群接触引起。毕竟，人人都知道有些地方较之其他地方更健康或更危险。居住地靠近沼泽地和小溪的人尤其易感间歇热（疟疾）已是一种常识了。人们发现，带有斑疹的低热（斑疹伤寒）常发生于人口过分密集的地区，如大城镇中的贫民区、监狱、兵营、轮船和工房。这样看来，认为疾病是由腐烂的动物尸体、食物和粪便、潮湿的土壤、腐败的果蔬残渣以及环境中的污物所释放出的有毒气体引起，似乎合情合理。恶劣的环境产生了不良的空气（以恶臭为标志），这种空气转而引发疾病。19世纪后期，改革者直接把注意力转向"感染性"的疾病——坏疽、败血症、白喉、丹毒、产褥热，这些疾病在贫民区、监狱及医院内尤其猖獗。巴黎的主宫医院就有"发热的温床"的恶名。

关于疾病的理论很大程度上得益于病理解剖的兴起。这方面的先锋是著名的意大利解剖学教授乔瓦尼·巴蒂斯塔·莫尔加尼。他的研究是建立在约翰·韦普弗和泰奥菲勒·博内早期的尸检研究基础上的。1761 年，年近八十的莫尔加尼出版了他的巨著《论疾病发生的部位及原因》。该书概括了他所经手的七百多例尸检的发现。莫尔加尼的这部著作很快闻名于世，并于 1769 年被译为英文，1774年被译为德文。

莫尔加尼的目的是说明，疾病是位于特定的器官上的，疾病的症状与解剖上的损害一致，器官的病理改变产生了疾病的表现。他清楚地解释了许多疾病的状况，第一次描述了脑内的梅毒瘤及肾结核，还总结出机体的偏瘫是由对侧的脑损害引起的。他对女性生殖器、气管的腺体和男性尿道的研究也有新突破。

152

其他人继续推进着他的工作。1793 年，在伦敦行医的威廉·亨特的侄子、苏格兰人马修·贝利出版了自己的著作《病理解剖学》。威廉·克利夫特为该书绘制了精美的铜版画（其中包括对塞缪尔·约翰逊的肺气肿的描绘），系统地描绘了每个器官的病理表现，因此贝利的著作比莫尔加尼的更适合用作教科书。他还首次清楚描述了肝硬化，并在该书第二版中提出了关于"风湿性心脏病"（风湿热）的概念。

在 19 世纪早期的医学中，病理学有了极大的发展，这得益于弗朗索瓦·比夏 1800 年出版的《膜的特性》，其中特别研究了疾病产生的组织学变化。莫尔加尼的病理学集中研究器官，而比夏则转移了焦点。他宣称，观察疾病及检验尸体越多，就越能明白从个别组织出发而非从复杂器官的外观出发来考虑局部疾病的必要性。

比夏出生于法国汝拉省，曾在里昂和巴黎求学，1793 年起定居于巴黎的特罗高地，1797 年开始教授医学，并在巴黎的主宫医院工作。他最大的贡献在于，他提出身体的不同器官都有他称为"膜"的特殊组织。他描述了包括结缔、肌肉和神经在内的 21 种组织。比夏对他的研究工作非常投入，进行了六百多次尸检。他的工作在莫尔加尼的病理解剖学与后来的鲁道夫·魏尔啸的细胞病理学之间架起了一座桥梁。

医学成为科学

17 世纪是新科学的发端，启蒙运动使它广为传播。而 19 世纪才是真正的科学时代，国家和大学都系统性地推动并资助科学。历史上第一次，获得科学训练对那些雄心勃勃的医生来说成为至关重要的事情。1800 年后不久，法国大革命使得医生可以在大型的公立医院开展研究，一群法国教授利用这个机会开展的工作引发了一场

153

医学科学革命。像拿破仑那样，医生们也获得了英雄般的地位，其中最引人注目的可能就是比夏的学生——勒内·雷奈克。1814年，他成为萨尔皮特利尔医院的医生，两年后成为内克尔医院的主任医生。1816年，雷奈克发明了听诊器。他是这样描述他的这一发现的：

> 1816年，一位年轻的女性来就诊，她表现出心脏病的一般症状。由于她身材肥胖，触诊和叩诊几乎得不到任何信息，病人的年龄和性别也不允许我采用把耳朵凑到胸前直接听诊的方法。我想起一个有名的声学现象：如果将耳朵靠在空心木头的一侧，能清楚地听到别针在另一侧刮出的声音。这使我联想到，在这个病例中运用这种物理现象可能会收到很好的效果。于是，我把一张纸卷成一个非常紧的圆筒，将一端置于心前区，把耳朵轻轻地靠在另一端。我又惊又喜地发现，这次听到的心跳声远比我以往用耳朵直接听诊听到的任何一次都更清楚和明确。
>
> 我立即意识到，这将成为一种有用的研究方法，不仅可以用来听心跳，也可以用来听所有能发出声音的胸腔内的运动，因此它可用来研究呼吸，听其声音、罗音，甚至是渗入胸腔或心包的液体流动的声音。[2]

经过试验，他的仪器最后被制成一个简单的木制圆筒，长约23厘米（9英寸），能拆开放入口袋中，是单声道的（直到1852年才由美国人乔治·P. 卡曼增加为两个耳机，成为双声道）。在19世纪90年代发现X射线之前，听诊器是最重要的诊断学创新。

基于对各种正常和异常呼吸音的认识，雷奈克诊断了多种肺部疾病——支气管炎、肺炎，最重要的是肺结核（消耗性疾病）。他的代表作《论间接听诊法》（1819）包括了对许多胸部病的临床和病理描述。反讽的是，雷奈克自己也死于肺结核。

雷奈克的研究和他的同事加斯帕尔-洛朗·培尔的有些类似。1810 年，培尔在经手九百多例解剖的基础上出版了一部肺结核方面的经典专著。培尔的观点与雷奈克不同，他对分类更感兴趣，区分了六种不同的肺结核类型。而雷奈克对分类不感兴趣，他对于听力和呼吸音的识别能力使他主要致力于疾病过程的研究。与其他同时期的法国医院的内科医生一样，雷奈克也被指责为那种重诊断、轻治疗的医生，但其实这并不是因为他对病人漠不关心，而是因为他深知治疗方法的局限性。雷奈克著作的译本传播了听诊器技术，也把外国学生吸引到了巴黎。颈上挂着听诊器的医生成为 19 世纪初代表医学的形象：听诊器就是"科学"的象征。

对于 1800 年后的那一代法国内科医生来说，雷奈克仍然是一个有分量的名字。他们坚持认为医学必须成为一种科学，并且相信科学的诊断是它的精髓。然而，当时皮埃尔·路易已成了最有名的人物，他的著作把新的"医院医学"设定为关键的议程。路易 1813 年毕业于巴黎，在俄国行医七年。回国后，他投身于慈善医院的病房工作，并在一部关于肺结核的巨著（1825）中发表了他的观察结果，四年后，又出版了关于发热的论著。

路易在《临床指南》（1834）一文中确立了法国医院的诊疗标准。他不仅强调临床诊断，而且要求对病人的生活环境、病史和一般健康状况进行系统的调查。他认为，病人**症状**（病人的所感和所述）的价值较为次要，强调更重要的是**体征**（经医生检查而确定）。

在体征的基础上，才能确定究竟是什么器官受到损害，这对鉴别疾病、设计治疗方案和做出预后具有最明确的指导意义。对路易来说，临床医疗更像一门观察科学，而不是实验科学，只有通过记录和解释在病床边和停尸房里看到的事实，才能掌握它。医疗训练应该指导学生掌握解释对疾病的所见、所听、所感和所嗅的技能：它是一种关于感知的教育。临床判断就是对所感知的现象的正确解释。

此外，路易积极提倡数学方法——该方法达到了启蒙运动以来的高潮。路易的数学方法只不过是简单的算术——对症状、损害、疾病进行定量分类，并且（最重要的是）用数学方法检验他的治疗效果。在某种程度上，路易试图用医用数学挑战现有的治疗方法，因此，他成为临床试验的先锋。他强调，只有通过收集大量的病例，医生才能总结出普遍的治疗规范。

总体上来说，法国医院医生中的那些重要人物对诊断比对治疗更有信心，尽管雷奈克还是很强调希波克拉底关于自然治愈力的观念，即机体有使自身恢复健康的能力。但在法国学派中，治疗学是从属于病理解剖学和诊断学的。雷奈克、路易、培尔和其他人描述疾病时的谨慎态度强化了疾病分类概念，在此概念中，疾病是独立的实体，是真实的存在。从依赖多变的、主观的症状，到依赖恒定的和客观的损害（体征），这种转变支持了他们的观念，即认为疾病状态与正常状态有根本的不同。

"巴黎学派"不是医学研究方面单一的、有凝聚力的一个学派。尽管如此，巴黎医学仍有它的卓越之处。在 19 世纪上半叶，来自欧洲和北美的学生大量涌入法国。这些在巴黎学习的年轻人回国后竖立起了法兰西医学的旗帜。伦敦、日内瓦、维也纳、费城、都柏林和爱丁堡的信徒们效仿法国人，强调物理诊断和病理的相关性，还经常带回法国人在基础科学（如化学和显微镜学）方面的知识和技能。英国一些听诊方面的重要专家，包括托马斯·霍奇金（霍奇金病即以他的名字命名）在内，是直接师从雷奈克本人学习技术的。

因模仿法国的模式，各地的医学教育都变得更系统、更科学了。那些从巴黎归来的教师促使伦敦的医学教育规模越来越大：到1841年，圣乔治医学院已有两百名学生，圣巴塞洛缪医学院有三百名学生，伦敦其他的医学院也都有数百名学生。从19世纪30年代起，伦敦终于拥有了一所医学教学型大学，以及两所学院，即大学学院和国王学院，各自都有自己的医学院系，并计划建造医院。

伦敦成为科学医学的重镇。最为著名的学者是托马斯·艾迪生，他是盖伊医院最好的医学教授及诊断学家。在盖伊医院，他与理查德·布莱特合作研究，发现了艾迪生氏病（肾上腺皮质功能减退）和艾迪生氏贫血（恶性贫血）。布莱特从1820年开始就是盖伊医院的一员，他在《医院病例报告》（1831）中描述了一种肾病（布莱特氏病）及其相关的水肿和蛋白尿。

维也纳的地位也愈来愈重要。维也纳大学有着悠久的传统：其历史悠久的医学院一直沿用布尔哈夫在18世纪初建立的临床示教模式，但在1800年前渐渐衰落了。不过，卡尔·冯·罗基坦斯基受巴黎影响，引进了新的教学方法，并把病理解剖列为必修课。罗基坦斯基是那个时代最孜孜不倦的解剖学家（可能总共做了约六万例尸检），他对解剖及病理学非常精通，留下了大量有价值的关于先天畸形的研究，以及关于众多病情（包括肺炎、消化性溃疡、心脏瓣膜疾病）的报告。

相形之下，美国的情况恰恰相反，高水平的医学院校及临床研究进展缓慢。在那种**自由放任**、商业至上的氛围下，许多学校公然商业化，师资不足，而且提供的都是打了折扣的学位。

实验室医学

受巴黎学派的影响，医院成了医学科学的主要场所。实验室也开始取得重大的进展。到 1850 年，实验室改变了生理学和病理学，使其开始在医学教育中有一席之地。实验室并不是最近才有的（在 17 世纪的科学发展中就已经出现），实验医学也不是新生事物；比如，在 18 世纪早期，史蒂芬·海尔斯牧师就已运用实验的方式研究血液循环。然而，19 世纪的有机化学、显微学及生理学研究的实践者们认为，他们在开创一门以实验室为基础、强调活体解剖的新科学。医院是进行观察的场所，而实验室则用于做实验。

在 19 世纪，科学的力量愈来愈强大，获得了更多的公共资金，以及更高的社会地位。尤其是德国的大学，研究风气十分浓厚。吉森大学李比希化学研究所成为德国实验科学的发源地。李比希于波恩及埃朗根学习化学后在巴黎待了两年，获得了实验经验。1824 年，年仅 21 岁的他被任命为吉森大学的化学教授，他所在的研究所成了一块磁石，吸引着在定性分析方面寻求实际指导的学生。他的研究所获得了极大的成功，扩大了场地，以容纳更多的学生及实验设备，直至 1852 年慕尼黑大学给出无法拒绝的条件，将他聘去。

李比希的目标是对生物进行严格的化学定量分析。通过测定摄入物（食物、氧气及水）及排出物（尿素、各种酸和盐、水、排泄物与呼出气中的二氧化碳），就可以了解在体内发生的重要化学变化。李比希把身体看作一个化学系统。呼吸将氧气带入体内，然后与淀粉混合产生能量、二氧化碳和水。含氮化合物被肌肉及类似的组织吸收，当它降解时，产生终产物尿素、磷酸化合物及各种化学副产品。

在那个时代，李比希在培养化学家方面做出了伟大的贡献。他鼓励学生对动物组织（如肌肉、肝脏）及休液（如血液、汗液、泪液、尿液等）进行化学分析。他们试图分析生物体内食物及氧的消耗与能量产生的关系。简而言之，李比希的研究所积极开展了对营养及代谢的研究，发展了后来被称为生物化学的学科。

李比希的工作有重要意义。他在实验方法方面培训了许多学生，组织了系统的实验室研究。他强调物理化学方法在理解生物过程中的重要性，这为还原论者将物理科学应用于生物体树立了信心。早在1828年，他的终生好友弗里德里希·维勒（自1836年起担任哥廷根大学的化学教授）以无机物为原料合成了有机物尿素，这是一个有说服力的证据，说明生物体内的"生命物质"与一般的化学物之间并没有根本上的不同。这一发现给科学唯物主义以极大的助力，该流派的拥护者对思辨的、唯心主义的哲学（德国自然哲学）加以激烈的批判；在浪漫主义时期，歌德等人的影响力使自然哲学在德国文化中一度成为显学。李比希及其追随者都是严肃的实验主义者，对于那种用神秘的、诗意的方法来理解生命意义的行为，他们嗤之以鼻。

19世纪医学科学的一个重要特征是，将生理学奉为地位至高的实验学科。约翰内斯·彼得·缪勒是这方面的开路先锋。缪勒生于柯布伦茨，在波恩大学成为解剖与生理学教授，从1833年起于柏林大学任教。他在神经生理学研究方面极具天分，他出版的两卷本巨著《人体生理学手册》（1833—1840）成为这门学科发展的基础。最重要的是，他是一位善于启发的教师，他的学生——西奥多·施旺、赫尔曼·冯·赫尔姆霍兹、埃米尔·杜·布瓦-雷蒙德、恩斯特·布吕克、雅各布·亨利、鲁道夫·魏尔啸等人——成为医学研究及科学发展的开路人。

1847年，四位前途无量的青年生理学家——赫尔姆霍兹、杜·布瓦-雷蒙德、卡尔·路德维希及布吕克——与缪勒一起发表一份宣言，声称生理学的目标在于用物理化学的原理解释所有重要的生命现象。在19世纪70年代转向物理研究之前，赫尔姆霍兹致力于生理学重要问题的探索，包括测定动物的体热、神经传导的速度，以及研究视觉和听力。他发明了检眼镜，有助于研究视力。路德维希在腺体分泌方面做了开拓性研究，特别是他对肾脏分泌尿液过程的研究。柏林大学生理学教授杜·布瓦-雷蒙德主要研究了肌肉及神经的电生理学，布吕克到维也纳后研究了生理化学、组织学及神经肌肉生理学。布吕克一生执着地致力于科学自然主义的研究，成为弗洛伊德的老师和偶像之一。

用路德维希的话来说，这些先驱所从事的实验生理学是"从生物体自身固有的最基本的条件"出发，理解功能。[3]这就需要使用实验动物，并发明新的仪器来记录数据。1847年，路德维希发明了一种用来记录生理学研究结果的新装置——记波器，这种仪器以线图的方式记录下机体的各种活动。现代医学的核心是日益先进的技术。仪器设备也有了其他发展。显微镜的设计有了很大的改进，矫正了成像畸变，使组织学在解剖学与病理学之间架起了一道桥梁。魏尔啸坚持认为，学会使用显微镜，是缪勒向学生们传授的最重要的知识。

显微镜学与新的细胞研究紧密相关，这一研究始于1838年，由缪勒的另一位学生泰奥多尔·施旺发起。施旺发现了胃中的胃蛋白酶，研究了肌肉的收缩，揭示出微生物在腐败过程中的作用，但他最主要的贡献在于扩展了原先仅用于植物及动物组织的细胞理论。他提出了一个还原论的模型：他认为，细胞是动植物生命的基本单位。细胞有一个细胞核和一层外膜，它们可以从无序的有机基质（他称为原生质）中生成有序的细胞，整个过程就像在溶液中形成晶体一样。

先后在维尔茨堡大学（1849）和柏林大学（1856）任教的病理解剖学家魏尔啸，修正了施旺的观点。魏尔啸的显微镜学研究在生物学上有极其重要的地位。他在《细胞病理学》（1858）一书中批驳了施旺的原生质概念，提出了著名的论断：所有细胞都来自细胞。如果说比夏的《膜的特性》（1800）一书使我们对组织有所了解，魏尔啸的著作则使我们认识了细胞，为我们推断功能和疾病确立了一个新的、富有成效的单位。魏尔啸的假设特别适用于解释生物过程（如受精）及一些病理生理过程（如炎症过程中脓细胞的来源）。他认为疾病来源于细胞内的异常改变，这种异常细胞通过分裂而不断增多。因此，魏尔啸认为细胞研究是理解肿瘤的前提，他也在这方面倾注了大量精力，并第一次描述了白血病。他认为疾病的起因是机体内部的改变，因此他并不相信巴斯德的微生物学，认为那很浅薄。德国的实验室吸引了来自欧洲及北美洲的学生。在19世纪30年代，这种人才交流还是涓涓细流：化学家投奔吉森大学的李比希，显微镜学家投奔柏林大学的缪勒。半个世纪以后，这已经成为一股洪流，医学生纷纷到以德语为主要语言的大学完成其学业。

法国的医院医学在其全盛时期并不注重实验研究，虽然外国学生在医院及太平间学习临床医学的同时也能获得如何使用显微镜的指导。由于没有建立研究生理学所必需的新型实验室，法国医学逐渐落在了德国后面。尽管如此，法国依然培育出了相当优秀的研究人才。举例来说，法兰西学院的解剖学教授弗朗索瓦·马让迪在神经生理学、静脉学及营养生理学方面做了重要的研究。他真正卓越的贡献是帮助克劳德·伯纳德走上了科研的道路。

伯纳德出生于自由城附近，在剧作家的梦想破灭后，他到巴黎学习医学，1841 年在法兰西学院成为马让迪的助手。后来，伯纳德顺风顺水，获得巴黎索邦大学的教席，成为自然史博物院成员，担任参议院议员以及法国科学院院长。伯纳德的辉煌成就有赖于他非凡的实验技巧及简捷的实验方法。他最初的研究涉及消化道分泌物的作用、胰液的分泌及肝脏与神经系统的联系，后来他又研究了血液温度的变化、动脉静脉血含氧量及鸦片碱的作用。他在生理学方面的重大发现包括：肝脏在合成糖原及维持正常血糖水平中的作用、胰腺分泌液的消化作用、血管舒张神经及其在调节血管血流中的作用，以及二氧化碳和南美洲箭毒对肌肉的作用。

伯纳德在他的代表作《实验医学研究导论》（1865）中系统介绍了生物医学的实验方法。他认为传统的医院医学有两个主要的缺陷。作为一门观察科学，传统的医院医学与博物学一样，完全是被动的。生理学的发展需要实验者在受控条件下进行积极的观察。在病床边，有许多难以估量的事情妨碍观察的精确性。而且，他认为（与路易、雷奈克及他们的学派相悖），病理损害本身并不是疾病的起因，而是病变的结果。病理生理学知识只能依靠实验室工作，而且只能在可控实验环境下使用实验动物来实现。他坚持认为，病理是依赖生理而存在的。对他来说，生理学、病理学及药理学的相互作用构成了实验医学的基础，而且它们都必定是实验室学科。

然而，伯纳德并不是一个极端的唯物主义者，也不是物理的还原论者。他认为，人和动物并不是任由外界环境摆布的机器人。原因在于，高等生物并不仅仅存在于外部环境中，他们也主动创造了自身的内部环境："内环境"是活细胞的直接生存环境。机体在体液（包括血液及淋巴液）的介导下，通过许多生理机制维持血液及各组织液的糖、盐及氧浓度的平衡，使自身在不同的外环境温度下都能维持稳定的体温。这些机制后来被哈佛大学生理学家沃尔特·布拉德福德·坎农称为"稳态"，它们使高等生物在更为根本的自然秩序决定论下获得一定的自主性。

科学医学而后在英美得到发展，这在很大程度上要归因于法德两国的成就。在 19 世纪 80 年代，大批美国人到以德语为主要语言的大学学习医学及生物学：从 1850 年到第一次世界大战期间约有 1.5 万人，集中在维也纳、哥廷根、柏林及海德堡这几个地方。他们主要学习临床技能，但也有一些人，比如病理学家威廉·亨利·韦尔奇，最终选择了实验室工作。正是韦尔奇将日耳曼精神带入了美国的实验医学，他在最有德国风格的美国大学，即马里兰州巴尔的摩的约翰斯·霍普金斯大学，开拓自己的事业。约翰斯·霍普金斯医院于 1889 年开始接收病人，尽管医学院由于资金短缺推迟了四年才开放（这所医学院招收女性学生，可谓不同寻常）。该院将重点放在先进的教学与科研上。英国的医学生也纷纷来到德国学习，但在整个维多利亚时代，英国开展医学研究的科研机构规模一直不大——英国的医学主要是执业医学，并且是私人执业。科研活动在大学里几乎没有地位，也很难得到政府的资助。而且，英国的公众对活体解剖的敌意，是其他任何地方都不曾经历的。

当一位法国生理学家将酒精注射到两只狗体内的实验上了头条新闻后，1874 年，在诺里奇召开的英国医学协会会议上，反对活体解剖运动的呼声格外响亮。法院发出了反对任意残害动物的传票。尽管没有成功，但这一诉讼将动物实验纳入了政治议程，最终促成了一个皇家委员会的成立，以审查实验医学。1876 年，《防止虐待动物法》随之出台，然而这一折中方案并没有使那些反活体解剖论者或科学游说团体感到满意。这一法案允许受过医学训练的研究者在获得许可后，在严格规定的条件下从事活体解剖。而在 20 世纪前，没有哪个国家曾通过关于动物实验的立法。

在第一次世界大战前的几十年间，1876 年法案及反活体解剖运动都没有能阻止英国在生理学方面不断地提高其国际地位。爱德华·舍费尔（后改名为夏佩–舍费尔）先后在伦敦和爱丁堡工作，他在肌肉收缩方面的工作为他赢得了声誉。与此同时，迈克尔·福斯特及其学生约翰·纽波特·兰利和沃尔特·霍尔布鲁克·加斯凯尔在剑桥大学创建了一所研究型学院，该学院培育了数位诺贝尔奖得主，使剑桥大学医学院成为英国最具开拓性的医学院。福斯特本人致力于解答心脏跳动本质上是肌性的还是神经性的问题，而他的剑桥门徒适时地开拓这一问题，探索自主神经系统解剖学及生理学，神经冲动的化学传递以及对反射、运动的控制。

帝国主义时代的热带医学

19 世纪，医学日趋全球化。1864 年日内瓦会议设立了红十字会，1867 年巴黎举行了国际医学大会。从 19 世纪 70 年代起，出现了一个特殊的研究领域：热带医学。这反映了帝国主义的时代精神，那时列强正在征服地球上未开化的区域。科学家们陷入了一个既有竞争又需合作的紧张状态。

帝国主义进行扩张时所遇到的一大难题便是疾病，例如，疟疾（malaria，源意大利语 mala aria，意为脏空气）。在地中海地区，疟疾仍然没有很好的治疗方法，继而影响了在亚洲、非洲及拉丁美洲的殖民扩张。几代人的经验使人意识到：热带是白人殖民者的坟墓。

在很长一段时期内，气候、疾病与患者之间的关系是一个难解之谜。有一些热带病（如羊睡眠病、血吸虫病）主要影响土著人，而另一些热带病（如疟疾）同样影响欧洲人。从19世纪30年代起，霍乱的流行范围远远超出了其发源地印度次大陆地区，在全球范围内大流行，而疟疾仍在肆虐。亚洲及近东的瘟疫从未退却，19世纪90年代，一场瘟疫传播到印度及更远的地区。1900年，美国的旧金山也暴发了瘟疫。

这些疾病被称为热带病，是因为它们在热带地区更常见，而某些疾病（例如，尼罗河地区的血吸虫病）似乎只发生在热带气候下，且只影响当地人。传统的观点认为，有害的环境是致病的原因，这并不奇怪，因为炎热的气候使人容易发热，并易于产生腐败物质。但关于热带病的新解释在19世纪的最后25年时间内出现了，其先行者是帕特里克·曼森。

曼森是苏格兰人，1866年以海关医官身份奔赴远东地区。他在中国东南沿海城市Amoy（现在的厦门）度过了12年时间，研究了象皮病。这是一种损毁外形的慢性疾病，是由淋巴回流受阻引起的，会导致外生殖器及四肢浮肿。他证实了这种疾病的病原是一种被称为丝虫或马来线虫的寄生虫，通过蚊虫叮咬传播。这是第一个被证明以昆虫为媒介传播的疾病。1890年回到伦敦后，曼森成为研究热带病的首席顾问。1899年，他协助建立了伦敦热带医学院。他在自己的《热带病》一书中对这一新的专业门类做了解释，强调昆虫学、蠕虫学及寄生虫学是理解热带地区特有疾病的关键。

作为一名声名显赫的寄生虫学家，曼森深深影响了英国乃至欧美的这门新兴专业。他的工作吸收了细菌学研究成果，但更进一步，使几种引起热带病的新一类的寄生虫成为众人瞩目的焦点：导致血吸虫病的裂体吸虫属线虫，导致痢疾的阿米巴变形虫，导致羊昏睡病的锥虫，以及导致疟疾的疟原虫。

通过拓展新的寄生虫模型，人们也了解了其他疾病，即便不是在实践中，也在理论上做到了。在中美洲的美西战争中暴发了死亡率极高的黄热病。1900年，美国军队成立了黄热病委员会。哈瓦那当地的医生卡洛斯·芬莱提出了蚊虫叮咬导致黄热病的理论。他让叮咬过病人的蚊子再去叮咬健康的自愿受试者：他们通常会发病。黄热病委员会争取到了芬莱、哈瓦那卫生长官及美国军医威廉·戈加斯上校的帮助，以英国寄生虫学家罗纳德·罗斯及乔瓦尼·格拉西的工作为基础，对芬莱的理论进行跟踪研究，让健康的志愿者在受监督的条件下，接受叮咬过黄热病人的蚊子的叮咬。这一次，传播疾病的是一种名为埃及伊蚊的蚊子。基于实验室及田野研究，戈加斯在哈瓦那开展了一场轰轰烈烈的灭蚊运动。

巴拿马运河地区也开展了类似的灭蚊运动。当时，法国政府正着手开凿巴拿马运河，但因为死于黄热病的人数众多，不得不放弃这项工程。通过排干沼泽，向池塘喷洒防蚊油，减少城镇里的静止水体，蚊子的数量得到控制，蚊子致病的病例也大为减少。运河工程得以在1904—1914年间推进下去，成为医学科学在热带地区具有强大威力的明证。

20世纪的医学突破

19世纪的科学发展为20世纪的科学发展奠定了坚实基础。在整个20世纪，人类在生物学、化学以及生理学领域都取得了空前的成就，并大大拓宽了医学学科的专业领域。尽管很难在这里一一列举

20 世纪医学科学的所有突破，但可以概述一些领域和重要进展。

路易斯·巴斯德和罗伯特·科赫对微生物学做出了杰出贡献，终使免疫学于 1900 年诞生。"免疫"一词，意味着机体对某种疾病具有抵抗力。随着研究者对感染和抵抗力之间的神秘关系越来越了解，这一概念逐渐流行起来。巴斯德注意到，微生物生长需要一定的营养，他指出，宿主的抵抗力使微生物不再生长和繁殖，导致其丧失感染能力。

巴斯德更关注疫苗的研发，而非疫苗具有保护（或免疫）作用的机制。然而，在 1884 年，俄罗斯动物学家埃黎耶·梅契尼科夫在水蚤身上观察到一种现象，他称之为吞噬作用（细胞吞噬），并将细胞吞噬和免疫联系起来。他注意到，这些低等动物体内的阿米巴样细胞明显在吞噬植物类外源物质。他由此推测，水蚤体内的阿米巴样细胞可能类似于高等动物体内的脓细胞。他用显微镜检查感染了各种病原体（包括炭疽杆菌）的动物，发现白细胞会攻击和吞噬病菌。梅契尼科夫把白细胞比作一支军队，能够"对抗感染"。从这些假设出发，梅契尼科夫阐释了有关饮食、便秘、衰老以及人类的生物学未来的惊人看法，成为这方面的专家。他提倡食用酸奶，认为生产酸奶要用到的杆菌能够抑制胃肠道中的细菌，后者会产生有害物质。

梅契尼科夫的细胞免疫学说备受法国科学界推崇。但这是一个竞争激烈的科学时代，德国科学家们提出了化学免疫学说。罗伯特·科赫对细胞吞噬作用的免疫学作用表示怀疑，他的立场在德国颇具分量，他的两位年轻同事埃米尔·阿道夫·冯·贝林和保罗·埃利希认为，发动免疫战争的不是白细胞，而是血清。这种假说有一定的科学依据。免疫动物的血清能够破坏有害细菌，给动物输入免疫动物的血清，能够使它们获得免疫力。这说明血清和白细胞一样，具有免疫功能。1888 年，巴斯德的两位学生埃米尔·鲁克斯和亚历山大·耶尔森发现，过滤了白喉杆菌的培养液比白喉杆菌毒性更强。这可能说明，引起疾病的并非细菌本身，而是这些细菌制造的某种化学毒素。

血清疗法在这些理论的基础上应运而生。1890 年，贝林与工作伙伴、日本助手北里柴三郎一起宣称，动物在被注射相应毒素并得到对破伤风或白喉的免疫力后，其全血或血清能够治愈暴露于致死量细菌的其他动物。血清疗法取得了一些令人瞩目的成就，但并没有被证明有奇迹般的效果——尤其是因为白喉这样的流行性疾病有很大的变异性。尽管如此，血清疗法在 1890 年后逐渐普及开来，抗毒素血清也为破伤风、白喉以外的肺炎、鼠疫、霍乱等疾病提供了解决方案。不过，许多人仍坚信疫苗具有更好的预防作用。1900年前后，出生于俄国的细菌学家沃尔德玛·哈夫金用处理过的鼠疫和霍乱病菌研制出了疫苗。

从 19 世纪 80 年代开始，埃利希一直在探索不同染料的生理和药理学性质，例如，他证明了新发现的疟疾寄生虫对甲基蓝的亲和性。利用埃米尔·费舍尔和其他有机化学家的立体化学思想，埃利希提出了"侧链"的概念，来解释抗原与抗体的相互作用。从根本上来讲，他提出的模式是对免疫的一种化学解释，在一定程度上是分子式的视角，其中包括药理学上的"魔弹"实现的可能性，这也是化学疗法的最终目标。免疫思想在各个方面都与对营养和健康之间关系的研究相联系。营养研究留下了很多可资借鉴的传统。回顾18 世纪，海员中坏血病的问题引发了人们对饮食与疾病之间联系的推测，也引发了苏格兰医生詹姆斯·林德的首次临床试验。

尤斯特斯·冯·李比希在德国的研究工作为关于消化和营养的

有机化学建立了坚实基础。李比希的学生们探索了能量从食物中产生的过程，并提出了饮食平衡的观点。德国生理学家威廉·屈内从1871年起在海德堡大学任教授，开展了引人注目的工作。他提出了"酶"这个术语，描述催化化学变化的有机物质。长久以来，人们习惯用单纯的食物缺乏来解释疾病。然而，在1900年前后，一个新的概念终于产生了：营养缺乏症，也就是说，健康的饮食需要某些特定的化学成分。克里斯蒂安·艾克曼在荷兰东印度公司对于脚气病的研究是非常重要的。艾克曼是第一个为了实验，人为地在小鸡和鸽子身上制造了一种饮食性营养不良疾病的人。艾克曼提出了"必需食物因子"的概念，大致上就是后来所说的维生素。他证实，能预防脚气病的物质（现在我们知道是维生素 B_1）存在于稻子的谷粒壳中，当稻子经过打谷去壳后，这种物质就被去除了。通过对爪哇囚犯的临床研究，他确认未经去壳的糙米能治疗脚气病。

剑桥大学生物化学家弗雷德里克·霍普金斯所做的研究堪与艾克曼相媲美。他发现了食物中非常少量的特定物质（他称之为"辅助食物因子"），这些物质对机体为生长而利用蛋白质和能量来说是必不可少的。美国生理学家埃尔默·弗纳·麦科勒姆揭示了某些脂肪中含有一种重要成分，对于机体正常的生长是必需的，在这项研究的基础上，人们得以了解后来被称作维生素 A 和维生素 D 的元素。在 1928 年，阿尔伯特·圣捷尔奇从肾上腺中分离出维生素 C，并发现这就是柠檬汁中抗坏血病的物质。事实证明，营养缺乏症这一概念产生了丰硕的成果。1914 年，美国公共卫生服务中心的约瑟夫·戈德伯格得出结论：糙皮病（其典型症状是腹部突出）并不是一种传染病，而是由营养不良造成的。戈德伯格在南方的一些州给糙皮病患者提供富含蛋白质的食物，缓解了他们的病症。20 世纪

30 年代，防治糙皮病的因子被证明是烟酸，它是维生素 B 复合物中的一种。

营养研究从广义上可被视为克劳德·伯纳德所发起的"内环境"研究的一部分。另一门新的学科，内分泌学或称对内分泌的调查，也是如此。它的关键概念是激素，这个术语是由伦敦大学学院的威廉·贝利斯和欧内斯特·斯塔林在对蛋白和酶的能量的研究过程中提出的。1902 年，一种被称为分泌素的肠内物质首先被命名为激素（hormone，来自希腊语，意为刺激或激发），它活化胰腺，释放出消化性液体。激素的发现开辟了一个新的领域：研究化学信使如何顺着血流从特定器官（内分泌腺）流转到身体的其他部分。

甲状腺与甲状腺肿（甲状腺肿大）、呆小病（甲状腺功能缺陷）之间的关系早已明确，随之有了手术治疗方案（这方面的成败将于第六章讨论）。和甲状腺一样，胰腺、卵巢、睾丸和肾上腺都被认为是内分泌腺。研究者试图精准确定它们控制哪些新陈代谢过程，它们的失衡会造成何种疾病。当他们发现胰腺向血液中释放了一种有助于控制血糖的活性物质之后，糖尿病是一种激素缺乏症这一点就很清楚了。为了治疗糖尿病，一场提取这种活性物质（爱德华·沙佩谢弗称其为胰岛素）的竞赛便开始了，该物质是由胰腺中的胰岛（又称作朗格汉斯氏细胞）产生的。

研究者们也同样关注垂体，它被认为能够分泌生长激素。美国外科医生哈维·库欣在他的《垂体及其紊乱》（1912）一书中指出，垂体功能异常会引起肥胖（他形容患者有着西红柿般的脑袋、马铃薯般的身体、火柴般的四肢）。治疗甲状腺功能亢进，可采取切除肾上腺或垂体瘤的手术。进一步的内分泌学研究使得雌激素雌酮被分离出来。20 世纪 30 年代，像雄激素睾丸酮那样，雌激素家族也得以阐明。二十年后，在这些发现的基础上，研发了女性口服避孕药。

生物医学的一些最基本的进展与神经学的进展同步，后者对于医学的潜在意义仍未得到充分的理解。自笛卡尔以来，神经系统对于行为调节的重要性被清楚地了解了，但长期以来都是假设多而实验少。

19世纪，实验神经生物学获得了迅猛发展。我们无法在这里详述从查尔斯·贝尔（贝尔氏麻痹［即面神经麻痹］就是以其名字命名的）到查尔斯·谢林顿的一系列重要研究。谢林顿《神经系统的整合作用》（1906）一书常常被称为"神经学圣经"，它清晰地阐明了脑细胞的活动。这种活动包含了两类神经元，在它们之间有一个屏障，使神经冲动能以不同的难易度通过（突触）。尚存在激烈争论的是，戴维·费里尔、谢林顿及其他人在研究中发现的神经电流，是怎么在神经之间传递、穿过突触到达目的地的。越来越多的证据表明，电学和化学过程都在起作用。英国生理学家、药理学家亨利·哈利特·戴尔在麦角菌（一种真菌）中发现了一种物质，他称之为乙酰胆碱，这种物质在某些神经连接处会影响肌肉反应。1929年，戴尔从刚刚被杀死的马的脾脏中分离出乙酰胆碱，并证明它是运动神经纤维受到电刺激后从神经末梢分泌出来的。因此，乙酰胆碱是神经作用于肌肉的化学信使，这是第一个被确定的神经递质。

与此同时，1921年，德国生理学家奥托·勒维正在研究心肌动作的化学基础。他记录道：

> 1921年复活节的晚上，我醒过来，在一张小纸条上匆匆写下了点儿什么，然后又睡着了。第二天早上六点，我发现昨晚我写下了极重要的东西，但我一时认不清那潦草的字迹了。那个星期日是我整个科学生涯中最绝望的日子。然而，到了晚上，

我又醒来，并记起了当时写了些什么。这一次我再也不敢迟疑了，我马上爬起来，跑到实验室，开始做蛙心实验……凌晨五点，神经冲动的化学传导终于被证明了。[4]

勒维的实验表明，心脏在受刺激时，会分泌一种直接作用于某些肌肉动作的物质：胆碱酯酶，它是一种化学抑制剂，能阻断乙酰胆碱刺激物的作用，并产生神经冲动的模式。

进一步的工作明确了其他许多在神经系统中起作用的化学物质。在哈佛大学，沃尔特·布拉德福德·坎农发现了肾上腺素的刺激作用，由此开始根据传递物不同对神经进行分类。更多的研究为中枢神经系统中单胺（包括去甲肾上腺素、多巴胺和血清素）的存在提供了证据。

于是，神经递质-抑制剂模式开始为人所知，这激励了关于控制或纠正脑功能基本问题的新研究。例如，破伤风和肉毒杆菌中毒对神经系统的作用第一次得到了解释。一种在 19 世纪发现的神经退化现象——帕金森病，一直被普遍认为是无药可医的，直至人们认为它和神经系统的化学传递有关。然而，在 20 世纪 60 年代末，人们发现肾上腺的一侧可被左旋多巴刺激。左旋多巴是一种药物，能加强中枢神经系统的多巴胺，作用于去甲肾上腺素的前体，它被认为是一种传导物质。对神经传导及其相关化合物研究的每一步进展都为控制和治疗神经紊乱开辟了新的前景。

这里还应提到的另一个现代科学维度及其医学应用是遗传学。达尔文的基于自然选择的进化理论体系不可避免地使遗传物质在人类发展过程中拥有了突出的地位。但达尔文本人并未给出令人满意的遗传理论，而其"退化论"及优生学等似是而非的概念，曾造成巨大甚或致命的后果，直至 20 世纪 30 年代现代遗传学才真正确立。

　　20 世纪早期，学界在证明新陈代谢紊乱的遗传因素方面颇有成就。伦敦圣巴塞洛缪医院的内科医生阿奇博尔德·爱德华·加洛德首先研究并发表了《新陈代谢中的先天错误》（1909）。他以尿黑酸尿症为例来说明这个概念。这是一种遗传性新陈代谢失调：一种酸大量分泌到尿液里。20 世纪医学上真正的突破出现在分子生物学蓬勃兴起时，1953 年，在位于剑桥的英国医学研究理事会实验室工作的弗朗西斯·克里克和詹姆斯·沃特森阐明了 DNA 双螺旋结构。遗传密码的破解促成了人类基因组计划在 1986 年的确立，该计划旨在绘制全部的人类遗传物质的图谱。关于这个计划能否发现更多的遗传性疾病，人们对此还有很多分歧。许多人相信，下一个重大的医学突破就在基因工程领域。与此同时，临床研究和实验室研究相结合，已确证了诸如囊性纤维化和亨廷顿舞蹈病等疾病的遗传成分。早在 1872 年，美国内科医生乔治·亨廷顿就发现这种舞蹈症出现在家族中。

20 世纪的临床科学

　　很明显，在过去一百年里，医学知识的科学求索经历了结构上的转变。19 世纪初，法国的医学在医院里发展，德国医学科学则开创了实验医学。在更晚近的时代，新场所的出现创造并维持了临床科学。在某些情况下，这些场所是由慈善组织或政府设立的特殊机构。在美国，纽约洛克菲勒医学研究所于 1904 年成立是推动临床医学发展的关键。尽管该研究所最初完全是为了基础科学研究而设立的，但一开始就有意在旁边附设了一所小型医院，用于临床研究。

该医院于 1910 年正式开放。

对美国临床研究产生决定性影响的是亚伯拉罕·弗莱克斯纳 1910 年发表的关于医学教育的报告。教育家亚伯拉罕·弗莱克斯纳是洛克菲勒研究所首任所长西蒙·弗莱克斯纳的弟弟。亚伯拉罕·弗莱克斯纳的调查使许多医学院岌岌可危的处境受到广泛关注。他是德国模式的忠实支持者，当时的约翰斯·霍普金斯大学（位于巴尔的摩）就引入了这一模式。弗莱克斯纳认为，在美国只有五所大学称得上是真正的医学研究中心——哈佛大学、约翰斯·霍普金斯大学、宾夕法尼亚大学、芝加哥大学和密歇根大学。在弗莱克斯纳的报告发表不久后，洛克菲勒基金会向约翰斯·霍普金斯大学捐献资金，赞助其在临床学科中设立全职教席。之后，革新浪潮席卷了整个美国。到 20 世纪 20 年代中期，美国已有二十所大学能与欧洲最强的医学院比肩。1948 年，美国国家卫生研究院成立，进一步推动了整个临床研究体系的发展。临床院系获得大量研究经费，发展迅猛。

从第一次世界大战开始，美国的临床研究在数量和质量上都引人注目。诺贝尔奖的获奖情况可以被视为一种指标。自 1902 年罗纳德·罗斯爵士因发现蚊子在传播疟疾中的作用而获诺贝尔奖以来，英国临床研究工作者再未获此殊荣。然而，相当多的英国人对 20 世纪的临床研究做出了国际认可的贡献，其中包括詹姆斯·麦肯齐，他率先使用多种波动描记器（polygraph）来记录脉搏与心血管病之间的关系。他的工作对于辨识心房颤动以及用毛地黄治疗这种常见病来说尤为重要。他在 1908 年出版的《心脏疾病》一书中概括了自己的丰富经验，但他并未穷尽心电图描记器的所有可能性。更有技术头脑的托马斯·刘易斯后来者居上。

托马斯·刘易斯被誉为英国临床医学的奠基人。他出生于卡迪夫市，于1902年进入伦敦大学学院医院；在那儿，他从一名学生成长为一名教师，后来又担任顾问，直至逝世。刘易斯是第一个完全掌握心电图用法的人。通过动物实验，他将心电图描记器所记录的各种各样的心电波形与一个舒缩周期内心脏活动的事件次序联系起来；由此，当心脏的节律发生紊乱，瓣膜受到损伤，或者高血压、动脉硬化及其他情况引起心脏的变化时，他能够利用这一设备做出诊断。在晚年，他的研究兴趣转向了皮肤血管的生理学以及疼痛的机制，并在自己身上进行实验，试图弄清楚神经系统内痛觉纤维的分布，以及牵涉痛的模式。

1933年，刘易斯将自己1909年创办的《心脏》杂志更名为《临床科学》，这标志着他的兴趣范围扩大至临床。为了潜心研究他所称的"临床科学"，他全力争取设立全职的临床研究职位。到了20世纪30年代初，刘易斯已成为英国临床研究领域最有影响力的人物，而他在大学学院医院建立的临床研究系也成为众多有抱负的临床研究工作者向往的圣地。刘易斯认为，"与生物学其他分支学科一样，临床科学理应有自己的名字，以及自给自足的权利"。[5]

在医学研究的资助与组织方面，英国明显落后于美国。第一次世界大战前，英国（尤其是伦敦）的医学院校都是私立的，组织结构相当混乱，临床研究很少得到鼓励。伦敦的大学教育皇家委员会发起改革，在临床学科中设立以研究工作为重点的现代化的学术院系。到1925年，伦敦的12所医学院校中设立了五个教席。

在英国，临床研究的资金有两个主要来源，其一是政府资助的机构，如英国医学研究理事会，另外一个是医学慈善基金会，比如帝国癌症研究基金会、英国心脏基金会和惠康基金会。自1913年创立起，医学研究委员会（1920年更名为"医学研究理事会"）就一直在鼓励"纯"科学，以及临床研究和实验医学的发展。医学研究理事会还对临床研究做出了其他一些重要贡献，比如支持托马斯·刘易斯在伦敦的工作。

第一次世界大战的硝烟刚消散不久，医学研究理事会就参与了临床研究中两项极其重要的革新。第一项是随机对照临床试验。根据伦敦卫生与热带医学院的医学统计与流行病学教授奥斯汀·布拉德福德·希尔爵士的提议，医学研究理事会于1946年就链霉素对肺结核的疗效进行了一次临床试验。由于该药供应不足，一组受试者接受链霉素治疗，而另一组按传统方法进行治疗的试验被认为是合乎伦理的。在这次试验中，医学研究理事会特别强调了随机选择研究受试者的重要性。这是第一例有记录的以人类为受试者的随机对照试验，为以后的此类研究提供了范例。

第二项创新则是将流行病学的研究手段应用于临床问题的分析之中。医学研究理事会召开了一次会议，讨论肺癌死亡率日趋升高的问题。此后医学研究理事会为希尔提供了资助，希尔又于1948年征募了年轻的理查德·多尔参与调查分析引起肺癌原因的工作；后来多尔成为牛津大学的钦定教授[1]。他们对伦敦二十所医院的病人进行了认真而严谨的调查，发现在肺癌的致病因素中，吸烟是一个极为重要的因素。他们认为这一结论同样适用于全国。在一次由医务工作者参加的重要学术会议上，他们还阐明，如果人们停止吸烟，那么肺癌死亡率将会下降。

这些观察结果对于探明英国高发癌症（美国等其他国家也步其

[1] 钦定教授，牛津、剑桥大学中由国王设立的神学、希腊文、希伯来文、法学和医学教授或讲师的教席。

后尘）的病因而言极为重要，不仅如此，他们的工作还使得流行病学在临床研究中的地位得到了确立。正如最后一个例子所示，现在的医学科学已没有了束缚；它的研究范围与方法已从实验室转向社会调查，帮助人们更广泛地了解、认识疾病。

第六章

医院与外科

罗伊·波特

今天，外科与医院紧密相连。没有医院，就不可能有先进的外科；没有外科，或者说没有一系列侵入性治疗，医院就会失去在医疗体系中的独特地位。二者之间的互惠联系反映了现代医学的现实，但这并不意味着过去的外科与医院也是这样的情形。

18 世纪以前，医院与外科之间的联系是微不足道的。医院的建立从来不是为了满足外科的需求，外科的发展也与医院可提供的设施毫不相关。几个世纪以来，外科手术都是在厨房的桌子上、战场的阵地里和战舰主甲板下方完成的。18 世纪以后，尤其是从 1850 年左右起，医院与外科才开始成为密不可分的伙伴：它们注定要相互紧紧依赖。

传统的外科

尽管 19 世纪以前，外科技术未产生革命性的变化，但它的兴起和发展也如人类一样历史久远。在古代和中世纪，外科医生做过许多缓解病情的小手术，诸如穿刺放脓和包扎伤口之类。无论如何，在 1850 年前，危险的外科手术必须迅速、利索（但手术结果很少是令人满意的）。那时的手术处理的一般都是体表及四肢，极少涉及腹腔和其他体腔，以及中枢神经系统（除非是特别危急的情况，如剖宫产手术）。

考古学揭开了早期的外科手术的面貌。来自颅骨的证据表明，至少早在公元前一万年，人类就曾实施过开颅取物术。手术者（他们也许是巫师）使用石头之类的切割工具凿开部分头盖骨，缓解凹陷性颅骨骨折所致的压力，或者减轻占据了灵魂的"魔鬼"带来的痛苦。古代也有正骨术和截肢术，尽管这些手术都有导致大出血、感染和休克的严重风险。公元前 2000 年的埃及莎草纸医学文献也提到过脓肿、小肿瘤，以及耳部、眼部和牙齿疾患的外科手术。

希波克拉底的著作产生于公元前 5—前 4 世纪的希腊，其中包含许多有关外科的内容，包括外伤论文《论溃疡》和头颅外伤论文《论头部创伤》。在后一篇文章中，作者区分了五种不同类型的损伤，并记述了头部穿孔。骨折的处理方法是用夹板和绷带复位与固定，用刀来切除鼻息肉和扁桃体溃疡，痔疮则推荐使用烧灼术。但一般而言，外科治疗是保守的，不到万不得已，不会对坏疽实施切除。对膀胱结石提倡导管吸出法，若需要实施截石手术，应由专门从事截石术的人操作。显然，血管结扎术尚不为当时的希腊人所知。

事实证明，希波克拉底的伤口处理建议影响了数世纪。他的理论是，化脓对于伤口的愈合而言是必不可少的，因为他认为脓来自污血。这一观念成为后来具有广泛影响的"黄稠脓"学说的基础。

《希波克拉底誓言》说，医生应该将外科工作交给其他人去做：这种区分成为医学劳动分工的一部分，而外科明显被视为较低端的行当，因为它是动手而非用脑的工作。名称就充分反映了这种观念：

surgery（外科）一词源自拉丁语 chirurgia，后者来自希腊语，是 cheiros（手）和 ergon（工作）的组合。一些希腊医生曾经关注过外科。以弗所的索兰纳斯详尽地记述了产科，探讨了分娩椅的使用，并对难产的体位予以说明。例如，当胎儿处于横位时，他进行了后来被称为"转足"的手法，即小心地将一只手伸入子宫，然后向下拉胎儿的一条腿，这样就会是足先露分娩了。在文献记载中，新手术也逐渐出现了。公元 1 世纪，塞尔苏斯第一次详细地描述了截石术。

7 世纪的医生埃伊纳岛的保罗、10 世纪末 11 世纪初杰出的伊斯兰医生阿尔布卡西斯和阿维森纳都讨论过用烧红的烙铁止血的烧灼术。更早些时候，《希波克拉底全集》和塞尔苏斯就已推荐烧灼术作为防止腐烂的一种方法。阿尔布卡西斯在他的重要著作《医学宝鉴》中讨论了许多外科手术，但尤其对烧灼术寄予厚望。

在中世纪的西方，于 11 世纪在意大利南部的萨勒诺兴起的萨勒诺医学学派十分重视外科手术，尤以处理颅骨伤口闻名。他们提出了干燥处理伤口的想法。这个想法在法国人亨利·蒙德维尔和居伊·德·肖利亚克的论述中进一步发展。肖利亚克的著名文献《外科学总论》（1363）中就有关于感染伤口处理的讨论，该书成为此后两个世纪最有影响的教科书。肖利亚克还强调了伤口清洁和闭合的重要性，质疑了"黄稠脓"的旧学说：与传统观点背道而驰，肖利亚克提出，没有脓的伤口愈合得更快。

传统的外科手术是由兼任外科医生的普通理发匠进行的，对他们来说，理发和修面能保障每日有固定的收入。外科手术有时也由走方郎中（常称江湖医生）进行。他们尤擅某些（往往是复杂或危险的）手术。直到 19 世纪，走方拔牙者（现代牙科医生的先驱），能进行白内障切除术的眼科游医，以及会去除膀胱结石的截石者依然存在。疝的外科治疗也长期掌握在所谓"江湖医生"手中（正式注册的外科医生往往不愿意处理疝，因为极易导致阉割）。巡游四方的"治疝大师"一直活跃到 18 世纪。

然而，从 16 世纪起，外科开始变得越来越有条理。著名医生安布鲁瓦兹·帕雷将帕多瓦大学教授维萨里的《人体的构造》（1543）的部分内容译为法语，收入自己的《人体解剖学总论》（1561）中，使维萨里的优秀解剖学教材能为那些完全不懂拉丁语的理发匠兼外科医生所用。帕雷 1510 年出生于法国北部，曾跟随一位理发匠兼外科医生当学徒，后来多次参与战地救护。他在自己的《全集》中总结了战场外伤处理的经验，描述了许多治疗方式。该书出版于 1585 年，当时他 75 岁。其中最重要的是帕雷血管结扎法和他发明的替代以热油灼烧处理开放性伤口的方法。正如他在 1545 年出版的《伤口处理方法》一书中讲述的那样，他用蛋黄、玫瑰油、松节油调制了一种敷在伤口上的油膏（或"消化剂"）。这种调制的油膏在应用后大获成功。经此处理的伤口减少疼痛，也不肿胀，一般不会发炎。由此推论，枪伤并不是非烧灼处理不可——烧灼应专门用来处理坏疽伤口或者阻止感染伤口出血，帕雷因此放弃了热油处理的方法。

都铎王朝和斯图尔特王朝时期的英国也有才华横溢的外科医生。约翰·伍德尔《外科医生之助手》（1617）长期被用作海军外科手册。理查德·怀斯曼被誉为"英国外科之父"，他的《外科论文》（1676）专门叙述了军事外科和海军外科。同时他的《论伤口》（1672）标榜是专为那些"不愿让太多书加重药箱负担"的船医准备的。然而，伤口的治疗仍然保留了神秘而古怪的一面。例如，17 世纪由凯内尔姆·迪格比爵士等人研制的"伤口药膏"中就有许多费解之物。这是用蚯蚓、氧化铁、猪脑和木乃伊粉等制成的奇特混合物，用于治愈剑伤。它不是抹在伤口上的，而是抹在造成伤口的武器上的。这种想法显然是利用了魔法。

在 19 世纪 40 年代之前，麻醉尚未引入手术，所有的侵入性外科手术都只能寄望于术者敏捷的手、锐利的刀、镇定的心态，这样才能将痛苦降到最低。长时间或者精确度要求较高的手术是超出早期外科医生水平的。然而，在极度紧急的情形下，一些高度危险的手术也是要做的，其中争议最大的手术之一就是剖宫产术。当时的许多权威，包括帕雷在内，都认为该手术不可避免地会导致死亡。第一例详细记载的剖宫产术是 1610 年由德国维滕贝格市的杰里迈亚·特劳特曼医生所实施的。1689 年，法国桑特市的让·鲁洛医生也成功地为一位因患立克次氏体病而不能正常分娩的妇女做了剖宫产术。直到 18 世纪 90 年代，英国才有了母亲存活的成功剖宫产术的记载。

在这种情形下，大多数传统外科医生的工作仍然是常规的、小型的和相对安全的手术（往往也是极为痛苦的手术）。这些手术都是些日常的治疗，如包扎伤口、拔牙、处理性病（自 16 世纪起变得很常见）的下疳和疮、处理皮肤瑕疵等等。最常见的外科操作是放血，它被视为这一行当的标志，往往是在病人的请求下才施行的。正常的放血方法（专业上称为"静脉切开放血术"）是将止血带系在手臂，使前臂的静脉鼓胀，然后用柳叶刀刺开显露的静脉。人们通常将这种放血形容为"让静脉呼吸"。杯吸法是另一种抽吸血液的常用外科疗法，也被用来抽吸疖和类似的疹；水蛭也常被用于同样目的。放血术符合体液学说，尤其是多血质理论，即认为发热、中风或头痛之类的疾病均源于血液过量淤积。长期以来，这种"治疗"早已超越了它最初的理论依据，与通便、催吐一起成为最为流行的治疗方法，一直盛行到 19 世纪中叶。

传统的医院

虽然古希腊医学先进，但没有医院。在希波克拉底时代，病人可能在医生家里或者在阿斯克勒庇俄斯（古希腊的医神）的神殿里得到治疗。在罗马帝国时期，有一些被称为军事医院（valetudinaria）的设施用于缓解奴隶和士兵的病痛，并为徒步旅行者提供居所。然而，在基督教时代以前，没有任何证据显示有专门用于收诊病人的建筑。

基督教信仰的胜利带来了护理的兴起，也使得医院作为一种医疗机构问世了，这并非偶然。基督曾创造过治愈的奇迹，使盲人复明，为疯人驱魔。慈善就是基督徒至高的德行。以爱、事奉和救赎之名，信徒们嘱咐去照顾那些需要帮助的人——贫困、残疾、饥寒交迫、居无定所和患病的人。君士坦丁（逝于 337 年）皈依基督教，使其成为帝国的官方宗教。"医院"随即作为虔诚的基地而兴起，宗教团体用它们来致力于服务同胞。

因此，法比奥拉于 390 年建立了一所医院。她皈依了基督教，并将余生奉献给了慈善事业。尽管她是一位贵妇，却与罗马的病人和穷人打成一片。她的老师哲罗姆写道：

> 她变卖了手中所有的财产（与她的地位相称，这笔财产数额巨大），换成钱来创办医院，救济穷人。她是第一个成立医院的人。她可能收容过落魄街头的病人，护理过贫病交加的不幸儿。难道还需要我一一述说人们的种种疾患吗？需要我提到鼻裂眼突、半只烧伤的脚、满是疮疤的双手吗？或者水肿、萎缩

的肢体？或者生蛆的腐肉？法比奥拉常亲自去背那些染了黄疸、满身污秽的病人，她也常常冲洗伤口的脓液，而这些景象是其他人（包括男人）甚至看都不愿看一眼的。她亲手喂病人进食，用少许水湿润行将就木者干裂的嘴唇。[1]

作为一种基督教慈善行为，这种护理和治疗的理念在整个中世纪仍很有影响，推动了医院的建立。

一些医院属于宗教场所的附属设施，毕竟，修道院本身也需要医疗设施来照顾生病的僧侣。整个中世纪，在正规宗教团体的管理下，上千所这样的机构以虔诚捐赠的方式建立起来了。这些"医院"（也许称其为"救济院"更妥帖）往往是为时短暂的，一般比较简陋，只有十几张床和几个负责的僧侣。

大城市的情况则有所不同，这里的医院拥有更为深远的历史渊源。到公元 7 世纪，君士坦丁堡（罗马帝国当时的首都）已建立了一些设施足够完善的医院，为男女病人提供隔离病房，为外科和眼科的病人设置特殊病房。君士坦丁堡的潘托克拉特医院的创建章程（1136）规定：医院内应当提供医学教学。从 10 世纪起，在开罗、巴格达、大马士革和其他伊斯兰城市均建立了多功能的医院。一些医院提供医学教学。在中世纪早期，拜占庭和黎凡特的医学远比欧洲拉丁地区发达。

在西方基督教国家，从 12 世纪开始，随着人口、贸易和城镇的发展，医院也有了很大的发展。中世纪的医院仍然常常与教堂或修道院联系在一起，医院中的活动是围绕宗教礼仪安排的。对这些医院来说，更重要的是让病人接受圣礼后在恩典中死去，而不是拼命施救，暂时延长生命。在中世纪的英国和欧洲大陆的农村地区，临终关怀机构主要为穷人、老人、体弱者、朝圣者提供照顾，并不是为了治疗病人。

在 12—13 世纪，建立了数百个麻风病人收容所。到 1225 年，欧洲大约有 19 000 个这样的机构。高墙将其与社会分开，内有专供病人居住的小棚屋。随着麻风病的减少，这类收容站被用于治疗疑似携带传染病的人、精神疾病患者，甚至穷人，其中一些后来成了医院。巴黎郊外靠近圣日耳曼德佩修道院的皮特戴梅森医院起初是**183** 一个麻风病院，后来用于收容贫穷的梅毒患者和患病的朝圣者。伦敦城墙之西的圣吉尔起初也是一个麻风病院。

14 世纪，腺鼠疫肆虐整个欧洲时，麻风病院首先被征用为鼠疫医院。为保护贸易和城市人口，以守护圣人圣拉撒路命名的传染病院在 14 世纪后期建立。第一个有记载的传染病院建于 1377 年，位于克罗地亚的亚得里亚海岸的拉古萨。随后是 1383 年马赛的疗养院。1423 年和 1468 年，威尼斯的拉古岛建立了两所传染病院。二十年后米兰也建了一所隔离病院。1498 年在纽伦堡建立的圣塞巴斯蒂安医院后来成为德国鼠疫医院的样板。

正是在意大利城市——威尼斯、博洛尼亚、佛罗伦萨、那不勒斯和罗马，中世纪最出色的医院得以创立。与小的乡村基金会不同，意大利主要城市的医院往往有一批住院的医务人员。在意大利都市，中心医院在照顾贫病者方面发挥了关键的作用。宗教社团开始主动承担慈善义务，有的甚至管理医院。几次大瘟疫的暴发和其他流行病的蔓延促进了医院的建设，因此，至 15 世纪，仅佛罗伦萨就有 33 所医院，大约每 1 000 人就有一所医院。这些医院规模大小不一，有的不足 10 张床位，而最大、最著名的圣玛丽亚医院（建于 1288 年）拥有 230 张床位。佛罗伦萨的这些医院主要是为了收容孤儿、朝圣者、寡妇、赤贫者，只有七家医院主要是为了收治病人，但它们确实拥有自己的医务人员。14世纪的圣玛丽亚医院有六位客座医生、一位外科医生和三位初级医务人员。

在英国，到14世纪末，大约有470所"医院"。普遍规模很小，几乎不具备医疗条件，病人数量少则两三个，多则三十上下，平均十个。只有在伦敦，才有真正意义上的医院。在亨利八世和爱德华六世推行宗教改革期间（1536—1552），修道院和小教堂被解散，实际上结束了这种宗教捐赠传统，王室乘势夺取了它们的财产，不过又在新的非宗教的基础上重建了少数医院，圣巴塞洛缪医院（1123）和圣托马斯医院（约建于1215年）、基督医院和贝斯勒姆医院（后两者于13世纪建立）均被王室出售给伦敦市政委员会。圣巴塞洛缪医院和圣托马斯医院主要收治贫穷病人，贝斯勒姆医院则收容精神病人。然而，尽管伦敦在斯图亚特时期逐渐成为一个大都市（到1700年时伦敦人口已达五十万，与巴黎并列欧洲最大城市），但它只有两所真正的医院。除了首都之外，英国其他地方根本没有医院。

在天主教国家，没有发生亨利八世那种剥夺医院资产的改革。16—17世纪，西班牙、法国、意大利等国的慈善基金随人口的增长而增长。医院的宗教和非宗教方面相辅相成，虽然医生和护士之间偶尔会因医疗优先事项和虔诚目的之间的关系而发生冲突。对医院的慈善捐赠在当地的保护措施、赞助和家族权力这一链条中发挥了作用。在法国，普通收容院（类似于英国的救济院）于17世纪产生，作为一种用来避难的机构，更严格地说，是收容乞丐、孤儿、流浪汉、妓女和小偷，以及病人与疯子的机构。巴黎的主宫医院被设计成更为专门的治疗机构，并且是由宗教团体管理的。

18世纪欧洲大陆医院中的明星或许应是维也纳综合医院，于

1784 年由皇帝约瑟夫二世重建。维也纳医院用古老的方式，为穷人提供庇护，也为病人提供医疗设施。该院计划容纳 1 600 名病人，并分成六个内科、四个外科及四个临床科室，有 86 张病床用于医务人员的教学需要。作为约瑟夫大帝二世实现哈布斯堡帝国现代化的一部分，省级医院也在奥尔穆茨（1787）、林茨（1788）和布拉格（1789）相继建成。其他一些德语区也建立了新的医院，包括维尔茨堡的尤里乌斯医院（1789），该院的手术室广受赞誉。1768 年，柏林的查利特医院成立。在乌克兰，凯瑟琳大帝（1762—1796 年在位）创办了一个大型的奥布霍夫医院。

185

虽然按照欧洲的标准，早期现代的英国给予医院和孤儿院等类似机构的资助极少，但在启蒙运动时代，这种恶劣状况迅速得以改善，其时世俗和宗教的慈善家均筹集到许多新的资金。18 世纪英国新建了专门收治穷人的医院（尽管不是为教区贫民服务，贫民要按《济贫法》处理）。人们希望，为那些德高望重的贫病者提供免费治疗，能够强化家长制、服从和忠诚的社会联系。

伦敦是最早受益的。1720—1750 年间，伦敦市在原来两所老医院的基础上，又增添了五所医院：威斯敏斯特医院（1724）、盖伊医院（1724）、圣乔治医院（1733）、伦敦医院（1740）和米德尔塞克斯医院（1745）。所有这些医院都是综合性医院。这又促进了各个省级医院的建立，而在此之前各省完全没有真正意义上的医院。1729 年，爱丁堡皇家医院建立，温彻斯特和布里斯托（1737）、约克郡（1740）、埃克塞特（1741）、巴思（1742）、北安普顿（1743）等二十多个城市的医院也相继建立。到 1800 年，英国所有的大小城镇都有一所医院。传统天主教和商业城市首先建立医院，接着是像谢菲尔德和赫尔这样的工业化城镇。

208

剑桥医学史

在增加这些综合基金会的同时，人道主义者也将钱投向一些接收特殊病患的专门机构。伦敦的圣卢克医院创办于1751年，它成为当时除伦敦贝斯莱姆皇家医院之外唯一一家公立精神病院。与管理粗暴、备受诟病的伦敦贝斯莱姆皇家医院不同，圣卢克医院吹响了乐观的号角，该院医生威廉·巴蒂称，如果精神病人得到人道的对待，精神疾病绝不比其他疾病更难医治。到了1800年，其他大城市（如曼彻斯特、利物浦、约克郡）均有了公立精神病院，并得到了慈善事业的支持。与精神疾病患者一样，性病患者也成为慈善家关注的对象。这无疑说明，舆论的风向发生了变化。过去严厉的宗教观念认为这种疾病是对恶习的有益惩罚，这样的观念已被以下启蒙思想替代：解除病痛是一种人道责任。建于1746年的伦敦洛克医院就是专为性病患者开设的。与之相仿的是另一个伦敦慈善机构，抹大拉悔改妓女收容医院（1759）——这里与其说是一家医院，不如说是个避难所，供那些希望改过自新的妓女学一门手艺的地方。

另一种新机构是产科医院。伦敦最早建立的产科医院是不列颠医院（1749）、城市医院（1750）、综合医院（1752）和威斯敏斯特医院（1765）。这些医院满足了大多数人的需要，特别值得一提的是，它们保障了贫穷妇女卧床休养的需求。它们也为非婚生子的未婚妇女（大多是女仆）接生，不会过问任何私人问题。许多新生儿被送到布鲁姆斯伯里的弃婴医院（1741）。无人认领的孩子会得到新的名字并一直生活在那里，他们接受教育，学会一门手艺。然而，产科医院出于慈善目的而做的安排遭到反对，因其母婴死亡率骇人听闻，后来被证明是由于细菌感染。尽管如此，这些医院仍是医学生实习产科技艺的基地。

综合性医院提供治疗、食物、住院和康复的机会。到1800年，仅伦敦的医院每年就救治两万名病人。但是，与其他国家的医院一样，这些医院的业务范围仅限于较轻的病症，它们不愿治疗感染性疾病。因为让发热者住院不会获得任何益处，他们不可能被治愈，并且肯定会让发热像野火一样蔓延开来。无论如何，收治传染性疾病患者的发热隔离医院还是建立起来了。伦敦第一所发热医院（被委婉地称为"康复之家"）于 1801 年开办。另一种新的治疗形式是门诊部，药房也随之建立。

北美也有类似的发展过程。1751 年，费城创建了第一所综合性医院，大约二十年后，纽约医院建立。随后，波士顿的马萨诸塞州总医院也于 1811 年成立。所有这些医院都接纳贫穷的病人。

临床查房的开始

187

在 18 世纪，医院越来越多向医学生开放，教师也会将医院中的启发性案例作为教学材料。在维也纳，18 世纪 70 年代由安东·斯特克主导的医院改革成为病房临床教学的开端。爱丁堡医学院的成功在很大程度上就归因于学校与城市中的医院的密切联系。约翰·卢瑟福教授于 18 世纪 40 年代在那里开办了临床教学课程，并从 1750 年起建立了一个特殊的临床病房，其中的病人被用作专业临床课程的教材。"一些有教学指导意义的病患，"医学生约翰·艾金于 18 世纪 70 年代写道，"被挑选出来，安排进医院的不同病房里，由医学院的一位教授负责诊治。学生们每天随他一起查房，记录下每位病人的状况和他所开的处方。在特定的时间，会召开讲座讲解病例，追踪和解释疾病的所有进展性变化，并说明治疗的方法。"[2] 这些课程要求学生们主动地探视病人，研究教授的报告。

起初，英国的医院几乎很少参与教学。1711 年，知名的伦敦外科医生兼解剖学家威廉·切塞尔顿开设私人外科讲座，但在1718年他将讲座迁到圣托马斯医院，一年开设四次课程。临床教学建立起来了，学生们被鼓励跟随教师查房以及参观手术室。这种实践形式流行开来。1759年，费城的威廉·希彭参观了伦敦的诸所医院，他在日记中写道：

> ［8月4日］看了外科医生韦先生在盖伊医院行膝以上腿部的截肢术，其8字结扎十分灵巧……［8月23日］看了阿肯塞德医生收治病人、开处方，收进58人……［9月5日］……看贝克先生做了三例手术，一例腿、一例乳房，还有一例是一个姑娘的下颌肿瘤，十分顺利……［11月7日］到巴塞洛缪医院，观摩了我所见过的最漂亮利落的腹股沟疝手术，是由波特先生，一位非常聪明灵巧的外科医生做的。[3]

这些记录表明，当时的人们相信医院的外科治疗正在进步。

188

学生在省级医院中的地位越来越显眼，产科医院这样的专科医院对于学生们的培训至关重要。其中，伦敦一家名为新综合产科医院的机构允许医学生作为男助产士的助手。根据布里斯托的医生托马斯·贝多斯的说法，这些培训使伦敦在1800年时"成为整个英国，乃至可能是全世界最先进的医学教育与培训之地"。[4]

宗教护理团体

长期以来，医院护理作为基督教服务理念的一部分，一直是由宗教团体提供的。直到晚近的时代，在天主教欧洲，护理仍然主要是宗教团体掌管的事情。所有的修道院均有照应上帝庇佑的穷人（包括病人）的职责。每一个男、女修道院都有医务人员，他们负责管理病房，并在助手的帮助下照顾病人。在十字军东征时期，耶路撒冷的圣约翰十字军骑士团（后来被称为马耳他骑士团，该骑士团是圣约翰救伤队的前身）、条顿骑士团、圣殿骑士团和圣拉撒路骑士团等在护理事业和医院建设方面都极为活跃。在 17 世纪的法国，文森特·德·保罗牧师创建了慈善姊妹会，主要开展护理工作。

然而，在法国大革命时期，教会受到全面攻击，宗教护理团体也随之被废除，慈善机构被收归国有。革命党人没收了宗教基金会的资金。出人意料的是，由于政治上的悬而不决、腐败和急剧的通货膨胀，为穷人提供的福利与医疗服务急剧减少。既是出于主动选择也是迫不得已，拿破仑在很大程度上又恢复了原状：医院的经费由慈善捐赠提供；护理人员由宗教团体提供，尤以慈善姊妹会为主，它在 19 世纪得以发展壮大。在新教国家，护理人员的素质参差不齐。在乔治王朝时期的英国，人们对护士的刻板印象是醉醺醺，邋里邋遢，以暴脾气示人。

医院改革运动

189　　如果说护理还有待改进，那么医院本身，名义上的康复之地，轻易变为死亡之所，疾病之源，扩散了它本应缓解的疾病。但在 18 世纪，这些老旧、腐败又不卫生的机构受到了广泛的批评，医院改革运动由此开始了。受人道主义推动，英国慈善家约翰·霍华德在人生的最后几年，将精力从监狱改革转到医院改革。他行走四方，将改革理念传播到了欧洲大陆。他尤为强调清洁和新鲜空气的必要性，以对抗致命的瘴气，他与其他人认为瘴气就是导致监狱和医院中疾病滋生、死亡率居高不下的原因。

医学界本身对医院的改革并不是漠不关心的。当路易十六要求法兰西科学院开始医院改革的时候，杰出的外科医生雅克·特农被派去访问英国。普利茅斯皇家海军医院及其完全通风的楼房给他留下了深刻的印象，他怀着对于新建筑的崇高愿景回到了巴黎。但是这些重建计划未能实现，因为法国大革命不信任医院，将其视为宗教教化和寡头权力的代理。法国大革命对医疗机构的直接影响是消极的。

外科地位的提高

18 世纪的欧洲，外科的质量和地位日益提高。许多世纪以来，外科被称为"理发匠的技艺"，被贬低为一门手艺，而非一门人文科学。外科在医学界的地位一直从属于物理学。外科医生的职业资格的取得不是通过学术课程，而是通过实践经验；不是通过大学的实践教育，而是通过学徒年限。在职业行当中，外科医生的地位一直以来都很低。他们被描绘成卑下、污秽的形象，因为他们不像内科医生那样手指干净、头戴假发、喷洒香水，而习惯性地在处理病损和腐烂的肉体——肿瘤、囊肿、骨折、坏疽和梅毒性下疳等等。外科的器械也是令人恐惧的——刀、烙铁、截肢锯。人们讽刺外科医生，将他们比作屠夫或酷吏。

190

在麻醉未出现的时代里，作为同时代人中被嘲讽的对象，外科医生在历史学者笔下都很不堪，常被描绘成失误不断、鲜血淋淋的锯骨老先生。然而，这些夸张的描绘只是部分事实，近来对 17—18 世纪外科医生日常工作的研究展现出一幅不同的图景。历史学者着墨最多的那些骇人听闻、频频致命的截肢术或钻孔术，事实上只是偶尔实施。普通外科医生的主要业务是小规模的修补：放血、拔牙、癞疽处理、疝气手术、腿溃疡治疗、瘘管缝补、性病治疗等等。传统的外科医生还必须做大量的日常常规处理工作，如清创、排脓、上药和包扎。他们处理的情况大多未到危及生命的地步，其干预措施也极为普通。

对普通外科医生的研究已表明，那些理智看待自己业务范围的外科医生的手术致死率很低。他们从事体腔外科的范围很小，因为他们清楚其中的风险：创伤、失血和败血症。一位18世纪的灵巧的外科医生能够取出膀胱结石，或者切除乳腺肿瘤。1810年，在无麻醉的情况下，法国著名外科医生多米尼克-让·拉雷切除了小说家范妮·伯尼的乳腺肿瘤。她活了下来，尽管她经历了剧烈的疼痛。这里将其详细的手术记录摘要如下：

> 杜布瓦先生把我放在床垫上，在我脸上盖了一块细纱手帕。但它是透明的，透过它能看到床四周立刻围上了七个男人和一名护士。我不愿意这样，但恰在此时，我透过手帕看到了闪闪发光的手术刀，我赶紧闭上眼……
>
> 可是，当可怕的手术刀插进我的胸部，切开静脉、动脉、肌肉、神经的时候，我不可自抑地大叫起来。我的喊叫声贯穿了整个手术过程。我甚至奇怪地感觉到自己听不见自己的尖叫声！这种剧痛让人受不了。当切口开好、器械拿下时，疼痛并未减轻。因为空气突然冲入伤口处，感觉似乎是一把小而尖、有分叉的匕首，撕扯着伤口的边缘。我感觉到这把匕首在刻一条曲线，一条别别扭扭的曲线，假如我可以这样说的话。同时肌肉抵抗的力量是这样大，以致手术者不得不紧紧地握住手术刀。他也

191

累了，又从右手换到左手。那时，真的，我想我大概要断气了，我试着不再睁开双眼……这个器械却在此刻撤下了，我猜想手术完毕了——哦，不！那可怕的切割又来了。比先前更糟，它在将那个该死的腺体从基底部和附着组织中分离出来……真是没完没了……[5]

腹腔的手术探索留待未来。心脏、肝脏、大脑和胃部的功能失常不是用刀，而是用药物和管理来解决。在麻醉和消毒技术问世前，大的内脏外科手术是不敢设想的。直到1800年以后，外科医生才开始做子宫切除术和其他妇产科手术，但当时医学界中的许多保守人士仍不同意这种"轻率举动"。

然而，在某些外科领域，进步却日益显现。膀胱结石的治疗就是一个例子。传统术式被称作"经会阴正中切开取石术"（apparatus major），即扩张并切开尿道，使器械进入，取出结石。大约在1700年，一位名叫雅克·博利约（他穿着方济会修士的衣服，以确保旅行安全）的走方医生发明了一个更好的方法。雅克发明的这种侧切术式包括切开会阴，打开膀胱与膀胱颈。据说雅克做了大约4 500例膀胱截石术和2 000例疝气手术。

两位著名的外科医生，阿姆斯特丹的约翰内斯·劳和伦敦的威廉·切塞尔顿，应用雅克的方法也获得了巨大成功。切塞尔顿凭借以极快速度进行膀胱截石术而名声大振，他能够用正好两分钟完成这一剧痛的手术过程，而同时代的其他医生做同一手术要花二十分钟。他也因此收取高额费用，每次的手术收费高达五百几尼。这个例子说明了早期现代医学中的一般情形：由游医或江湖医生（这些人无所畏惧，没什么可损失的）首创的技术革新及时进入常规实践。

疝气的治疗也是如此，传统上，这也是游医的专长，然后正规外科医生也开始做疝气手术，并对手术进行了改进——制作了疝气带。

其他各类手术也经历了类似的逐步完善的过程。值得一提的是，一位名叫让-路易斯·佩蒂的法国军队的外科医生设计了一种大腿截肢的新术式。他发明了一个在结扎血管时能有效控制血流的止血带，帕雷曾推荐过这种做法。佩蒂还证实了女性乳腺癌扩散到腋下局部淋巴结的现象。军事外科也有了进步，尤其是枪伤的处理。地方战事、大规模殖民活动和海军扩张源源不断地需要愿意到海外服务的低年资外科医生。到18世纪早期，英国舰队有274艘船，每艘船都有一名外科医生及若干助手。对于那些忍耐力极强的人〔比如托比亚斯·斯摩莱特的小说《蓝登传》（1748）中身为外科医生的主人公〕来说，海军或军队的服役生涯使他们获得了丰富的经验，由此踏上成功的职业之路。

外科专科医生开创了新的技术。到1700年，人们认识到白内障涉及晶体的硬化。法国眼科医生雅克·达维尔发明了一种摘除眼睛晶体的方法，一旦眼睛的晶状体因白内障而不透明，就可以将它取出。他做了上百次这样的手术，都很成功。英国走方眼医约翰·泰勒也擅长这种手术，他也在欧洲许多王宫里干净利落地做了大量的手术。按照泰勒的反对者的说法，正是他过分自信，才导致巴赫和亨德尔失明。

另一些外科医生也凭借可靠的技术或创新而名声大振。伦敦圣巴塞洛缪医院的外科医生珀西瓦尔·波特是一位拥有人性关怀的手术者，他发表了关于疝、颅脑损伤、阴囊积水（囊肿胀）、肛瘘、骨折、脱臼的著述，他还首次观察到扫烟囱的工人易患阴囊癌。皮埃尔-约瑟夫·德索是弗朗索瓦·比夏的老师，也是第一本外科期刊《外科杂志》（1791）的创办者，他改善了骨折的治疗方法，发明了

193

动脉瘤的血管结扎方法。德索坚信，外科医生应该通晓生理学和解剖学。矫形学开始崭露头角，特别要归功于日内瓦的让-安德雷·维内尔，他设计出纠正脊柱侧弯和其他脊柱缺陷的机械装置。

由于外科的这些进步和产科手术的变化，外科在行业中的地位日益提高。这种变化最早发生在法国。与其他地方一样，法国的外科医生起初亦是由理发匠兼任。1540 年，伦敦理发匠-外科医生协会由议会批准成立，他们承蒙皇家的恩赐，成功摆脱了理发匠的身份。1672 年，巴黎的外科医生皮埃尔·迪奥尼斯荣幸地被指派在皇家植物园讲授解剖学和外科学。1687 年，可怜的路易十四患了肛瘘，但这为查理-弗朗索瓦·费利克斯提供了绝佳的机会。他给"太阳王"做了一次成功的手术（他先在穷人身上做了试验），从而提高了外科医生的声望。

从 18 世纪早期起，通过讲座和演示进行外科教学在巴黎已经十分普遍。1731 年出现了突破性的进展：国王特许建立皇家外科学会。十二年后，路易十五解除了外科医生与理发匠之间的联系，并于 1768 年废除了以学徒制培养外科医生的惯例。此后，外科医生与内科医生并驾齐驱，外科不再是一门单纯的手工技艺。将外科视为科学的观点与启蒙运动强调实践（"经验"）学习胜于书本知识是一致的。在这一背景下，人们有可能将外科吹嘘为最具实验性，因而也最具进步的医学分支。

由于这些发展，在 18 世纪的大部分时间里，法国在外科方面领先世界，吸引了全欧洲的学生。首先在巴黎，后来在其他地方，医院成为外科教学的基地。低年资外科医生被雇为换药员，或者做学生的指导教师。主宫医院的外科医生德索引入了床边教学法。自从 16 世纪的安德雷亚斯·维萨里以来，将医学教育转移到医院进

194

行，进一步巩固了外科学与解剖学之间日益密切的联系，并为建立"局部解剖学"或"病理解剖学"打下了基础。后者在法国大革命后的巴黎医院中十分盛行，这种观念认为疾病与特定器官、局部病理变化密不可分。

其他地方也有类似的发展。尤为重要的是，亚历山大·门罗出任爱丁堡医学院首次设立的解剖学和外科学教席的教授，就职业而言，他是一名外科医生。他协助建立了爱丁堡皇家医院，并使爱丁堡成为当时医学教育的中心。他的《骨科学》（1726）、《论比较解剖学》（1744）和《解剖生理学观察》（1758）成为重要的解剖学文本。

门罗不仅讲授解剖学，也指导医学生和外科学徒的手术操作。由于爱丁堡的医学教育取得巨大成功，英国传统上那种内外科之间的地位差异开始瓦解。从1778年起，爱丁堡皇家外科学院开始颁发自己的文凭，差不多和学位一样珍贵。爱丁堡的医学生意识到，如果他们迫切希望成为全科医生，从事各种治疗的话，他们应当学会内科和外科两种技能。

医院的日益壮大可以说是外科医生的一桩幸事。一来，这些新型医院收到许多意外事故和急诊的病例，他们恰恰是由外科医生而不是内科医生处治的；二来，医院也提供无人认领的尸体（主要是穷人的）给外科医生和学生，作尸体解剖之用。另外，医院还给外科医生提供向学生授课的设施。除了医院，解剖学校也日渐增多，首先在巴黎，随后是伦敦，这极大地提高了外科的声誉。

到1800年，外科医生已摆脱旧时理发匠和放血师的身份标签，不再是受众人蔑视之人：在伦敦，外科医生协会于1745年从理发匠行当中分离出来。外科医生的地位不断提高，到20世纪骤然上升，可能是所有行医人员中最引人注目者。

195

临床医学的诞生

1800 年前后，随着新型医学科学的发展，特别是体格检查、病理解剖和统计学的引入，医院逐渐由慈善、照护和恢复场所，转变为医疗权威机构，持续至今。

巴黎开创的新的解剖和临床方法，其基地不是报告厅，而是可以获得大量实践经验的大型公立医院。"临床医学"（又称医院医学）逐渐成为医学的中心。临床医学利用医院设施进行尸体解剖，将患者死亡后的内在临床表现与生前的病理变化联系起来。公立医院有大量病人，这意味着疾病被确定为以相同方式折磨所有人的身心苦痛，它并不是因人而异，从而可以用统计学来确定典型性疾病的概貌。这种方法是由巴黎沙普提厄医院的菲利普·皮内尔、内克医院的勒内·雷奈克以及主宫医院的皮埃尔·路易斯在 1800 年前后创立的。他们强调的不再是症状，而是病灶，即疾病的客观面向。

随着人口的增长，19 世纪的医院也有了显著的增长。例如，伦敦在 18 世纪初人口不足 50 万，到 1900 年时人口已达 500 万。1800 年，美国总人口数刚刚超过 500 万，其中生活在城市社区的人口只有很小一部分；相应地，医院也只有两所——宾夕法尼亚医院和纽约医院（建于 1771 年）。到 20 世纪初，美国的医院已超过 4 000 所，几乎每个城镇都有一所医院。

新的医院建立起来，以满足增长的需要，医务人员开始积极主动推动医院的建立——因为医院已成为专业进步的重要手段。18 世纪末，医生就开始建立自己的机构，专攻特殊病例。到 1860 年，仅伦敦专为门诊病人设立的专科医院和药房就至少有 66 所，包括皇

196

家胸科医院（1814）、皇家布朗普顿医院（1841）、皇家马斯登医院（1851）、大奥蒙德街儿童医院（1852）、国家医院（治疗精神疾病）以及女王广场医院（1860）。

专科医院在发达国家如雨后春笋般出现。1802年，巴黎创建了儿童医院，其后，柏林于1830年、圣彼得堡于1834年、维也纳于1837年相继建立儿童医院。1824年，麻省眼耳科医院成立；1832年，波士顿产科医院成立；1836年，纽约皮肤病专科医院成立，还有更多，不胜枚举。妇科医院也开始建立。专科医院不承担过于宽泛的护理职责，因此，它们比综合性医院更早实现了"医疗化"，而综合医院仍继续起到救济贫穷病人的作用。在专科医院里，医生控制着患者的入院、预约和相关政策，并开创了新的疗法。

与此同时，也出现了有组织的教学医院，其往往附属于大学。1828年创建的非宗教大学——伦敦大学学院（此时牛津大学和剑桥大学仍然属英国教会）于1834年开办了自己的医院，后来与其医学院挂钩。国王学院圣公会回应了这一发展，它于1839年开办了国王学院医院。随着现代化医院的发展，护理工作也发生了变化，越来越专业化，并获得了自己的职业结构。

麻醉和抗菌的时代

19世纪上半叶带来了外科专业地位的提高，这部分归功于约翰·亨特，他树立了外科学是一门进步科学的形象。在法国，20年的战争使军事外科医生崭露头角，尤其是多米尼克-让·拉雷和纪尧姆·迪皮特朗。拉雷是一位技术高超的战地截肢医生，他还发明了第一辆实用的救护车。在英国，盖伊医院的查尔斯·贝尔和精明练达的阿斯特利·库柏作为技术娴熟的外科医生获得了很高的声誉。库柏于 1804 年和 1807 年分两册出版的《腹部疝气的解剖和外科治疗》成为经典著作。

人们尝试了更多大胆的手术，妇产外科得到迅速发展。在美国，因为医疗界受约束较少，条件更利于革新。在南方各州，外科医生还利用奴隶进行实验。1809 年，美国医生伊弗雷姆·麦克道尔为 47 岁的简·托德·克劳福德成功地做了第一例卵巢切除术（未用麻醉），从其卵巢中取出了一个重约 15 磅（近 7 000 克）的污秽的凝胶物质。这位妇女不但活了下来，而且又活了 31 年。约翰·阿特利医生在 1843—1883 年间共为 78 位妇女实施了卵巢切除，其中 64 人康复。1824 年，爱丁堡大学的约翰·利扎斯进行了英国首例卵巢切除术。到 19 世纪中叶，英国伦敦的斯宾塞·威尔斯爵士和曼彻斯特的查尔斯·克莱医生已能常规开展这种手术。

另一名美国外科医生，詹姆斯·马里恩·西姆斯，成功实施了第一例膀胱阴道瘘手术（1849），他是定居在亚拉巴马州的南卡罗来纳人。患者也是一名奴隶。对此，有两种不同的反应：英国外科医生罗伯特·利斯顿谴责他们是"腹部撕裂者"，另外一些人则争辩称这种手术类似于活体解剖，是为科学探索和外科实践而做。外科手术也被投入可疑的用途。从 1872 年起，罗伯特·巴蒂推广了一种被他称为"正常卵巢切除术"的手术，即切除正常卵巢以缓解女性患者身上被认为是癔病、精神错乱或怪癖的症状。对"女色情狂"也进行了这种令人难以置信的手术。

总之，外科手术的范围仍然有限，手术的成功率也不确定，因为在麻醉和抗菌取得重大突破之前，外科很难取得全面进展。"麻醉"这一术语由美国人奥利弗·温德尔·霍姆斯于 1846 年发明，意为乙醚的作用，它使人能够忍受外科手术带来的创伤。抗菌技术的突破性进步降低了术后败血症导致的骇人听闻的死亡率。

麻醉对医生来说并非是全然陌生的东西，当然，一些镇痛剂在医疗中一直有应用。早期社会已经意识到鸦片、大麻或印度大麻、酒精等具有止痛特性。公元 1 世纪，希腊博物学家狄奥斯科里迪斯曾建议给即将接受手术的病人服用葡萄酒浸泡过的毒参茄的根。但在维多利亚时代之前，大多数病人不得不面对严酷的手术而几乎没有任何缓解疼痛的办法。（因为对医生来说，相较于一个承受急性疼痛但清醒的人，一个极度药物成瘾者或酩酊大醉的人可能更难处理。）

第一个被认识到具有麻醉效应的气体是一氧化二氮，它是 1795 年由英国布里斯托尔的内科医生托马斯·贝多斯及其助手汉弗莱·戴维通过自我实验发现的。戴维在报告中写道，吸入一氧化二氮后头晕目眩，肌肉放松，有大笑倾向（因此，它俗称"笑气"）。1800 年，戴维发表了《关于一氧化二氮及其呼吸作用的化学和哲学研究》一文。然而，在相当长的一段时期，一氧化二氮的外科价值并未受到重视。

不过，在 1842 年 1 月，纽约罗切斯特的执业医生威廉·克拉克尝试在乙醚麻醉下拔牙。波士顿牙医威廉·T. G. 莫顿也将乙醚作为外科麻醉药这一用途推广起来。另一位美国牙医贺拉斯·威尔斯也想到借助一氧化二氮拔牙，他于 1844 年 12 月无痛拔掉了自己的一颗牙齿，宣布了一个拔牙新时代的到来。然而，医学怀疑论者对他横加指责，导致他在不久后选择了自杀。

乙醚作为麻醉药的做法传到了欧洲。1846 年 12 月 21 日，伦敦当时最受爱戴的外科医生罗伯特·利斯顿（他尤以手术速度著称）在乙醚麻醉下为一位患者截去了患病的大腿。他把这种麻醉方法称为

"美国避痛法"。乙醚的麻醉作用得到了认同，但在不久后受到更安全的氯仿的挑战。1847年2月19日，爱丁堡的詹姆斯·杨·辛普森首次使用氯仿来缓解分娩疼痛，很快此法风靡一时，就连维多利亚女王也用到了。

麻醉的使用使得外科手术能进行的时间更长，但因术后感染导致极高的死亡率，麻醉本身并未能使外科手术发生革命性变化。感染的威胁众所周知。1848年，在维也纳综合医院第一产科诊所工作的医生伊格纳兹·塞麦尔维斯，对产褥热可怕的死亡率提出了抗议。他观察到，第一诊所（由男医务人员管理）的产褥热发病率比由女助产士管理的第二产科诊所高得多。他确信这是由于医务人员和学生直接从尸体解剖室进入产房，从而导致了感染的传播。于是，他制定了一项严格的规定，即在尸检工作和处理病人之间，用氯化石灰溶液冲洗手与器械，结果第一诊所的死亡率降低到与第二诊所同样的水平。但他的新观点遭到了反对，他被迫于1850年辞去了维也纳综合医院的工作。他愤愤不平，灰心丧气，最终在精神病院中去世。

对塞麦尔维斯的敌视不仅仅是因为医学界紧密团结，还在于当时盛行的病因学理论。主流观点认为，感染并不是由接触引起，而是起因于空气中的瘴气，由非人类来源的臭气引起的。因此，当时信奉这种观点的人们优先考虑的预防措施是通风和避免拥挤。

然而，塞麦尔维斯所倡导的抗菌概念并非无人知晓。"抗菌"这个词指的是任何抵御腐烂或腐蚀的物质。古希腊医学就曾将酒和醋洒在伤口敷料上。酒精大获青睐。1820年前后，法国开始流行用碘处理伤口。其他用作抗菌剂的物质，包括杂酚油、氯化铁、氯化锌和硝酸。因此，在约瑟夫·李斯特的杰作问世之前，人们就对抗菌问题产生了一些兴趣。不过，无疑是李斯特提出了有效的抗菌技术，并且推广有术，令人信服。

到1892年李斯特退休时，抗菌手术已经站稳了脚跟。苯酚喷雾剂令人担心不已，遭到了强烈反对，饱受批评，李斯特本人也放弃使用。其他的抗菌技术逐渐得以应用。早在1874年，巴斯德就提议将器械放于沸水中并将其过火。1881年，这种热力灭菌方法被罗伯特·科赫采用。1890年，约翰斯·霍普金斯医院的美国外科医生威廉·S.霍尔斯特德将橡胶手套引入手术室使用。具有讽刺意味的是，他的初衷不是为了保护病人，而是为了保护手术室的护士——他的未婚妻，因为她的手对消毒剂过敏。

到了1900年，所有的外科医生均已应用了各种预防性的抗菌剂和消毒方法。外科医生再也不会在地上满是锯屑、灯光暗淡的房间里穿着血迹斑斑的黑色礼服做手术了。口罩、橡胶手套和手术服的使用减少了感染的危险，而清洁、无菌的环境不断得到改善。

迟至1874年，约翰·埃里克森爵士依然认为，聪明、人道的外科医生永远不会打开腹、胸、脑手术的这扇门。李斯特也很少探查主要的体腔脏器，主要处理骨折。然而，情况正在发生变化。随着麻醉和抗菌技术的问世，外科手术的领域急剧扩展。先是在苏黎世，然后在维也纳，著名外科医生西奥多·比勒斯对外科手术做出重大创新，他完成了首例喉癌全切除术，开创了腹部手术，并且发展了多种类型癌症的外科手术，尤其是乳腺癌手术。在美国，威廉·S.霍尔斯特德发明了乳腺癌根治术，即手术切除乳腺、靠近腋部的所有淋巴结以及胸壁的肌肉。后来，这在很长的时间内一直是最流行的乳腺癌治疗方式。

19世纪80年代，阑尾切除术变得更加普遍。1901年，爱德华七世在加冕前不久患上了阑尾疾病，他也接受了阑尾切除术。胆囊取石也普遍起来，1882 年则开始了胆囊切除术，即切除胆囊本身。小肠手术（主要是治疗癌症）也大约同时开始，泌尿外科，尤其是前列腺手术也得到了发展。其中一位杰出人物是威廉·麦克尤恩爵士，他采用并拓展了李斯特的抗菌外科技术，并开创了针对脑脓肿、脑肿瘤和脑外伤的手术。

到 1900 年，外科医生实施手术的数量和类型发生了显著变化。直至 1893 年，李斯特的笔记中都尚未记载腹部手术。但 1902—1912 年这十年间，伦敦大学王子医院的威廉·沃森·切恩做的腹部外科手术量却在不断增加，在全部手术中所占的比例从不足 1/20 增至 1/6 左右。这样一来，长期作为紧急治疗或最后手段的外科手术成为一种强有力乃至时髦的武器。外科手术革命在第一次世界大战发生时便已达成：胃溃疡这种疾病已是常规的手术对象。

20 世纪以来，结核病的外科手术量增多，德国医生恩斯特·费迪南德·绍尔布鲁赫是胸外科领域的先驱，尽管推行气胸治疗的是意大利医生卡洛·弗拉尼尼。在这一时期，甚至有两位外科医生荣获诺贝尔奖：1909 年，西奥多·科克因其在甲状腺方面的工作获奖；1911 年，亚历克西斯·卡雷尔凭借其血管缝合技术及在移植与组织培养方面的研究成果而获奖。

1871 年，伯尔尼大学医学院的科克教授开发了包括针对甲状腺肿和甲状腺瘤在内的甲状腺疾病的一般外科治疗方法，并阐述了甲状腺的生理机制。19 世纪 70 年代以来的调查表明，甲状腺对生命是必不可少的，它的失常会导致呆小病、甲状腺肿和其他各种疾病，因此，医生开始通过外科手术对肿大的甲状腺进行切除，但有时会因遗留的甲状腺组织表现不佳造成灾难性后果。通过注射甲状腺组织浸出物进行平衡调节，可以避免这种情况发生。由于呆小病的特征是发育迟缓、智力低下，成千上万学习不好的孩子被注射了甲状腺浸出液。它甚至被推荐用于治疗成人的各种症状，从便秘、肥胖到疲劳、抑郁。

与此类似，使用睾丸浸出物也开始盛行。1889年6月1日，夏尔-爱德华·布朗-塞加尔向巴黎的一个著名科学协会报告，他通过注射豚鼠和小狗睾丸的浸出物使自己返老还童。然而，这种经移植睾丸腺体的返老还童术只不过是轰动一时的神话，很快就被人遗忘。

西奥多·科克对甲状腺切除后遗症的患者进行了观察，这种观察有助于明确甲状腺的正常功能。到19世纪80年代，具有活性的甲状腺激素的分离使替代疗法成为可能。科克也是颅脑和脊柱外科的开创者。

至于法国里昂人亚历克西斯·卡雷尔，他涉猎血管和心脏外科的多个领域，特别是动脉瘤的治疗。移居美国后，他证明了部分动脉可以用另外一段动脉或静脉替代，并发明了几种将血管缝合在一起的方法，由此创建了血管外科。卡雷尔的研究成果为日后治疗动脉瘤、静脉曲张和血管阻塞的许多外科方法铺平了道路。

外科的"黄金时代"

20世纪注定要成为外科的世纪。病理解剖学、麻醉学和抗菌术之间重要的相互联系带来了一系列的进步，不胜枚举。从19世纪下半叶开始，外科医生将注意力集中在导致阻塞或狭窄（血管狭窄）的肿瘤和感染上，尤其是消化道、呼吸道和泌尿生殖道的阻塞或狭窄。这些病症可以经缝合和切除以缓解或治愈。这类新手术包括气管切开术（适用于治疗肺结核或喉癌），以及缓解癌性肿瘤引起的肠梗阻。

剑桥医学史

手术外科进入了"黄金时代",外科医生在治疗上越来越主动。胃肠道、甲状腺、乳腺、骨骼和血管手术的常规实施已使外科手术越来越安全可靠。随着针对直肠癌、疝气、急性阑尾炎以及结肠疾病的多种新治疗方法的出现,腹部手术也有了发展。1910年以后,疝气切开术和阑尾切除术成为常规手术。神经外科几乎完全是20世纪的进步。第一位神经外科专家是哈维·库欣,1912年他成为哈佛大学的外科学教授。至此,人体的所有腔和器官都被征服了。

一些外科医生变得十分轻率。爱尔兰出生的医生威廉·阿巴思诺特·莱恩主张对普通的便秘进行肠道切除,甚至将其作为一种预防措施。20世纪二三十年代,对所谓"慢性"阑尾炎而非急性阑尾炎进行阑尾切除术成为时尚。由于X射线检查中发现有"错位",就设计了许多固定腹部器官的手术。"把肾提起"成为流行的做法。在1920—1950年间,进行了几十万次的扁桃体切除术,其中大部分是不必要的。子宫切除术也有类似的情况。

医学领域中的许多进展刺激了外科手术的发展,但更广袤的世界中的种种事件也对外科手术提出了要求。第一次世界大战就是一个重要的例证。战伤达到了前所未有的规模,关于处理战伤的适当方法的争论日益激烈。两次世界大战的经验带来了处理复合骨折的新方法,推动了整形和重建外科的发展,促进了血液库和血浆库的建立(1938年,纽约州罗切斯特的梅奥医院建立了第一个血库)。1938年,西班牙内战时期,管理储血的技术得到发展,可通过输液瓶间接输注给病人。这些技术在第二次世界大战中进一步完善。始创于17世纪的输血技术至此变得安全。

到了1950年,更好的免疫学知识和日益增多的抵御细菌感染的药物扩大了外科手术的可能性。由于有了抗生素,可以对一直被认为有感染的危险因而风险太大的病例进行外科手术，例如，对与大气中的微生物接触的肺部进行介入治疗。依凭药物学革命，这类病人可在手术前后使用磺胺类药物和后来的抗生素进行治疗。

外科进入了一个新的时期，从专注于切除转向关注重建。外科医生在控制与重建心、肺、肾和体液平衡方面的能力越来越强。1959 年，首例移植的人工器官是心脏起搏器，其目的是在心律失常的情况下，通过电脉冲调节心律。它的开发者是鲁内·埃尔姆奎斯特，由瑞典医生奥克·森宁植入病人体内。这类重建手术的范围已从眼球晶体扩展到可帮助阴茎勃起的气动植入物。

泌尿外科的变化提供了手术方式从切除转向移植的良好例子。早期外科的重点是恶性肿瘤的切除，但这种方法受到了可作为替代手段的放疗的挑战。1906 年，美国医生阿尔弗雷德·L.格雷将放射治疗引入膀胱癌治疗，并很快将其用于前列腺癌治疗。在加拿大出生的美国外科医生查尔斯·布兰顿·哈金斯对前列腺生理及生化机制进行了研究，在其努力下，膀胱癌成为首批成功使用激素治疗的癌症之一（1941）。哈金斯在对狗的前列腺研究中受到启发，认识到使用激素治疗人类此类肿瘤的可能性。1966 年，他因发现前列腺癌的激素治疗方法而获得诺贝尔奖。他还发明了利用激素治疗女性乳腺癌的方法。

心脏外科的改进始于首例二尖瓣狭窄手术。二尖瓣狭窄是指左心房和左心室之间瓣膜异常狭窄，这会使血液循环减慢，最终造成伤害。1925 年，亨利·苏塔在伦敦进行了这例手术，随后，也是在伦敦，托马斯·霍姆斯·塞勒斯和拉塞尔·布罗克于 1947 年进行了缓解肺动脉瓣狭窄（肺动脉和右心室开口变窄）的手术。两年后，类似的手术也用于改善主动脉瓣的狭窄。

1942 年，有人提出，先天性心脏病（所谓"蓝婴症"）可以通过外科手术治愈。该手术首先于1944年在美国巴尔的摩的约翰斯·霍普金斯医院开展，开启了现代心脏外科的先河。开拓者是美国儿科医生海伦·布鲁克·陶西格，她也是第一位成为约翰斯·霍普金斯大学正教授的女性。陶西格与心脏外科医生阿尔弗雷德·布莱洛克共同研究先天性心脏病。婴儿之所以浑身发蓝，是因为先天性异常导致右心室的血未在肺部得到供氧便直接流入左心室；这个问题可以通过外科手术矫正。他们的共同努力推动创建了新的专科：小儿心脏外科。心脏外科的巨大进步随之而来。

二尖瓣手术越来越多，但在某些情况下，这种手术会剥夺大脑的氧气，造成严重的脑损伤。于是有人提出将心脏从身体里完全取出并利用替代血液循环系统的想法。经过关键的几步发展，这种开**205**心手术成为可能。其中之一是使用低温疗法，以减少组织需要的氧。另一个是建造心肺机，即在心脏被分流进行手术时，人工维持血管中的血液循环。心肺机主要包括两个部件：氧合血液的"肺"和起泵作用的"心"。实验发现，被深度冷却和避开血流的心脏，可以在停跳一小时后再次起跳而无任何损害。1952年，在美国，人工心脏瓣膜的移植中首次开展了开心手术。

移植外科的发展成为一个主要且显著的趋势。早在1869年，瑞士人雅克·勒韦丹就记述了成功的皮肤移植。这种自体移植（同一患者体内的组织移植）很快被用于治疗溃疡和烧伤。皮肤移植使重建外科兴起，打前站的是哈罗德·吉利斯在英国南部城市奥尔德肖特对第一次世界大战的伤员所做的工作。第二次世界大战期间，非重要组织的移植变得迫切，以便为重伤后结缔组织的再生提供"起搏器"的支持。"人工肾"的发明为20世纪五六十年代器官移植的大发展奠定了基础。

器官移植的兴起给医学带来了不可避免的伦理与法律困境。在何种情形下，活着的人成为肾脏和其他器官的捐献者是合乎伦理的？是否应有器官市场？是否可认定死者会自动同意切除器官？人在哪一时刻才是真正"死亡"，允许切除器官？

部分地考虑到移植的需求，在一代人的时间里，死亡的一般检验标准已从呼吸停止转向了"脑死亡"，这样便于从那些靠人工系统维持呼吸的病人的身上摘取器官。患者排队等待器官移植的问题，以及需求量大的器官分配中的优先级排序问题，仍然是难点。

随着"试管婴儿"的问世，生殖技术的进步也存在类似的伦理问题。"试管婴儿"的开拓者是英国妇产科医生帕特里克·斯特普托。长期以来，他一直对腹腔镜检查（一种经脐部小切口观察腹腔的技术）和生育问题怀有兴趣。他和剑桥大学的生理学家罗伯特·爱德华兹一起研究人类胚胎的体外受精问题。1978 年 7 月，他们的研究有了成果，第一例试管婴儿路易丝·布朗诞生了。她是先经体外受精，后植入她母亲的子宫，在英国欧德汉姆地区医院经剖宫而生。

尽管围绕试管婴儿的伦理问题仍有争议，但这项技术已经变得更为常见。相关的精子捐献、卵子捐献和代孕的实践也遇到同样的问题。有关生殖手术及其技术变革的可能影响将在第十章进行论述。

在过去的三十年里，器官移植使"置换外科"的发展成为可能。同时，像髋关节、中耳骨、心瓣膜之类的假体以及人工内耳这类的人造器官已经成为常规治疗手段。置换外科的一位关键人物是英国外科医生约翰·查恩利。他在第一次世界大战时是一位整形专科医生，致力于解决严重关节炎患者的髋关节替换的相关技术问题，其中最困难的是寻找合适的材料。用聚四氟乙烯（商品名为特氟隆）制成的人工关节被证明不适合长期植入，但从 1962 年起，当时在兰开夏郡维根市工作的查恩利发现聚乙烯效果更好。由于严密关注无菌技术，他成功地完善了这一手术，使许多人的活动能力得到增强。但是，并非所有的移植手术均有这样的价值。随着硅胶隆胸成为时尚，整容外科繁荣起来，这是一个利润颇丰但可疑的行业。

人工置换表明，近几十年外科手术越来越具有跨学科的特点。外科的发展需要与生理学、工程学、药理学和免疫学等学科密切合作，更不用说与电子、金属和塑料工业的互动了。

纵观现代外科，可以看到三个连续又重叠的发展阶段。第一阶段是切除时代，它开创了通过外科切除来处理肿瘤和损伤的新方法。207接下来是修复阶段，侧重外科生理学和药理学，目的是修复受损或危及生命的功能。第三阶段更加强调替代，即将生物或人工器官与组织植入受损的机体。最后一个阶段需要更系统的治疗方法，这也许会打破外科和其他医学学科间由来已久的边界。

外科成为高技术

如果没有促进外科乃至整个医学发展的各种技术创新，外科革命是完全不可能发生的。最有象征意义的突破是威廉·伦琴利用英国科学家威廉·克鲁克斯完善的真空管发现了 X 射线。X 射线立即激起科学界、技术界、商业界和医学界的反响。不久后，人们观察到，持续暴露于 X 射线下会有生理反应，如皮肤灼伤、溃疡、皮炎和脱发。不到一年，伦琴发现的 X 射线就投入治疗应用，维也纳的一位医生用 X 射线烧掉了病人的一颗痣。与此同时，丹麦医生尼尔斯·芬森提出，紫外线可杀菌，并有望治疗狼疮。

正是基于这些巨大的发展，1896 年，法国物理学家安托万-亨利·贝克雷尔发现了与重元素（如铀）相伴的放射性元素。皮埃尔·居里和玛丽·居里夫妇加入了对其他放射性元素的探寻。放射性元素对诊断与治疗的作用，开始与癌症治疗等领域的外科干预相互动、结合。到了1900年，有了镭研究所、放射学杂志和学会，而且这种新的特效疗法已用于一百多种疾病的治疗，尽管它还只针对癌症，但前景似乎十分可观。治疗的热忱超出了谨慎的界限，放疗的危险终于被人们痛苦地领略到了。许多病人和早期工作人员（包括居里夫人）都因接触过量的X射线而死亡。

1903年，荷兰生理学家威廉·艾因特霍芬发表了首个心电图仪器的细节。心电图仪器采集心脏的电活动，因此可以更有效地监测心脏疾病。20世纪30年代，电子显微镜的发明揭示了许多前所未见的不同层次的细胞结构。大约从1955年开始，瑞典和美国发明了超声波检查法。外科开始应用它来诊断心脏状况。应用了放射性同位素的核医学，对测定内分泌腺、肺和肾脏功能的意义日益显现。各种导管的开发使心脏和肝脏功能的检查成为可能。20世纪70年代，可弯曲的内窥镜被发明出来，凭借玻璃光导纤维技术，它使光可以通过完全内反射的方式穿过管腔。这些内窥镜不仅用于诊断，而且很快用于治疗干预，尤其是与激光结合。

1917年，爱因斯坦揭示了激光（"受激辐射光放大"）原理。激光的高能波可以聚焦到一个微小的点，这种高能波是无菌的，造成的出血与瘢痕极少。通过高温或产生光化学反应，激光能迅速破坏组织，故被称作"光刀"，已被证明在眼外科以及腔内外科中很有价值。借助内窥镜，激光能定点治疗体内病灶。

1972年，戈弗雷·纽博尔德·豪恩斯菲尔德发明了计算机轴向断层扫描（CAT），影像诊断紧跟着飞速发展。豪恩斯菲尔德是英国 EMI 公司的一位电子工程师，他开发了一种系统，通过该系统，X 射线可以在计算机辅助下生成人体纵横切面图像。CAT 是疾病非侵入性诊断的一大突破。1979 年，豪恩斯菲尔德与艾伦·M. 科马克共获诺贝尔生理学或医学奖。科马克是一位物理学家，他建立了 CAT 技术依赖的数学原理。更进一步的发展是磁共振（MR），它可以显示身体的各个部分，不过使用的是无线电波，它还能显示代谢性的器官。正电子发射断层显像（PET）扫描仪能够监测注射到病人体内的放射性示踪剂光子的放射性衰变。PET 扫描特别适用于检测局部的血流和化学信息的传递。它们也开始在揭示精神疾病的生物学基础方面发挥重要作用。

20 世纪的医院

在过去的几个世纪里，医院的性质已经改变，从区区一间简陋的茅屋发展到现代医学的神经中枢，并且在社会上愈来愈引人注目。在英国，从 1860 年到 1940 年，每千人床位数翻了一番，到 1980 年又翻了一番。现代外科手术的惊人发展造成了医院绝对和相对开支的显著增长。从 X 射线的发现到 20 世纪 30 年代电子显微镜的发明，再到 70 年代 CAT 和 PET 的出现，技术创新起着极其重要的作用。

为外科量身打造的环境同样极其重要。从 19 世纪末起，卫生良好、设备齐全的手术室的发展，在将医院从穷人的治疗机器转变为适应各阶层需要的综合机构中发挥了重大作用。20 世纪初期，人们切实感受到了医院开支的攀升。在两次世界大战期间，外科手术变得更加复杂，实验室检查和其他检查的范围扩大了，医学技术已必不可少，医务人员开支增加了，救护车服务使医院成为急诊救护的核心。

由于成本逐步上升，在英国和大多数其他国家，依靠传统慈善资助的医院如今遇到了财政问题。美国的医院通过制定商业战略来解决资金困难。它们结合保险机制，倡导富裕患者付费制度。缺乏像美国那样的以保险业支撑医院费用的体制，是战后的英国政府不得不选择建立国民健康服务体系的原因之一，当然还有许多其他原因。

第二次世界大战使英国的医院组织发生了转变。德国空军实施的闪电战可能会造成大规模平民伤亡，政府对此做好了准备。这些应急方案给所有医院分配了具体的任务，它们只要预留床位就能获得报酬。这种安排带来了两个主要的结果：医院开始依靠政府拨款，它做了调整，按国家规划的方案进行合作。

在国民健康服务体系中，医院绝对是最重要、花费最多的部门。在该体系建立之初，自愿参加的医院多达 900 余所，但许多医院规模较小——250 多家医院的床位不到 30 张。大多数医院都是以房屋自有、土地国有的方式被纳入了国民健康服务体系。

自此，医院成为医疗进步的基地。战后时期，美国与欧洲都将医院视为现代化医学诊治的精华之地：这里有高技术、干预性的治疗，涉及多个学科之间熟练的、协调的团队合作。但是，从 20 世纪 60 年代起，对医院的批评逐渐增多。特别是在美国，医疗诉讼和第三方付费刺激了费用的增长，检查和研究大量增加，巨额资金花费在了医疗设备上。

一些批评者认为，现代医院医学除了增加成本之外，所做贡献甚微，实际上，是 19 世纪的公共卫生措施降低了死亡率。在此之前，医院甚至可能会增加死亡率。未来的医学能否负担得起现代化医院的高昂成本，还是个未知数。可以想象的是，现在的大型医院很快就会成为医学界的恐龙，它们将被更简单、更多样的机构所取代。

第七章

✚

药物治疗与药物学的兴起

迈尔斯·韦瑟罗尔

当第一个喝醉酒的人开始对自己身上发生的事感到好奇时，有关药物的科学——药物学，就成了必需。这早在有史料记载之前就已发生了。至少在 4 500 年前，美索不达米亚与埃及就有葡萄栽培和酿酒的记载，不过，许多酿造酒肯定早就广为人知了，其他的医药用品也是一样。但那时人们是怎么了解到这些的呢？

早期文明中的医药

人们只能去猜想最早的药物是如何被发现的。痛苦的经验教会人们哪种植物是有毒的，而愉快的经验也许更巧妙地提醒了人们，某些植物具备有益的特性。一些可追溯至公元前 1600—前 1500 年的古埃及莎草纸就记载了医疗操作及药物在当时是如何应用的，其处方的书写形式在现代西方医学中仍然存在。但象形文字难于阐释，许多疗法的真假也是存疑的。

埃及人将医药的效用归功于各种常见的水果与蔬菜。他们还使用树脂，包括乳香、没药及甘露。植物的提取物有时也被用作泻药，如番泻叶、药西瓜瓤、蓖麻油，这一点已广为人知。从植物的虫瘿处得到的单宁被用于治疗烧伤。动物的某些部分，尤其是脂肪，也被用作治疗剂。更稀奇的处方包括牛脾、猪脑和龟胆（伴蜂蜜）。

锑、铜以及其他一些金属专门用来作收敛剂或消毒剂。但药品的名称必须仔细辨别，"驴头"和"猪牙"也许并不是字面意思，正如"buttercups"（毛茛）的意思不是"黄油茶杯"，"foxgloves"（毛地黄）的意思不是"狐狸手套"。

埃及人的医疗实践在亚述和巴比伦的文明中得到了延续。药草的抄本被保存下来，其中表明了人们对藜芦、莨菪、毒参茄和鸦片罂粟属植物的熟悉。所有这些药物都含有今天已众所周知的强效药，但在当时使用这些药物时，其确切用途往往是不确定或不清楚的。也许在记录中还提到其他药物，只是没有保存下来。

希腊与罗马的疗法

在古希腊，在观察与实践的基础上，开发了一种更为关键的方法。这在很大程度上归功于科斯岛上的希波克拉底和他的门徒们。中国人（发明了阴阳五行理论）通过发明少量的基本原则来化繁为简，同样，古希腊人认为四种要素——血液、黏液、黄胆汁和黑胆汁——产生了多血质、黏液质、胆汁质、忧郁质四种体质，并将疾病归咎于造成这些体质的湿和干、热和冷的体液过多或过少。在治疗上，偏重于将饮食与生活方式，而非药物作为恢复健康平衡的手段。残存的古希腊文本对有关药物的书籍和药用植物的供应者都有所提及，但未包括众所周知的伟大的古希腊药物表。

在更具规范性的罗马文明中，帕加马的盖伦成为最负盛名的医学作家，并且在以后的几个世纪中或许都是最具影响力。其他作家被盖伦所遮蔽，正如在希波克拉底之后，他们也是如此。几个世纪里，形形色色的医疗实践在盖伦体系中逐渐得到巩固，这种体系与其说与疾病的正规分类相关，还不如说与个别的病例相关。当时关于药物使用的最重要的记录来自狄奥斯科里迪斯，他是国王尼禄（54—68 年在位）的医生，或者至少是尼禄军队中的医生。

希腊与罗马时期积累的经验在中世纪的阿拉伯世界和穆斯林的经验融合在一起。在这一时期的著作中，阿拉伯炼金术士贾比尔·伊本·哈扬写于 8 世纪的有关毒药的系统性论著最为重要。著名的科学家和哲学家伊本·西纳（即阿维森纳）在于 11 世纪出版的《医典》中收录了一本关于药物的书，此书持续使用了五百多年。穆斯林征服北非与西班牙后，许多医药知识又被重新引入欧洲，主要是通过 11—12 世纪在意大利萨勒诺和法国蒙彼利埃创办的医学院。

帕拉塞尔苏斯及其反抗权威的斗争

在数百年里，欧洲的思维与行动都被权威的观点支配。在"知识复兴"或曰文艺复兴时期，独立与创新精神终于爆发出来。在医药方面，人们逐渐排斥传统观念，性格张扬的菲利普斯·奥里欧勒斯·德奥弗拉斯特·博姆巴斯茨·冯·霍恩海姆尤为彰显了这一点。他出生于苏黎世附近，给自己取名"帕拉塞尔苏斯"，意思是要向罗马医学家塞尔苏斯看齐。

马丁·路德曾以焚烧教皇诏书和教会法规抄本来表明他对权威的蔑视，而帕拉塞尔苏斯效法他，焚烧了盖伦和阿维森纳的书籍。

1527 年，他被任命为巴塞尔小镇的医生，还在那里教了一年的医学生。后来，他在与大教堂的一位教士的官司中败诉后，成为一名到处漫游的医生。他在治疗病人的同时，也做了些化学实验，报告新颖的观察记录，其中许多反复得以证实。

帕拉塞尔苏斯注意到空气是木头燃烧的必要条件，并且宣称，没有空气，所有生命都将死亡。他推荐各种各样的矿物作为药品，可能还创造了用水银治疗梅毒的方法，他还建议使用锑、砷、铜、铁和铅，以实现各种用途。他的秘方鸦片酊，其疗效很可能主要是依靠鸦片。帕拉塞尔苏斯不但是一个善于观察的人，而且是一个伟大的理论家。他寻求一些简化的原则，只是这些原则分属不同的体系。他发明了一种解释土地神、气精、仙女、火怪的神秘哲学，它们与土、气、水和火等元素相对应，同时也在某种程度上与易燃的硫黄、挥发性的水银、残留的盐分这些化学元素相联系。

214

帕拉塞尔苏斯的学说震惊了当时许多受人尊敬的医生，他们在面对帕拉塞尔苏斯的"异端邪说"时，紧抱住盖伦的教条不放（有时非常顽固）。照本宣科要比调查事实容易得多，那是一个创新观念层出不穷的时代，但这些观念并未得到应有的实验评定，当时人们对不健康的理解也不够先进，不能区分我们现在所说的一种"疾病"与另一种"疾病"。

损伤（如骨折、伴随着败血病的伤口、发热，以及肿瘤）都是十分显而易见的。从某些发热的特定类型可以识别疾病，例如，三日疟和四日疟的发热（很可能是疟疾）是每隔两到三天发作一次。但尚缺乏对内部疾病的准确诊断，直到 17、18 世纪威廉·哈维等人确立了生理学和病理学的基本原理之后，诊断才有了些许发展的基础。

选择哪些药物治疗病人基于权威、惯例和哲学（或形而上学，或迷信）的混合。人体的体液如果失去平衡就会导致疾病这种观点，为通过发汗、放血和催泻将液体排出体外的方法提供了依据，并且导致了一些至今尚存的毫无根据的观念。那就是催泻可以用来缓解许多疾病，甚至是政治性的顽疾：

> 什么大黄、肉桂，什么清泻的药剂，
>
> 可以把这些英格兰人排泻掉呢？[1]
>
> ——《麦克白》（第五幕第三场）

万灵药

那些相信这个世界是为人类的福祉而存在的人，倾向于认为每一种人类的疾病都有一种药物来治疗，并且这些药物必定有特定的标记，以便被识别出来。因此，几个世纪以来，标记说或特征说逐渐形成。黄色植物（特别是番红花）被选来治疗黄疸。红色物质（如铁锈或红酒）对贫血很有好处。更有意思的是，肺草叶子上的白点表明此植物对肺部疾病有益。

人们时常认为药物一定就在伸手可及、方便取用的地方。因此，在英国，白柳树的树皮被用于治疗疟疾，因为这种树生长在潮湿或湿润的土壤或环境中，在那种地方疟疾多发。正如牛津郡奇平诺顿的埃德蒙·斯通牧师在 1763 年给伦敦皇家学会的观察报告中所写的：

215

---

[1] 译文依据［英］威廉·莎士比亚：《莎士比亚全集》，朱生豪译，译林出版社 2016 年版。

有句民间谚语对这种特别情况的描述非常恰当，我忍不住要引用一下：疾病总与治疗相伴随，或者说药品总与病因相距不远；也许是天意如此，我必须承认这对我有一定的影响。[1]

事实上，在柳树皮中存在活性化合物（其中之一是水杨苷，即水杨酸的原型和阿司匹林的基础成分），对消除一些发热确实有效，但依赖天意可不一定总是有效。

在整个中世纪的欧洲，草药志，或说对植物及其食用和药用特性的记述，是人们普遍使用的药方来源。然而，当医学变得更为科学时，开始出现了描述如何制备常用药物、罗列可用物质材料的药典，先前的记述为药典所补充和取代。16 世纪，欧洲国家的市政当局开始发布一些标准。1618 年，英国皇家内科医师学会编著了一部药典，该药典日益频繁地出新版，直到完成 1841 年最后一版。此后，1858 年的《药品法》使英国医学总委员会主持编写的《英国药典》成为全国通用的参考标准。其他国家也建立了自己的标准，例如：勃兰登堡于 1698 年，俄国于 1778 年，葡萄牙于 1794 年，等等。第一部《美国药典》于 1820 年发布，然而，它的标准是没有法定强制力的，直到 1906 年通过了一项法案。

海外的新药物

有关药物的信息是十分必要的，因为一些探险家、传教士及殖民者返回欧洲时也带回了一些未知的植物，许多药用性能只能靠猜测。最著名的是一种被称为秘鲁树皮或耶稣树皮（即金鸡纳树皮）

216

的药物，于1630—1640年传入欧洲，并被耶稣会神父推广开来。他们将树皮碾成粉末，用来治疗发热的病人。后来，它被证实是治疗疟疾的特效药，奎宁（一种生物碱）是它的主要成分。

一个传说逐渐形成这种树皮是在1641年由秘鲁总督（西班牙人）引入欧洲的，他的妻子、伯爵夫人安娜·辛可正是被这种叫作金鸡纳的药物给治好的。但有关金鸡纳的故事充满不一致的说法，许多人将这归功于当时的商人或南美洲的耶稣会传教士，认为是他们将其带回欧洲的。秘鲁的这种树皮是治疗疟疾的特效药，在诊断不明确的情况下，被广泛用于治疗各种发热病，被制成奎宁水。1677年，它被收入《伦敦药典》。不过，由于供应有限，人们也一直试图寻找和选择新的来源与替代疗法。直到19世纪化学有了重大进步之后，才发现了有效的替代品。

从美洲传入欧洲的其他疗法还包括吸食烟草植物的干叶。烟草植物于16世纪由沃尔特·罗利爵士带到英国，主要作为药物使用。由此，这种有价值但又极易被滥用的药物开始了它漫长的历史。尼古丁是这种植物的生物碱成分之一。冒险者们也将吐根从巴西带回了欧洲。在巴西，这种灌木是有名的强效药。它的根对某种类型的急性腹泻（例如阿米巴痢疾）很有效果，对于某些食物中毒的情况，它也是有效的催吐剂。小剂量使用可祛痰止咳。它被列入了很多国家的药典中，表明其药效得到了信任。

在过去，吐根之所以出名，是因为它通常与鸦片一起制成粉末作为处方药，以引起发汗。这个处方是由来自沃里克郡的海盗医生托马斯·多弗发明的。他是1708—1711年伍兹·罗杰远征南美洲探险的海盗船"公爵号"上的二把手。1923年伦敦的巴塞洛缪医院流传着一首无名的小诗，正是为了纪念他发明的粉剂：**217**

哦，海盗多弗，他驶往西班牙的美洲大陆。

剧烈的咳嗽使他痉挛，他感到异常痛苦。

于是他给自己调了一种粉末，让他越来越欲罢不能的粉末。

那就是吐根、鸦片和 K_2SO_4 的混合。[2]

第一次临床试验

在海外探索蓬勃发展的同时，欧洲的科学家们开始了通过实验寻找药物效用客观证据的研究。用科学方法对医疗进行直接评价开始得到提倡，即比较治疗与未进行治疗的结果（要么是对同一个病人进行连续的比较，要么是在可比的病人之间进行比较）。英国海军外科医生詹姆斯·林德进行了著名的实验，显示柠檬汁能预防坏血病。与此同时，法国医生皮埃尔·路易斯对临床记录的详细分析及统计，打破了人们对放血疗法功效的传统信任。林德和路易斯并不是最早尝试对药物进行评价这项艰难工作的人。虽然他们取得了巨大进展，但医疗评价或重新评价的良好风尚仍未到来。不过，有如黎明取代黑夜，清晰的判断正在逐步取代传教士或医生们不容置疑的权威治疗方案。

药物的化学基础

18 世纪，化学科学——认识一切生命物质的基础——开始形成。安托万-洛朗·德·拉瓦锡是公认的几位"现代化学之父"之一。他认为（至少在某种程度上），生物体是一架组织严密的化学机器。他的一些实验表明，动物热量是经食物消化产生的化学作用产

218

生的——也就是说，人体热量与燃烧煤或木头产生的热量没什么根本的区别。这是向前迈出的极为重要的一步，但直到人们对生物体的组织结构有了更多了解，直到生理学这门科学正式建立之后，拉瓦锡的观点才得到详尽的发展。

化学方法更为直接地应用在药物的提纯及对其有效成分的鉴定方面。当时的临床医学发展还很不成熟，尚无法可靠地判断一种药物对病人有益还是有害，但新的生理学实验技术使人们有可能在实验室里展示乃至测量强效药对动物身体的影响。这些研究非常有用，因为它们对理解生物体的运作方式提供了新的启示，并且证明了一些重要药物的活性原理——活性成分。活性原理不再是哲学家的知识概念，而是能被看到的、被小心地保存在玻璃试管中的已知化学物质的结晶。

伟大的法国生理学家弗朗索瓦·马让迪与杰出的药剂师皮埃尔-约瑟夫·佩尔蒂埃在 19 世纪上半叶并肩协作，分离纯药物。从一种名为马钱子的印第安小树中提取出了士的宁，从巴西的吐根中分离出了吐根碱。佩尔蒂埃与他的同事约瑟夫·卡文图还改进了从鸦片中提纯吗啡的方法，并从秘鲁树皮中分离出奎宁，从咖啡豆中分离出咖啡因。所有这些物质就像碱一样可以与酸反应生成盐，所以被称为生物碱。化学分析表明，它们由碳、氢、氧、氮组成，这些元素在不同的生物碱中的比例分布差异很大。但复杂的碳化合物的结构——大量原子互相连接的方式——直到 19 世纪才为人所了解。

药物如何发挥作用

马让迪最初关心的是生物体的正常工作机理，而药物只是他区别一个作用与另一个作用的工具。1852 年，他在法兰西学院的助手克劳德·伯纳德接替了他的工作，伯纳德更进一步地解释了药物的确切作用方式。伯纳德表明某些药物只在严格限定的、明确的局部部位起作用，这一极其重要的事实开始取代那种认为所有药物对全身都有某种影响的模糊概念。他发现南美印第安人使用的箭毒（一种树脂）只在神经与肌肉连接处发挥作用，而在其他部位则无效。它能阻止神经冲动使肌肉收缩，如果箭毒不除，就会导致麻痹。例如，动物被末梢涂有箭毒的箭射中之后，毒药就会被血流带到全身各处肌肉，当呼吸肌停止活动，动物就会麻痹、死亡。

这一发现为拉瓦锡一个世纪前具有预见性的化学思想铺平了道路。显然，某些特殊的结构或物质被箭毒灭活；其他药物也有类似的特殊作用点。这些特殊的结构或物质被称为受体，它们的成分在当时仍属未知，于是，对药物受体的研究成为当时基础药理学研究的主要动力。因此，人们开始将药物与生物体成分之间的反应视为化学事件，最适合用化学知识予以解释。

然而，以上只是实验室里的科学家们的观点，那时，只有最聪明的医生才看出了化学对医疗实践的重要性。加拿大的威廉·奥斯勒爵士就是其中之一，他毕业于蒙特利尔的麦吉尔医学院，后来成为巴尔的摩的约翰斯·霍普金斯大学的教授，他创立了英美国家第一个有组织的诊疗单位，1905 年，他成为牛津大学的荣誉教授。他于 1894 年在麦吉尔大学发表演讲，评论道："没有生理学和化学知识的医生只会无目的地乱做事，永远也不会获得有关疾病的准确概念，所做的事不过是不断发射药物子弹，忽而瞄准疾病，忽而瞄准病人，连他自己都不知道到底应该瞄准哪里。"[3]

药理学的时代

佩尔蒂埃和卡文图以及马让迪和伯纳德的倡议，从法国传到德国，再缓慢传至英国，后来又到美国。到了 19 世纪 50 年代，被称为药理学的实验科学已经广泛确立。然而，首个药理学教席既不是在法国或德国，也不是在英国设立的，而是设立在爱沙尼亚多尔帕特（现称塔尔图）的一所大学，算是历史上一大奇事。多尔帕特的这所大学在当时特别活跃，与德国保持着密切联系，它从莱比锡招聘了一位能干的年轻医生——鲁道夫·布赫海姆。他当时已经翻译了一本经典的英国药理学教科书——乔纳森·佩雷拉《药物学和治疗学要素》（1839—1840）。布赫海姆推动了这门学科的发展，不久就被正式授予教授职位。他的学生奥斯瓦德·施米德贝格接替了他的职位，于 1872 年前往斯特拉斯堡的一个新的院系就职，在那里他吸引了许多年轻医生和科学家，他们后来都成为世界各地药理学发展的推动者。

苏格兰的医学院拥有教授药物学的优良传统，在那里，药物学是植物学的一个分支。医学院十分重视药物学的发展，在旧的名称下建立起了新的药理学。这些院系主要关注的是药用植物，并依靠正在发展中的生理学知识，开始分离其活性成分，发现它们确切的工作机理。罗伯特·克里斯蒂森在 1822—1877 年间曾任爱丁堡大学医学教授，他写了一本有关毒药的教科书，其中描述了他如何用西非卡拉巴尔的一种毒豆在自己的心脏与血管上做实验，并记录下毒豆逐渐引起的肌无力与麻痹的症状。他的继任者托马斯·弗雷泽分离出了毒豆的活性成分——一种生物碱，将它命名为毒扁豆碱。

这两位研究者为自主神经系统的研究带来了许多启发。美国当时还是一个年轻的国家，由于发展中的美国大学与欧洲已建立的实验室之间有着卓有成效的人员和思想的交流，美国药理学的发展与欧洲基本相似，只不过稍晚一些。

化学的副产品

221　19 世纪的化学也迅速发展，为正在成长的年轻化学家们提供了重要机会。伦敦皇家化学学院的一位有抱负的年轻学生威廉·亨利·珀金，注意到奎宁被描述为 $C_{20}H_{24}N_2O_2$。于是，他想到了一种简单的反应——可以通过氧化烯丙基甲苯胺来合成它。他的这个想法在理论上是正确的，但在实践中却行不通。这个尝试制造出了一种有色沉淀物，当然不是奎宁，但它为进一步的实验带来了启发，这些实验制造了其他有色物质。年仅 18 岁的珀金意识到其中一种物质可以作为染料，因此，他对这种被称为苯胺紫的物质进行了大规模的生产，最终实现了市场化。

苯胺紫以世界上第一种合成染料而闻名，珀金的工作由此开启了 19 世纪后半叶主要在德国发展壮大的大规模染料工业。这一产业开发出了许多特殊的化学技术，到 19 世纪末，这些技术已被应用于新药和染料的制造。珀金开发药物的抱负经历了一条迂回的道路，在他去世后才最终完成，但比他所预见的规模要大得多。

这些新物质的早期历史，尤其是其中一些物质是怎么被视为潜在药物的，还不是很确切。因为德国工业企业十分注重保密，从未透露它们如何对其新产品进行测试，如何辨别药用价值，如何辨别是无害还是有毒。有些新药最初出自研究所的化学家之手，另一些则是重化工业的副产品（止痛药和退热药就是从煤焦油蒸馏中提取的副产品），后来又从一些精细的化学制品（例如染料）中获得了一些药物。要么是出于自己的兴趣，要么是应工业界的请求，执业医生开始在自己、动物或病人身上尝试未知的物质，有时仅凭推测来判断这些物质的作用是有益的还是有害的。

当时最轻率的实验之一是一氧化二氮、乙醚及氯仿的实验，所有这些物质都被发现会导致可逆的意识丧失。氧化亚氮（笑气）最早由汉弗莱·戴维于1800年前后制造出来，被游乐场的表演人员用来提供娱乐。后来，人们观察到，有人在笑气的作用下跌倒受伤后并不感到疼痛，在这一事实的启发下，笑气被用作麻醉剂。乙醚较难吸入，但实验表明它更为有效。经过一番犹豫，两者都被作为麻醉剂使用。从此，不上麻药就进行外科手术这一恐怖的现象终于结束了，各式各样的新手术也成为可能。不久，氯仿也开始用于麻醉，它最方便使用，但危险性更大，因此在很长一段时间里都颇具争议。

并不是每个人都看好麻醉剂的使用。有人认为，减轻上帝对人们过失的惩罚，是违背自然的、错误的。然而，维多利亚女王在1853年4月7日分娩利奥波德王子时，接受了约翰·斯诺使用氯仿的建议。当时的反对声音是出于安全考虑而非神学原因。《柳叶刀》的编辑怒斥道："任何情况下，在十分平常的分娩过程中使用氯仿都不是合理的行为"，[4]接着又怒斥与君主一起进行冒险试验是极度罪恶的。然而，女王本人十分高兴。（她在日记中写道："效果令人舒缓、镇定且愉悦。"）1857年，女王又一次（也是最后一次）分娩时（比阿特丽斯公主出生），批评者们均保持缄默。

"细菌"与化学治疗的开端

对于 19 世纪的大多数医生来说,"疾病的细菌学理论"要比麻醉或其他任何药物学的益处都重要得多。有关路易斯·巴斯德和罗伯特·科赫及其后继者的革命性工作在第五章中已有介绍,其重要性是无论如何评价也不过分的。关于"细菌"的新知识也开启了对免疫以及预防或治疗感染的新研究。由此,疫苗和抗毒素被发明出来。以现代的标准来看,它们还只是一些粗制且不纯的材料,其中所含的复杂物质已远远超出了当时的化学知识所能了解的水平,并不鼓励人们从化学专业的角度去思考它们如何作用。

然而,这并不意味着不会产生这样的想法,德国伟大的医学家保罗·埃利希由此认为,更简单的物质可能会对微生物产生强大的作用而不伤害患者。在早期的职业生涯中,他与科赫及埃米尔·阿道夫·冯·贝林一起研究过结核与白喉,并且在白喉抗毒素的研制中发挥了重要的作用。他自己也感染上了结核,但康复了,成为位于柏林的德国国家血清研究所的所长。后来,他又成为一个经特别资助而建立的研究实验室的负责人。1908 年,他与俄国人埃黎耶·梅契尼科夫凭借在免疫学方面所做的工作而分享了诺贝尔奖。此后,埃利希关于防御细菌方面的思考转向化学研究方面,他研究起自己所称的"化学治疗"——用已知化学特征的物质来治愈细菌感染。

在学生时代,出于在显微镜下观察的需要,埃利希研究了染料对微生物和动物细胞的染色。这听起来是个晦涩难懂的课题,纯粹出于技术上的兴趣,与新药的发现无关,事实上它却成了发现的基础。为何染料会与特定的细胞或细胞的特定部分结合,而不与其他细胞结合？是否任何用作药物的物质都会出现这个问题，无论是有色的或无色的？染料之所以方便，是因为它们与特殊细胞结合可以被看见。但无论这个试剂是可见的染料还是不可见的药物，化学问题都是一样的。这就是克劳德·伯纳德的研究最初提出来的问题。埃利希特别热衷于用"受体"这个词来表示"接受"染料或药物的亚微结构。此后，药理学沿着他的思路发展至今。

埃利希寻找的是只与微生物结合，不与微生物的人类或动物宿主结合的物质，最初是染料，后来是其他杀菌剂。消毒剂及类似物质的杀菌效果很显著，但同时也破坏了宿主的组织。于是，埃利希试图从化学上改变它们的结构，以使它们与微生物中的受体结合而不与宿主体内的受体结合。

埃利希研究的第 606 号化合物成了著名的药物，该药被称为洒尔佛散或肿凡纳明。它对兔子、猴子和人类的梅毒有积极的抵抗作用，并且它是第一个在化学治疗活动中真正有用的合成药物。当埃利希 1910 年正式宣布他的发现时，立即引起了极大的轰动，因为梅毒在社会上是一种不被提及的病症，被认为是道德堕落的产物，最后导致病人瘫痪和精神错乱，先前没有任何治疗方法是有效的。埃利希期望洒尔佛散能够迅速杀灭引起梅毒的螺旋体，这一想法过于乐观，但药物的效力是毋庸置疑的，因此获"魔弹"之名。然而，洒尔佛散难以应用，因为它很不稳定且需要在使用前立即溶解，而且，它只有被直接注射到血管中才有活性。而在当时，除非是严重的外科手术，注射任何东西进入静脉都是闻所未闻的。

于是，人们开始寻求对洒尔佛散的改进，并及时地用几种相关的化合物替代了它。但是，洒尔佛散和它的继任者只能攻击为数很少的微生物，在磺胺和青霉素发现之前，并没有更多的魔弹被发现。

紧接着埃利希的工作的是一段悲观主义占上风的时期，他成功治疗梅毒的想法被否定了，因为引起梅毒的螺旋体是一种非常特殊的生物，许多人认为抗菌的化学治疗只是一个不可能实现的梦想。

内分泌腺的作用

与此同时，生理学也在进步。从 19 世纪 30 年代开始，科学家们开始关注身体不同部位存在着的各种各样的"无导管"的腺体——颈部的甲状腺和甲状旁腺、肾脏附近的肾上腺、位于脑基底部的垂体。胰腺中的一些小岛组织与胰腺的导管并不相连，它们也被看作内分泌腺。医学家们通过对腺体增大或损伤的临床观察，或通过破坏或摘除实验动物的腺体后的观察结果，逐渐认识了内分泌腺的作用。

腺体中是否存在生命必不可少的物质呢？ 1891 年，英国内科医生乔治·默里在泰因河畔纽卡斯尔将绵羊的甲状腺提取物给黏液性水肿（甲状腺机能减退症）患者服用，在甲状腺提取物的治疗下，患者的症状有所好转，维持了 28 年的健康生活。这项发现几乎与白喉抗毒素同时，也同白喉抗毒素一样，是临床治疗学上的一个重大进步；这项偶然的发现，完全改变了过去对黏液性水肿束手无策的状态。接着，科学家于 1927 年合成了与甲状腺素同样的物质并用它来治疗病人。治疗很成功，人工合成的甲状腺素与天然激素几乎没有什么区别。虽然甲状腺素的效果似乎十分神奇，但无须将它的效果归功于任何神秘的重要原理。

其他激素的发现则困难得多。在认识到甲状腺重要作用的同时，糖尿病与胰腺之间的关系在 1876 年被发现。但口服胰腺并未帮助到糖尿病患者。很长一段时间，人们希望寻找一种可注射的有活性的胰腺提取物，但几次都与其失之交臂。1921 年，多伦多大学的弗雷德里克·G. 班廷和查尔斯·H. 贝斯特从狗的胰腺中分离出一种物质，用以维持糖尿病犬的生命。1922 年 1 月 11 日，他们将名为胰岛素的这种物质首次注射到一名因患糖尿病而垂死的 14 岁男孩身体内，他的血糖水平几乎立即下降了。1923 年，在生物化学家詹姆斯·B. 科利普的帮助下，胰岛素被充分地提纯，减轻了治疗中的副作用。同年，诺贝尔奖授予了班廷与约翰·J. R. 麦克劳德（实验是在麦克劳德的实验室中完成的），而班廷的助手贝斯特被忽略了。班廷对于贝斯特被忽略感到十分不快，于是他将自己的一半奖金分给了他；麦克劳德也将奖金分了一半给科利普。

胰岛素的发现引起极大兴奋，人们对胰岛素的需求极大，但要大量生产是任何大学实验室的生产力所不能及的。直到多伦多的康诺特抗毒素实验室与印第安纳波利斯的礼来制药企业合作，大规模生产（使用猪的胰腺）才成为可能。从此以后，糖尿病不再是会导致年轻人死亡的疾病了，患者可以带病过上正常的生活。

各种激素从不同的腺体中分离出来，每一种都有自己特殊和奇特的问题与结果。睾丸与卵巢被发现既能产生精子与卵细胞，又能分泌激素。这些激素大多在 20 世纪 30 年代早期就已被分离出来了，在治疗性病和生殖疾病方面发挥了重要作用。长久以来，人们一直怀疑它们可以控制生育能力，但需要进行许多实验才能证实。二十年之后，马萨诸塞州实验生物基金会的生物学家格里高利·平卡斯与卡尔·杰拉西等人发明了女性口服避孕药。但直到 20 世纪 60 年代，这种"小药丸"才得到广泛应用。口服避孕药的发现是不是当时性开放激增的重要因素，这是一个推测起来很有趣的问题，但很难找到证据。也许更重要的是，应当感谢避孕药使妇女有可能间隔生育，从而减少了世界的人口。

化学信使或电子信使

由特定细胞产生的激素物质并不是影响其他细胞活性的唯一方式。经过了路易吉·伽伐尼等人于 18 世纪所做的实验之后，人们认识到，生物体的主要控制部分——神经系统——是通过某种电来工作的。然而，也有越来越多的证据表明，神经通过化学方式弥合相邻细胞间微小空隙的物质而作用于其他细胞，甚至相互作用。

埃米尔·杜·布瓦-雷蒙德在 1877 年写道："在所知的可传递兴奋的自然过程中，我认为只有两个是值得讨论的，其一是以一层薄薄的氨、乳酸或其他强刺激物形式存在于收缩物边界的刺激分泌物，其二是自然的电现象。"[5] 激素与神经递质之间的高度相似性已被人注意到（后者有时被称为局部激素）。在肾上腺髓质分泌的肾上腺素作用与交感神经系统十分相似。生理学家们设想，是不是神经末梢释放出肾上腺素，而肾上腺髓质起到了增强所有交感神经的作用？对副交感神经系统也提出了同样的问题，因为有一种叫作乙酰胆碱的不稳定物质与副交感神经的作用正相似。它们是那些神经末梢的递质吗？正如在第五章中所总结的，神经生理学家们，例如格拉茨大学的奥托·勒维、伦敦大学的亨利·戴尔及其同事（其中包括几位在德国遭纳粹迫害的难民）、马萨诸塞州坎布里奇的沃尔特·布拉德福德·坎农以及斯德哥尔摩大学的乌尔夫·冯·奥伊勒等，通过实验将这些想法转变成了真正的现实，在此基础上，多得令人惊异的新药被发现了。

化学递质使肌肉收缩，引起腺体分泌并产生一系列更精细的生

227

理活动。各种化学传递（正是通过它，化学物质控制了特殊细胞的活动）可以被与自然递质相类似的物质模仿。这一原理约在1930年首先被美国宾夕法尼亚州的科学家所证实，当时默克实验室合成了两种新药物——卡巴胆碱和乙酰甲胆碱，并用于医疗。它们类似于乙酰胆碱，但效用更持久，因此被用于促进膀胱的收缩，以克服术后的排尿困难。这项应用相对来说是微不足道的，但其原理很完善，也是我们今天仍在使用的大多数降压药的基础。

维生素

随着维生素的发现，出现了一种新的药物。虽然自詹姆斯·林德等人的工作以后，营养缺乏性疾病已为人所知，但直到20世纪，人们才发现引起疾病的物质的不同化学特性。维生素这一名称是伦敦李斯特研究所的化学家卡西米尔·冯克于1912年创造的。部分由于他的研究工作，维生素的特殊作用才得以阐明。

当冯克开始他的研究工作时，人们已经从临床研究中知道某些人类疾病是由特殊的维生素缺乏引起的。例如，缺乏硫胺（维生素 B_1）会引起脚气病；缺乏抗坏血酸（维生素 C）会引起坏血病，长久以来，人们知道可以通过补充充足的柑橘类水果来预防这种疾病。人们意识到，饮食中若缺少某种特殊的维生素，用该维生素治疗可以救命。一旦了解了这一点，对于如何治疗特定的缺乏病就不再有疑问了。

然而，令人遗憾的是，对维生素的迷信迅速增长，维生素立即获得了不可思议的万灵药的名声。制造商们很快利用了这一神话，困惑的医生们被说服去使用它们，追求健康的病人们都十分愿意相信它们的功效。很难找到各种维生素对人体有种种细微益处的证据，仅凭一般的逸闻是难以令人信服的。但是，摄入过量维生素，尤其是脂溶性维生素，可导致中毒的事实已广为人知：维生素 A 过量会引起神经紊乱和先天缺陷，维生素 D 过量会导致体内钙和肾结石过量。虽然维生素的应用（在一些富裕的国家）很少有什么合理的基础，但它仍很流行并得到大力推广，成为一种重要的治疗手段。它们很可能对厂家的股东比对多数服用它们的人更为有利。

维生素是不是药物只是一个用词上的问题，无须追根究底。维生素（vitamin）一词——由卡西米尔·冯克错误地缩写自"生命胺"（vital amine）——是有误导性的，因为大多数食物辅助因子都不是胺，而至于它们是不是"维持生命的"，即对生存来说必不可少的，则因类别不同而有所不同。但这一名称还是沿用了下来。

维生素在活细胞中的作用方式揭示了细胞的工作方式，并且有关这种活动的知识已被用来为了特殊目的而设计药物，尤其是抗菌剂。对维生素的生物化学研究大多是在微生物中进行的——这要比研究哺乳动物更方便操作，且更容易为社会所接受。从中获得的知识使得再向前迈出一步，继续设计能干扰微生物利用它们必需食物的抗菌药，变得简单多了（尽管很少有人看到这一巨大的可能性）。卓越的成果随之而来。

现代制药的兴起

229　　无论如何，在抗生素被开发之前，科学家们已利用经典的方法获得了一个发现。它进行于 20 世纪 30 年代初的德国埃尔伯费尔德的拜耳公司实验室中。德国生化学家格哈德·多马克于 1927 年受命指导拜耳实验室的研究。多马克延续了保罗·埃利希研究染料的方法，并在不久后证明一种后来被命名为"百浪多息"的红色染料对小鼠链球菌感染的治疗特别有效。接着开始了临床试验，到 1935 年，药物已在患者身上应用，获得了极大成功。第一个接受这一新药物的是多马克的女儿，百浪多息使她从针刺引起的链球菌感染中奇迹般地康复了。

百浪多息被证明在治疗妇女分娩热或产褥期败血症方面特别有效，该病主要是由链球菌引起的，在当时造成了年轻产妇大量死亡。这一发现足以使多马克获得诺贝尔奖，事实上，1939 年的诺贝尔奖也的确授予了他，但纳粹政府不准他去领奖。等德国结束战争状态，按诺贝尔奖的规则，他因延迟过久，已无法获得奖金。

与此同时，巴黎的巴斯德研究所的研究表明，仅有一部分的百浪多息分子对消灭链球菌有效，这种活性成分名为磺胺，很快就代替了百浪多息——毫无疑问，这使拥有百浪多息专利权的拜耳公司懊恼不已。磺胺是一种广为人知的物质，它首次合成是在 1908 年研究染料的过程中，近三十年里，磺胺一直待在众多有机化学家的贮藏室里默默无闻，因为没有人知道或猜到它可以救人性命。

当多马克与他在拜耳的同事们发现磺胺可以控制小鼠的链球菌感染时，他们中有许多人自然很想知道这种药是如何作用的。他们的疑问很快有了答案。临床试验表明，这种药对充满脓液的脓肿是无效的。试管凝集试验表明，脓液及其他物质，包括酵母提取物，都可以保护微生物免遭磺胺杀灭。人们找出了脓液及酵母的保护原理。它是一种叫作对氨基苯甲酸的简单化合物，与磺胺实际上密切相关。科学家们很快发现，对氨基苯甲酸是一些微生物的必需营养物，事实证明这些微生物恰恰对磺胺敏感。显然，这两种化合物相互对抗。磺胺与对氨基苯甲酸相似，因此干扰了其作用。科学家们对这种名为"竞争性拮抗"的过程进行了深入的研究，尽管其中细

230

节错综复杂，但大大帮助了人们理解药物是如何作用的，药物可能有什么作用，以及如何发明新的有用药物。

按照更晚近的标准来看，磺胺的临床试验并不周密，但它效用显著，优点毋庸置疑。然而，它也有不良作用：改变血液中的色素，使病人皮肤发青，偶尔会损坏血液形成组织，而导致白细胞消失。由此，人们开始了新的研究，寻找更好的化合物，主要是从磺胺所属的磺胺家族中寻找。数年内，五千多种磺胺类药物投入检验，大概有五十种被发现在临床上对各种各样的细菌及其他一些生物体有效。最早的磺胺类药物——磺胺本身，以及梅贝克公司（May & Baker）研制的磺胺吡啶（曾以 M&B 693 之名著称），在众多更安全的药物出现之后就被弃用了。

抗生素与化学治疗药物之所以区分开来，不过是一个历史上的偶然事件。几种抗生素是人工合成的，它们与那些天然霉菌材料制备的抗生素并没有什么不同。然而，青霉素（最初提炼的物质有几种变体）很难人工合成，用霉菌培养更为经济。不过，最初的青霉素已经做了一些化学方面的改变，具有应用于各种特定目的的优势。今天的临床实践非常依赖这种半合成材料。

对人类来说不幸的是，出现了耐药性的细菌株。微生物在几天或几个月内就可以繁殖多代，进化非常迅速。一旦抗菌剂广泛使用，**231** 对其有抵抗力的微生物就有很大的生存优势，而它们那些无抵抗力的亲属和竞争者则迅速被淘汰。对青霉素等抗生素产生耐药性的细菌越来越普遍了，那种仅凭一些抗生素就可以将人类细菌感染消灭的幻想被打破了。

抗菌剂的联合应用成了一种暂行的方法，因为如果微生物被两种或更多的药物同时攻击，便很少有机会出现耐药菌株。开发新的抗生素对控制那些耐药菌株十分重要。但是，人类与微生物间的冲突尚未解决，也不可能解决，若想控制新的危险菌株，就不得不继续进行抗生素的研究。

抗病毒剂

事实证明，发现抗病毒剂是很困难的。疫苗是抗病毒研究所取得的最大成功，尤其是 18 世纪末由爱德华·詹纳发明的第一种疫苗，使曾引起世界性恐慌的毁灭性的天花的消灭成为可能。针对其他病毒（尤其是黄热病毒）的疫苗也成功了。然而，病毒寄生在细胞内导致很难获取，病毒代谢与宿主间有着密切的联系，因此，长期以来，病毒性疾病的化学治疗一直是一个挑战。只有在过去的二十年里才取得了巨大的进展，从阿昔洛韦的显著效用可见一斑。

20 世纪 70 年代，阿昔洛韦在美国和英国的维尔康实验室被发现，对治疗带状疱疹、唇疱疹及其他疱疹感染有效。阿昔洛韦在感染疱疹病毒的细胞内被转变为代谢阻滞剂，因此对健康组织的危害很小，对宿主的毒性这一问题在很大程度上已被克服了。其他的病毒没那么容易对付，或者缺乏深入细致的研究；流感病毒仍反复出现，危害人类，HIV 尤为严重，它为艾滋病铺平了道路。齐多夫定是与阿昔洛韦关系较远的化学亲戚，是第一个被监管机构认可的用于治疗 HIV 感染的药物。

癌症的化学疗法

从发现一种叫作氮芥的物质能选择性地杀死特定的癌细胞开始，

232

另一种不同的化学疗法出现了。该故事是一个很好的例子，它让我们得出了与预期目标完全不同却很有价值的结论。故事始于第二次世界大战期间，出于显而易见的原因，当时的人们重新开始了化学战争试剂的研究。暂且不谈其中涉及的道德问题，没有一个国家能够承担对其性能一无所知或对可能发生的伤亡毫无准备所带来的后果。在美国，耶鲁大学药理学家路易斯·古德曼和阿尔弗雷德·吉尔曼对与芥子气密切相关的物质进行了深入研究，发现这种物质的特性之一是可以杀灭白细胞（淋巴细胞）。在患淋巴瘤（淋巴细胞的巨大实质性肿块）的老鼠身上施以氮芥后，肿块以前所未有的方式急剧缩小。这个试验具有可重复性，因此，医生开始使用氮芥治疗患淋巴瘤的患者，起初自然是极度谨慎，但不久就获得很大成功。

这就为发现其他治疗癌症的药物开辟了道路。一个有希望的方法是合成类似于叶酸的化合物，用于形成新的血细胞，包括白血病中的过度增殖。各种叶酸类似物被研制出来，莱德利实验室在这方面发挥了很大作用。其中的一种（氨基喋呤）在 20 世纪 40 年代被证明能显著缓解儿童白血病症状。另一个方法则依赖核酸合成途径的研究。此处的策略是制造一些类似物，它们可干扰某些特殊部分的活动，但不产生非特异的灾难性后果。随后纽约维尔康实验室的乔治·希廷斯和格特鲁德·埃利恩于 20 世纪四五十年代用这种方法制造了一系列新药。其中包括 6-巯基嘌呤，它被发现同样可以减轻一些白血病患者的症状。

还有更多偶然的发现，包括名为达诺霉素的蒽环类抗生素，它来自链霉菌，对多种实体瘤和急性白血病都很有效，另外还有从长春花中提炼出的生物碱——长春花碱。所有这些都有很强的毒性，因此，在应用时，每一步都需要专业知识。许多白血病患者反应良

233

好；这些病原本无药可医，现在则有望攻克。但是，癌细胞也像微生物一样，会对化学疗法产生耐药性，重复治疗的效果会越来越差，而各种药物，无论是天然的还是合成的，迄今为止都被证明只能缓解而不能彻底治愈癌症。

制药工业的成长

第二次世界大战（1939—1945）结束之后，制药业有了极大的发展。到 20 世纪 80 年代，在美国，约有十家药企稳踞前五十强企业，在英国及欧洲其他地区，也有相似的发展。研究实验室的增长速度甚至超过了药企。典型例子就是美国老牌公司葛兰素史克，它在 1936 年只有八名研究员，到 20 世纪 50 年代增加到数百名，现在随着其他企业并入，葛兰素史克公司又扩大了。

在这些实验室中，合成了数以百万计的化合物，并测试了其药理和抗菌性能。研究以各种方式进行，有些是理性的，有时更多是推测或随机的。各种方法都能产生出许多有用的药物，运气和判断力对研究的成功至关重要。几种药物具有性能的相似，这种情况时有发生，让人不免抱怨这种"派生药"（me-too）的发现是一种浪费。然而，在主要的药物系列中，如磺胺类和皮质类固醇类药物，最初的药物已被广泛认为具有更好的综合性能的后继药物所代替了。所以，派生药并不一定不好，它也许明显优于竞争药物。

它是否真的有效？

乐观地相信一种疗法总是比以稍微科学的方式去证明它的疗效

要容易得多。人们开展广泛的临床研究，来探究如何最好地使用由药理实验室制造的强有力的新疗法，相类似的药物哪种效果更好，

以及它们的使用从长期影响来看究竟是否有益。在观察单个病人的治疗情况时，还需尽可能多地搜集以这种或那种方式治疗的病人的资料，作为补充。事实证明，有些时候，尽管一些患者的康复情况令人振奋，但大多数患者的情况实际上比那些不治疗或接受其他治疗的患者更糟。

不仅新的疗法需要评估，许多传统药物的疗效也必须受到质疑。正如 18 世纪的海军医生詹姆斯·林德在《论坏血病》（1753）一书序言中所写的那样——他的睿智观察至今仍成立，却常被人遗忘：

> 对我而言，这是个值得严加探究的课题：我有机会向几位治疗过该疾病的作者请教，据此，我看出错误已在实践中发生，具有危险和致命的后果。对我来说，鉴于它们已产生的明显的致命后果，显然有必要对这些错误加以纠正。但要根除旧的偏见，或者推翻由时间、习俗和强大权威所建立的观念，绝不是一件容易的事；因此，为了这个目的，需要对目前为止已发表的有关坏血病的内容进行全面且公正的审视，并且按照时间顺序，查出错误的来源。事实上，在这个课题能得到一种清晰且恰当的见解之前，有必要清除大量的垃圾思想。[6]

药物使用的历史一次又一次地显示出，人们对特殊疗法有效的医学观念是何等深信不疑，认为拒绝这些疗法是不明智的或者更糟。然而，在经历数年或数百年后，这些疗法终究被废弃不用（如果不是声名狼藉的话），因为经年累月的证据表明它们缺乏好处甚至确实

有害，人们不再愿意被随意的逸事所左右。

第二次世界大战之后，在伦敦卫生学及热带病学院的奥斯汀·布拉德福德·希尔爵士的建议下，英国医学研究理事会对链霉素治疗肺结核的功效进行了评估，此评估最清晰地体现出了良好的临床试验的原则及价值。当试验于 1946 年开始时，新药供应量十 235
分有限，只能满足一部分可能受益的患者的需求。因此，人们认为进行一项试验在伦理上是合理的，其中一组接受链霉素治疗，而对照组采用传统方法治疗。这是第一次随机对照临床试验，为哪一种治疗更有效提供了清晰的证据，并为以后的新药研究树立了一个典范。如果未对新药进行临床试验就宣布其效用，在当下已是无法接受的。但不幸的是，并非所有的试验都是充分可信的。

不良反应

许多新药在正式使用后才被发现具有毒性。20 世纪 50 年代，沙利度胺引起的危害尤其触目惊心，引起了人们对药物安全的强烈需求。但是，检测药物的毒性是一个棘手的问题，药物毒性的作用方式是无限的，而每当发现新的危险时，试图事先将它们全部检测出来的努力都会遭遇失败。

近年来，在进行极不确定的价值检测时，常推迟了救命药物的使用。在 20 世纪 70 年代，“药物滞后”一词变得非常普遍，尤其在美国，它被用来描述当局施加的拖延。据称，一种可以防止死亡的药物从在欧洲国家上市到在美国获得许可的这段时间里，数以千计的美国公民会死于心力衰竭。特殊的程序（有时称作“快速通道”）被设计出来，以克服滞后的局面。人们逐渐接受了这样一种观念，即最有价值的保护措施应当建立在对新药所有用途的充分记录及各种不良反应报告的基础上。

社会与药物

自第二次世界大战以来，至少在工业化社会中，人们比以往任何时候都更关注健康、疾病与药物。当然，媒体也在无休止地吸引人们关注医疗与药物，并引起了不必要的热情或焦虑。但是，本章不打算讨论有多少民众的态度被广播或药品商的广告影响以及影响到何种地步，也不涉及导致"宽容社会"的兴起和衰落，或者导致使用有毒性、有杂质的药物，以及滥用各种有害的"休闲"药物的社会进程。

人们也许注意到，对"科学"的热情是如何让位于怀疑主义的，尤其在医学方面，人们不断追求技术的改进，这种热情又是如何使得同情与关心受到阻碍的。在中国历史上也有类似的有趣情况。大约在公元前 700 年，医学实践已越来越多地建立在直接观察的基础之上，在某种程度上可与"科学医学"相比。但它让步于全新的或曰卷土重来的体系，在这个体系中，迷信、魔法、符咒占了很大一部分。这种变化是否有重大影响还无法确定，只有时间和可靠的统计才能告诉我们，当下对"科学医学"的困惑和厌恶是否有显著的后果。

就药物而言，重要的"替代"或"补充"疗法是顺势疗法和草药疗法。顺势疗法的原理包括对正统物理与化学的全盘否定，顺势疗法者对药物的使用并不取决于药理学家对它们作用的研究，而是取决于一种非正统的信仰体系。人类考虑要做药物评估之前，草药治疗早已存在了。在草药中产生了许多重要的药物，包括颠茄、箭毒、可待因、洋地黄、吐根及烟碱。所有这些都是强效药，产生它们的植物被公认是有毒的。还有许多其他草药的价值尚未得到证明，至少以科学的标准来说。

如果没有可实证的实验，活性成分就无法确定。许多"现成"的草药并不含有任何强效物质，像顺势疗法的药物一样，只要患者满意，就能给他们以安慰。然而，有大量的种植植物是有毒的，用这些植物进行自我治疗是危险的。随着人们对"绿色"生活的向往与日俱增，使用"天然"草药意外引发的"自杀式"中毒事件越来越多。即便是看上去温和的草药茶，如果长时间服用，也会造成危害。而且，为了得到更强的药效，草药中偶尔也会掺杂"化学"药物，完全不顾安全性；草药销售缺乏管控，引起越来越多的担忧。顺势疗法和草药疗法，如同对维生素的迷信一样，主要的支持依据是症状而非客观病症发生的突出变化。很难衡量它们的疗效，并且通过合适的受控试验做出的评估也少之又少。

强效药同外科医生锋利的手术刀一样危险，要想起到积极作用，必须谨慎处理。正统药物的恰当使用在延长寿命、减轻痛苦方面取得了巨大的成功，蔑视或低估这种成就是愚蠢的。药效越强，滥用的危险也越大。

第八章

精神疾病

罗伊·波特

疯癫是一种污名，"发疯"常被人们挂在嘴边，特别是在美国英
语中，"发疯"意指"愤怒"。我们也常有狂热地迷恋某人或爱得发
疯这样的说法。在这些用法中，"疯狂"指的是一种情感或感觉。大
多数人（无论是医务人员还是门外汉）都承认，疯癫（或精神病、
神经错乱等等）是一种真正的医学状况。之所以强调"大多数"，是
因为在 20 世纪 60 年代发起反精神病运动的领导人物，尤其是英国
的罗纳德·莱恩和美国的托马斯·萨斯，不承认存在严格意义上的
精神病，不承认发疯与麻疹或疟疾一样是一种疾病。萨斯在 1974
年的一篇文章中写道，发疯是为了构筑精神病帝国、实行社会控制
而强加给"异端分子"或替罪羊的猎巫标签。

作为一种极端情绪状态或离奇行为的"疯狂"，与（另一方
面）作为一种疾病诊断的"疯癫"之间的关系是复杂且有很大争议
的。即使对那些确信疯狂是一种疾病的人来说，发疯是一种什么样
的疾病、病因是什么、有什么样的治疗方法也仍存在争议。为了认
识疯狂为何变得令人困惑到发狂，我们必须探讨一下其历史发展
过程。

希腊传统

在前古典时期，已确定了疯癫这一现象，但其首次成为理性探究和文字描述的对象是拜希腊人所为。在希腊神话中，英雄人物逐渐变得痴呆，因狂热而精神错乱，又或者因愤怒或悲伤而情绪失控。

酒神狄俄尼索斯：

为何我要以底比斯作为我酒后狂哮之处？
为何用我的鹿皮袈裟庇护所有的追随者，
还将那常春藤缠绕的神杖
交付于他们手中？那是因为——
我母亲的姊妹们说：
我，狄俄尼索斯，不是宙斯的儿子；
她们说，塞默勒怀着凡人的儿子
遵从父命，服侍宙斯。
她们大声宣称，她已失去贞洁；
宙斯听信了这个谎言
因而赐她死罪。
于是，我将她们变成一群狂乱的疯子
逐出家门，以山为家
她们失去了理性和智慧，
我的神力始终控制着她们，将底比斯
所有女人的胡言乱语
都转移到她们身上。

如今，卡德摩斯的女儿们

一个挨一个地挤坐在银松树下

摇摇欲坠的岩石上。

——欧里庇得斯《酒神的伴侣》

《伊利亚特》揭示了古代对疯癫态度的残想，它并未表现出后来医学和哲学所理解的精神失常，因为荷马的英雄们并不拥有与索福克勒斯的俄狄浦斯类似的精神或意识形态，也未到哈姆雷特和西格蒙德·弗洛伊德那样的程度。《荷马史诗》没有赋予角色以敏感、反省、内省的自我，英雄人物是木偶一般的人物，听任神、魔、命运、愤怒这些超越自身之外的力量的摆布，他们没有现代作家所称的"内在心理"的存在。

内省心理出现在公元前5—前4世纪雅典文明的鼎盛时期。美国精神病学家、历史学家贝内特·西蒙在其《古希腊的精神与疯癫》一书中指出，当时形成的精神的概念为后来西方对精神及疯癫的思考奠定了基础。弗洛伊德也这样认为，他把婴儿期的性心理冲突称为"俄狄浦斯情结"，以此向索福克勒斯的悲剧《俄狄浦斯》致敬。

苏格拉底、柏拉图、亚里士多德及希腊其他的思想家系统思考 **240**
了自然、社会及意识。他们探讨了未知的事物，力求掌握其规律，以理性的自我为范例，从而创造了伦理人或政治人的思想。通过自我认识（如箴言"认识你自己"），理性可以摸清人性，进而控制使人受缚的欲望。因此，哲学使理性更加崇高。

希腊的哲学家们在追求理性的同时，并不否认现实中存在非理性的东西，相反，他们用理性建立的知识大厦证明了他们赋予激情和命运的神秘威力的危险力量，他们也被那些吞噬天才及艺术家的超凡"火焰"吸引。然而，柏拉图及其追随者把非理性定义为人类尊严及自由的大敌。如同精神高于物质一样，理性与非理性的二元对立成为古典道德和医疗价值观的核心，直至现在仍具影响力。

如果说哲学的兴起使希腊人能对疯癫加以思考，那么他们如何解释这种灵魂的灾难呢？他们怎样才能对其予以预防和治疗呢？古希腊人根据两个主要的传统来解释疯癫。其中之一是文化，表现在修辞、艺术、戏剧中。希腊悲剧家们戏剧化了生活中的原始冲突——不可抗拒的天命、遭人背叛的痛苦，以及爱与恨、怜悯与复仇、责任与欲望、凡人与神明、家庭与城邦的难以两全，粉碎着个人的命运。一切都表明，这些冲突已成为（对比《荷马史诗》中木偶般的英雄）人们有意识的反思以及内心冲突、谴责和愧疚的主题。对于那些精神世界已四分五裂的人来说，疯癫，成为一种病症与宿命。索福克勒斯和欧里庇得斯悲剧作品中的人物也能意识到他们自己的疯癫，精神的内战由此成为固有的人类处境。

然而，在戏剧中也提出了解决方法，用贝内特·西蒙的话来说，戏剧本身就成为一种治疗方法，正如俄狄浦斯一样，绝望的痛苦能产生更大的智慧，盲目能带来洞察力，流血能净化，公共戏剧可以作为集体的宣泄。演绎疯癫，迫使不可想象之物被说出，将精神深处的怪物大白于世，为理性开辟情感战场，所有的激情都被耗尽。

241 因此，疯癫是被折磨的灵魂，艺术可以捕捉到它。然而，希腊人也发展出了一种完全不同的把握疯狂的方式：医疗。正如在第二章中所述，希波克拉底在公元前5世纪的著作中所提出的并在此后占主导地位的医学思想坚持认为，疾病是一种自然现象，因而可以通过经验及理性加以探索。与此尤为相关的是，希波克拉底的著作《论圣病》认为，以往被看作一种超自然现象的癫痫，实际上是一种和其他疾病一样的常规疾病，也是由正常身体过程所产生的。因此，如果说所谓的神圣疾病也是一种自然现象，那么所有其他行为异常，所有的疯癫，也同样应归在医学范畴中。对精神错乱的解释应该从物理学的因果关系出发，要强调心或脑、血液、精神及体液方面的因素。而治疗要依赖治疗方案及药物。从科学的角度来看，精神错乱不是一种困境或是一场戏剧，而是一种疾病。

正如第二、第三章中已详细讨论过的那样，希腊的主流医学认为，疾病有其内在的、体质的原因。健康取决于四种"体质"或体液，这些体液对造成精神障碍起到了关键作用。黄胆汁过量忧郁会使人体系统过热，从而导致躁狂或狂暴，黑胆汁过多时会导致忧郁。阿莱泰乌斯和盖伦是同时期人，活跃于公元 2 世纪后半叶的亚历山大利亚，他在所著的《论疾病的原因及表现》一书中特别详细地描述了抑郁与躁狂。[1] "患者呆滞、麻木，情绪低落，反应格外迟钝，没有任何明显的原因：这是忧郁的开始"，他观察到，

> 患者也会变得烦躁、消沉、无法入睡，并且是从睡眠不安开始的。他们感到无端的恐惧；如果疾病有加剧倾向，当他们做了可怕的梦且真实、清楚时，在醒后就厌恶邪恶，因而就与梦中所见罪恶搏斗……但是当疾病继续加剧时，又变得不愿见人，表现出无谓的悲伤，抱怨生活艰难无趣，不欲生存。对其中许多人而言，这种对生活的理解会导致麻木不仁和疲惫，他们于是变得对一切事物都一无所知，遗忘了自我，过着一种低等动物的生活。

正如阿莱泰乌斯对恐惧、厌恶、自杀动机的讨论所表明的那样，**242**

在古典医学中，忧郁远不是18世纪墓园派诗人笔下的优美情思，而是一种非常危险的状况，滋生毁灭性的妄想。"病人可能想象他已成为另一种东西"，阿莱泰乌斯评述道，

> 有的人认为，他自己是一只麻雀、一只公鸡或是一个陶制花瓶；有的人则认为自己是上帝、演说家或者演员，严肃地拿着一根稻草秆，以为自己握持着统治世界的权杖；有的人像婴儿一样哭闹，要人抱抱，或者认为他们是一粒芥末种子，由于害怕被母鸡吞食而吓得不停地哆嗦；有的人拒绝小便，怕引起一场新的大洪灾。

类似的刻板印象——不敢小便的男人，以及认为自己是玻璃做的、随时有可能摔碎的患者——直到18世纪都很普遍。

同样，阿莱泰乌斯也描述了躁狂症，特征为难以控制的凶猛，表现为"愤怒、激动、欣快"，严重躁狂（拉丁语中为"狂怒"〔furor〕）时，患者"有时会杀害仆人"；在不太严重的情况下，会变得狂妄："并未受过专门培养，便说自己是哲学家。"理性主义者阿莱泰乌斯也注意观察了宗教疯狂的表现，例如神灵附体现象，这在女神崇拜文化中尤甚。在"狂热和狂喜的状态"之下，自然女神西布莉（朱诺）的信徒会进行狂欢仪式，偶尔还会阉割自己，然后"把他们的阴茎奉献给女神"。阿莱泰乌斯认为，所有这些都表明，"一个生病、醉酒和混乱的人……出现了精神错乱"。显然，阿莱泰乌斯把情绪纷乱与服用毒参茄或黑莨菪醉酒所引起的身体变化联系起来。躁狂一般是由过热而引起，热源自心脏（心是生命热量的来源），并且与大脑有交感性联系。

简言之，在人是万物的尺度这样一种哲学中，古典思想家为疯癫赋予人性。他们想出了各种办法来解释狂乱。一方面，精神错乱可能使心灵陷入绝境，遭到无情命运的折磨，处于自我斗争之中。另一方面，精神错乱可能是由血液或胆汁变坏所引起的躯体高热样的谵妄、发狂。关于疯癫的心理说和生理说的理论分歧，留给了希腊思想遗产的继承者们——最终是我们自己——去解决。

243

中世纪及文艺复兴时期的疯癫

中世纪及文艺复兴时期对于疯癫的认识在很大程度上借鉴了古代思想。忧郁症与躁狂症（在英语中常统称为"疯癫"）提供了一种方便的对立组合。欧洲顶尖医学院之一的蒙彼里埃医学院的德尼斯·丰塔农教授在其《论内脏疾病治疗的三部著作》（1549）中提出，躁狂是由黄胆汁之类的刺激和温热的体液侵袭刺激大脑及其脑膜所引起，有时候甚至源自不纯的血液，虽然血液可能是温性的，但仅凭血量就会损害大脑。

与丰塔农同时代的、蒙彼里埃医学院的一位更年轻的教授费利克斯·普拉特同样把躁狂症描述为一种过度的状态。他在《实用医疗手册》（1650）一书中写道，躁狂者什么事都干得出来，"有时候，他们……以狂放的表情和行为表达其精神冲动……有些人强烈地寻求性满足。我碰到的一位贵妇人就发生过这种情况，她在其他方面都非常值得尊敬，却以最低劣的言语和姿势邀请男人及狗与她发生性关系"。

希腊人提出了两种对比鲜明的看待精神障碍的方式，一种认为疯癫是道德变态，一种认为疯癫是疾病，这两种观点被基督教世界所吸收。但是，教会增加了另一种观点：宗教疯癫是神圣天意的表现，被认为是上帝与撒旦之间为了灵魂而斗争的症状。宗教疯癫一般被认为是一种邪恶的感染，由女巫、恶魔和异教徒传播。罗伯特·伯顿是牛津的一位神职人员，在其颇受赞誉的《忧郁的解剖》（1621）一书中，他认为撒旦是沮丧、绝望、自我毁灭的真正根源。伯顿认为，精神疾病的治疗必须用精神手段，特别是祈祷和禁食。

虽然宗教疯癫常常被看作一种神圣的苦难（希律王的命运就是证明），但有时也被视为神圣的奇妙启示，受到尊崇。这是一种建立在十字架狂热基础上的信念，它赞美婴儿和乳儿的天真无邪，重视隐士的精神遐想和肉体禁欲，重视信仰而非理智。在这种情况下，不可避免地，人们就会将愚者的痴傻和神秘主义者的狂乱看作一种隐约展现的虔诚。因此，中世纪宗教改革和反改革的神学理论都相信，愚蠢可能是神圣旨意的媒介，使其被听见。

理性时期的疯癫

从 17 世纪开始，强大的文化力量改变了人们对疯狂的态度，科学革命抨击了体液医学，这是它对亚里士多德及其后继者的理论发起的全面攻击的一部分（见第五章）。当时颇为流行的观点是把身体看作一部机器，促成了对其实体部分，尤其是心血管系统和神经系统的长期研究。解剖学家揭开了人体管道的液压系统及协调四肢、脊髓与皮质间活动的神经网络，并开始探索神经系统在控制感觉与运动中的作用。在这一机械的身体模型下，混乱的思想、感觉及行为被归因于感觉器官（眼、耳等）及神经网络的某些缺陷。18世纪，医生们普及了"神经"一词，且创造了"神经官能症"一词。

在很长一段时间，"神经官能症"表示的是神经系统的生理病变。直到19世纪，"神经官能症"才开始表示一种轻度的、无特定原因的焦虑状态，以区别于"精神病"。

哲学家笛卡尔于1637年宣称，"我思故我在"；启蒙运动又认可了希腊人对于理性的信仰，17世纪的理性主义者将这一信仰旧酒装新瓶。理性时代的改革者批评那些被认为是不合理的或非理性的信仰和制度。科学和技术的进步、职业和官僚政治的发展、遵循供求关系规律的市场经济的扩展、识字和教育的普及，所有这些都促进了18世纪思维正确的精英所理解的"理性"的特权。资本主义经济和中央集权国家需要的是秩序、规律、可预见性及自律，异常会引发焦虑。

从17世纪中叶起，在天主教及新教的教会内部也进行了类似的重新定义过程。关于宗教疯癫的传统教义受到了审查。教皇、教长以及传教士和其他精英一样，越来越厌恶无休止的教义上的派系斗争、猎巫及异端审判所造成的屠杀。在上帝与魔鬼之间为夺取灵魂而进行的改革与宗教反改革期间，宏大的世界末日斗争显然只引起了一片混乱；生命是一场精神大战的观点令人厌恶，从而遭到拒斥。因此，宗教疯癫的现实性或者至少其有效性受到了质疑。特别是在1650年后，官方对自封为先知，声称能用神语说话的人持极大的怀疑态度。现在来看，这些"第五王国派""喧骚派""惊厥派"很可能只是一些盲目的狂热者，深受幻想或疾病的折磨，也许是麻风。在一个世纪的革命即将结束时，约翰·洛克认为到了重申《基督教的合理性》（1695）的时刻了。现在看来，即使是宗教，也必须是理性的。

女巫也经历了同样的变化过程。从15世纪开始，在整个欧洲，官方都认为女巫是魔鬼的同盟。但是，猎杀女巫的行动到了不可收拾的地步，造成而非平息混乱。到 1650 年，统治精英们不愿再搞迫害，他们认为巫术并不是真正的撒旦阴谋，而是一种极大的欺骗，所谓的女巫并非真正被恶魔附身，而是被欺骗了，受女巫所害的人也是个人和集体歇斯底里的牺牲品。曾被归因于撒旦的现象越来越被认为是疾病，所谓的巫术及对魔鬼的信仰，只是精神病的精神病理症状（根据加入新成立的伦敦皇家医学会的医生和哲学家的观点）。在 18 世纪的英国，治安官们普遍认为卫理公会教徒的过激行为，如在布道过程中昏厥，应交给精神病医生处理。英国国教的牧师、心理疾病医治者威廉·帕吉特比大多数人都更强烈地谴责卫理公会是群体歇斯底里的一种表现形式。

> 狂热是疯癫的常见原因，我所观察的大多数躁狂症病例都出于宗教狂热。我听一位著名的医生说，在大都市最大的一家医院中，几乎所有的精神病人都是由于对宗教的狂热而失去了理智。卫理公会的教义比其他任何宗教教义都更易对人的理智产生严重的影响。在神秘的迷宫中，大脑一片糊涂，人的想象力也被对痛苦未来的可怕描述所压倒。[2]

把宗教疯癫重新定义为本质上的精神病理现象扩大了"社会"（提倡文雅理智的人）与怪人之间的鸿沟。这是一个根深蒂固的现象。在许多方面，富裕、文明、有文化的社会正与那些不遵守其社会规范和准则的人们（如罪犯、游民、宗教"极端分子"）保持距离，称其为非理性、狂热或疯狂的人。人们觉得这些局外人令人烦忧，于是很自然地就会称他们为麻烦。疯癫就成了一个羞辱人的词。

然而，如果仅仅将非理性的概念看作专门用来敲打大众的棍子，那就过于轻率了。因为在精英文化中，时髦的怪癖常常能流行相当长的时期。事实也是如此，从18世纪贯穿到19世纪，某些年轻女性常常间歇性地歇斯底里发作，而艺术家和诗人则病态地神经过敏，乃至精神崩溃，或像作曲家罗伯特·舒曼一样精神失常。浪漫主义把那些神经质的天才美化了，19世纪玩世不恭的风尚则培养了一大批衣着华丽的颓废主义者。

监禁疯子

疯子的命运如何呢？在中世纪及前现代，大多数被视为疯子或白痴、精神古怪或精神受折磨的人在当地得到照顾（往往是"被忽视"的委婉说法），生活在熟悉的环境中。在英国，人们期望直系亲属承担照顾疯了的亲人的责任。疯子一般被关在家中，如有危险时，就锁在地窖或谷仓中，可能由仆人照顾。如果家庭成员照看不了，教区一般会承担起管控责任，有时候会把疯子送到当地的护理人员那里。夏洛蒂·勃朗特的《简·爱》（1847）中出现的第一位罗切斯特夫人便是躲在阁楼里的疯子，这表明，这种非正式的处理程序一直持续到19世纪。

无论如何，用于监禁疯子的机构逐渐建立了。最早的专门的精神病院出现在15世纪的西班牙，由宗教机构赞助支持，分布于瓦伦西亚、萨拉戈、塞维利亚、巴利亚多利德、托莱多及巴塞罗那等地（伊斯兰教的模式可能产生了较大的影响）。伦敦的圣玛丽伯利恒修道院建于1247年，从15世纪开始成为专门收容疯子的场所，后来成为著名的（或臭名昭著的）精神病院，它的别称"Bedlam"（贝德莱姆）在英文中已成了疯癫的代名词。荷兰的赫尔城有一座康复神殿，名叫圣迪姆夫纳，赫尔因之逐渐获得疯人避难所的赞誉。

18—19世纪，在欧洲的各个城市及北美的东部沿海地区大量出现了用来收容"麻烦"之人的学校、监狱、劳教所、济贫院、尤其是精神病院。中央集权国家有时会主动采取措施。1961年，法国知识分子米歇尔·福柯在《疯癫与文明》中指出，以路易十四（1638—1715）为代表的专制主义的兴起掀起了全欧洲范围的"大监禁"。社会上所有被看作"非理性"的人都面临被禁闭的危险，乞丐、老弱病残、无用的人、犯有轻罪的罪犯、妓女、流浪汉构成了"非理性者"的主体，但首当其冲的是疯子和低能儿。到17世纪60年代，仅巴黎总医院一家就关着大约六千名不良分子（包括疯子）。不久，在法国主要的省会城市建起了类似的医院。

福柯认为，这种"大监禁"远远超出了物理隔离的范畴。它代表了疯癫状态的退化。迄今，由于其独特性，疯子具有一种迷人的力量：神圣的蠢人、天才和小丑道出了深奥晦涩的真理，疯子喧嚣，常人倾听。然而，一旦制度化，疯癫的所有这些诱惑性、诡异的尊严及真相就被剥夺了。它从一种积极的状态（"疯癫"）沦为一种消极的状态（"非理性"）。就像动物园中的野兽被关在笼子里一样，疯子被关进疯人院，因而他们很容易被看作动物而不是患者。

福柯对理性时代监禁疯子的看法有一定的道理，不过有点太夸张。路易十四统治时期，巴黎的制度化管理激增。在整个旧制度时期，专制政权继续对疯子进行集中管制。后来，根据后期的《拿破仑法典》，省长承担这些任务。一个家庭中如果有疯了的亲属，可从皇室当局获得一张秘密信札，由此就可对疯子进行合法的监禁；类

248

似的官方许可剥夺了精神病人的合法权利。

但其他地方的情形差别极大，政策各异，有的地方根本没有任何管理政策。在19世纪下半叶之前，俄国几乎没有任何公立的精神病院。此前，即便管制疯子，也是关在修道院中。在1850年前，欧洲大部分农村地区，如波兰、斯堪的纳维亚或巴尔干半岛各国的农村里，疯子很少住在精神病院。到19世纪末，葡萄牙全国也只有两所精神病院。

即便是在英国这样一个人口稠密且城市化程度高的国家，也无法轻易实行福柯所说的"大监禁"模式。通过立法实施的监禁来得很晚，直到1808年议会才通过了一项法案，允许公众筹款，修建县级精神病院。到1845年，即福柯的所谓"大监禁"开始后近两个世纪，才强制建立精神病院。这方面的数字不一定可靠，不过，可以看到，在1800年前后，英国当时全国人口大约一千万，精神病院中看管的人却不到五千人，也许还有同样多的人被关押在济贫院和监狱中。换句话说，没有什么证据表明英国的统治精英认为精神错乱或"非理性"对公共秩序构成了骇人威胁。

实际上，在英国，精神病院的兴起与其说是国家之举，不如说是繁荣的商业社会中的一项服务业。在1800年，精神病人主要被安置在自由市场经济运作下的营利性的私立精神病院之中，当时人们直言此为"疯子生意"的一部分。直到1850年，英国受监禁的精神病人中有一半以上仍关在私立机构中，有的条件不错，有的很差，有的一般。 **249**

虽然证据不是很充分（为了既得利益，精神病院经营者和病人家庭都对此保密），但私立精神病院在17世纪中期已落地生根。当乔治·特罗斯这位来自埃克塞特的年轻商人于1650年（可能是由于饮酒）发疯时，他的朋友们就将其捆起来，用马送到萨默塞特郡的格拉斯顿伯里的一个家伙那里，此人开了一间供疯子寄宿的房子。此后不久，伦敦的多家报纸开始为私立精神病院刊登广告。

有几家高级的精神病院提供奢华的条件，收取昂贵的费用。在1792年建于苏塞克斯郡的泰斯赫斯特精神病院中，有钱人可住单间，有自己的厨师，可以骑马纵狗打猎。但大多数早期的精神病院为寄宿者提供的至多也只有斯巴达式的简单条件，最差的精神病院条件很糟糕，对穷人尤其差。伯利恒精神病院受到了普遍的批评。但是，把收入精神病院说成是惩罚可能有点不公平，且犯了时代错误。精神病院管制的主要作用就是进行隔离。收入精神病院的首要理由是基于这样的信念，即隔离是为了危险的精神病人的利益，保障其安全，最大限度地增加治愈的可能性。从18世纪中期起，心理治疗学中出现了新的信仰。由此产生的主张是，对精神病人应该予以监禁，因为集中治疗有利于恢复。作为机械哲学和疾病医学模式的倡导者，18世纪的医生着手研究精神错乱在身体上的体现。

"精神病学"技术

自18世纪起，在对精神障碍的治疗中，通过药物与机械约束来控制和恢复神经系统是极常用的方法。整个维多利亚时代，大西洋两岸一直流行着一种相当粗陋但有效的精神药理学。但精神病院的隔离环境为更多掌控疯癫的"精神病学"技术带来可能性，这些技术将能够直接控制人的思想、激情和意志。这些方法特别吸引批评者们，他们批评机械束缚（用镣铐、锁链束缚疯人）是残忍且适得其反的，会激惹病人原本想要缓解的狂暴。从18世纪50年代起，在启蒙运动的名义下，人们开始提倡新的治疗方法，强调"道德"

250

（现代术语为"心理"）方法——仁慈、理性、人道。道德治疗的支持者认为，精神失常与天花这类生理疾病不同，它是一种精神障碍，是糟糕的教育、不良习惯及个人苦难（如失去亲人的创伤、破产，或是恐惧地狱之类的宗教惊恐）的产物。它需要不同的精神疗法。

正如前文已经提示的那样，这些新的心理学方法具有更深层的基础。从索福克勒斯到莎士比亚，剧作家们将激情戏剧化，展示了内心折磨——欲望与责任、愧疚与悲伤——如何造成人格分裂。在17世纪，笛卡尔的"我思故我在"突出了意识对塑造身份的作用。笛卡尔思想的英国继承者、伟大的批评者约翰·洛克将疯癫描述为逻辑过程失常或想象力失控的产物（这一观点后来为塞缪尔·约翰逊所强调）。1690年，洛克写道，"**自然状态**中的缺陷"，

> 似乎是由心智缺少灵敏、活力和运动缺乏所致，因而被剥夺了理性；而**疯子**似乎受到另一个极端的影响。因为在我看来，疯子没有丧失推理能力；但常常把某些**想法**错误地结合在一起，误以为是真理；他们将从错误的原则中推出的结论视为正确的。因为想象发生扭曲，他们将幻想当作现实，将错误当成正确。[3]

而启蒙运动时期的反叛者让-雅克·卢梭的著述则预示了西格蒙德·弗洛伊德《文明及其不满》（1930）的诞生。卢梭提出，现代文明的压力使人与灵魂疏离，产生分裂的自我。

因此，理解精神错乱的心理学方式的基石出现了。提倡这种认识模式的人，认为通过精神病医生与患者之间的密切的人际互动，可以克服精神错乱，精神病院就是进行这种活动的合适场所，因为这是完全由医生来调控的环境。所谓的"道德管理者"有效地通过

251

个人魅力，依靠性格的力量和创造性的心理战术，智胜失常者的反常行为。首先，医生必须制服患者，然后通过操纵他们的激情——他们的希望、恐惧，他们对自尊的需求——来调动他们的积极性。

关键是，通过影响疯子仍能唤醒和训练的残余的正常情绪，以恢复其休眠的人性。1790 年前后，意大利的温琴佐·基亚鲁吉、巴黎的菲利普·皮内尔、约克疗养院的图克家族以及德国的约翰·雷尔及其他浪漫主义精神病学家的解放性思想将这种构想向前推进了几个阶段。根据"道德治疗"原则，这些改革者重视仁慈、冷静和理性，旨在将患者视为能够重生的人。皮内尔在精神病学领域发起的"法国大革命"将疯子从文字和形象的枷锁中解放出来，恢复他们作为理性公民的权利。

借鉴洛克的人类理解论，这些改革者强调，疯子与白痴不同，他们并未完全丧失推理的能力。约克疗养院的图克家族认为，疯癫在本质上是由智力过程（用更现代的术语来说，就是"软件"）的错误而引起的妄想。疯子深陷于幻想世界中，那是无拘无束的空想的产物。他们需要像任性的孩子一样被对待，需要严格的精神规训，以及思想和情感的再训练。因此，精神病院应该成为一所教养院。

1800 年前后，这样的心理治疗学在高尚乐观主义的浪潮中应运而生。精神病院不仅是为了安全，也是为了治疗。整个 19 世纪开展了大规模的运用道德疗法治疗疯人的计划，毕竟，如果这种开明的精神病院能使精神病患者恢复正常，将他们安置在这种机构不正是社会的责任吗？在整个欧洲及北美，国家在立法及照顾疯人方面承担起了更大的责任，出现了管理疯子的、新的精神病学职业。精神病院变成了疯子的家。尽管改革者的初衷是好的，但大多数时候，精神病院经常被证明是一座监狱。

252

19世纪的疯癫博物馆

19世纪的丰功伟绩之一是它成为精神病学发展的先驱时代。1852年，查尔斯·狄更斯回忆道，在不那么久远的过去，

> 对外在身体的强迫，对内在进行狂热的物理治疗是……针对精神失常者的特定疗方。锁链，稻草，肮脏的孤独状态，黑暗和饥饿；每年春秋两季，无论状况好坏，每个病人都要给服大量的药喇叭、沙棘糖浆、酒石化锑及吐根；接受在旋转仪器上旋转、体罚、堵嘴、"持续醉酒"等治疗，没有什么太过疯狂过分的药方，没有什么太过畸形残酷的药方是疯子医生开不出来的。[4]

一切都变了！狄更斯宣称，残忍的行为受到了遏止，善良是我们的座右铭，贝德莱姆精神病院这些传统的收容所（令人回忆起从前那些糟糕的治疗手段和悲惨的日子）都被调查和改造。私立精神病院受到了严格的管理。18世纪的精神病院曾是个秘密的空间，避开了公众的监督。19世纪的改革者们使之完全置于社会的监视之下。像约翰·米特福德《霍思顿及贝思纳格林的沃伯顿私人精神病院内部的罪恶与恐怖》这样的事实揭露，推动着人们迫切想要纠正那些不当的虐待性治疗。

对疯子的收容管理已从权宜之计转变为一种具有治疗目标和理想的制度。例如，在法国，菲利普·皮内尔的改革及《拿破仑法典》的规定在1838年划时代的《精神卫生法》中得以体系化了。该法要求，每一个省或建立自己的公立精神病院，或要保证为疯子提供适当的设

施。为了防止非法监禁，该法确立了对精神失常者进行认证的规则（不过，对于贫穷的精神失常者，只要有行政官员的签字即可）。地方行政长官有审查权。比利时在 1850 年也通过了类似的立法。

在英国，许多既得利益的医疗团体害怕私立疯人院的利益会受到威胁，因而强烈反对改革，但政府还是颁布了类似的改革方案。揭露一系列关于非法监禁理智健全之人（这是重罪）的丑闻导致了一项重要的立法保障。1774 年颁布的《疯人院法案》规定了基本的许可和认证。根据该法规定，所有的私立疯人院都必须持有地方法官颁布的许可证。许可证每年的续期取决于入院登记册的维护是否令人满意。地方法官有权进行视察（在伦敦，视察机构是伦敦皇家内科医师学会）。最重要的是，除了贫民外，所有人都需有医疗证明（苏格兰对疯人院及其公共管理有另一种不同的制度）。

在疯人院丑闻导致英国议会委员会于 1807 年和 1815 年对疯人院进行调查之后，英国进行了进一步的改革。伯利恒疯人院因严重管理不善被取缔（此前不久去世的外科医生布赖恩·克劳瑟也曾精神错乱到需要穿紧身衣的地步）。19 世纪 20 年代起，一系列法律的通过加强了 1774 年法案。最初在伦敦市（1828），后来在全国（1844）确立了精神疾病鉴定人制度。精神疾病鉴定专员由固定的检查人（包括医生、律师和政府官员）组成，负责报告精神病院的运作情况。他们有权起诉，以及吊销许可证。他们还负责规范、改善护理和治疗条件。他们坚持要求对病人进行适当记录，并记录所有的人身胁迫案件，以尽量杜绝最严重的虐待行为。

防止不当监禁的保障措施被进一步加强。根据 1890 年的一项合并法案，包括贫民在内的所有患者，都必须有两份医疗证明。从长远来看，这种防止精神病院被滥用为监狱机构的法律条文主义关切可能已被证明是适得其反的。这种观念过于强调只有那些被正式确诊为精神失常者的人才能进入精神病院，因而延迟了精神病院向更为灵活的"开放式"机构转化的进程，所谓"开放式"机构是指患者可以相对自由地选择入院或出院。反之，精神病院被当作不得已的最后选择，因而确诊也就意味着长时间的关押。这样一来，精神病院便无法为那些暂时性精神错乱患者、不完全的精神失常患者以及轻度精神障碍患者提供适当的机构式照护。

在欧洲和美国，19 世纪见证了精神病院和精神病患者数量的惊人增长。在英格兰，1800 年仅有几千名患者，而到 1900 年，患者人数已达 10 万左右（全国总人口增长速度不到此的一半）。美国的情况也大体相同，1850 年住院患者不到 5 000 人，到 1904 年则超过 15 万人。到 1950 年，英国共有 15 万名精神病患者被送进专门机构，而美国更多达 50 万人。在一些新的民族国家，患者人数也飞速上升。以意大利为例，1881 年共有 1.8 万名受到监禁的患者，在以后的 35 年里，这个数字翻了一番。这种数量上的增长并不难解释。官僚主义和功利主义的心态使得人们对制度化的解决方案，对实实在在的机构充满信心。管教所、监狱、医院、精神病院——据称，所有这些机构都将解决人口增长以及城市化和工业化发展带来的日益严重的社会问题。

然而，从来不乏对精神病院的批评声音。从早年开始，"贝斯莱姆"便成为人类虐待同类的代名词。患者的抗议越来越多，抱怨受到粗暴对待和疏忽大意的照料，如 1796 年发表的戏剧化的《对人类的讲话，附一封写给托马斯·芒罗医生的信：一份制造精神失常者并没收其财产的收据；以及一张真正微笑的鬣狗的素描》，作者——曾经的患者威廉·贝尔彻。医学界的一小部分激进分子总是怀疑将精神病患者聚集在一起的功效。尽管如此，支持者的人数远远多于怀疑者，精神病院运动在乐观主义的浪潮中得到了鼓舞。

这种情况注定会改变。19世纪的最后三十几年，一种新的悲观主义逐渐蔓延。统计数据显示，期望精神病院成为灵丹妙药是没有根据的。治愈率似有下降，而在公立的精神病院里，长期住院的患者越来越多。精神科医生成了他们自己观点的受害者。他们曾警告称，人类社会充满了迄今为止仍未知的精神疾病——只有他们可以治愈这些疾病。他们提出了诸如"偏执狂""偷窃癖""嗜酒狂""道德失常"等类别，并坚持认为许多传统上被定义为恶习、罪恶和犯罪的反常行为实际上都是精神失常，应该到精神病院接受治疗。他们还鼓励地方法官将那些屡教不改的罪犯从济贫院或监狱转出。但精神病院的负责人则发现，要实现精神病患者的康复，问题比预料到的更多。此外，老年人和痴呆者，以及癫痫患者、瘫痪患者、三期梅毒患者、共济失调患者，还有神经系统疾病患者都日益被大量收进精神病院。在这样恶劣的环境中，患者的预后十分悲观。精神病院成了患者在彻底失去治愈希望时的最后选择。

慢性患者人数增多给人们敲响了警钟。疯癫也许比想象中更具威胁。精神病院刚建成不久，就挤满了那些被认为有问题的人：酗酒者、习惯性手淫者、性癫狂者、神经病患者、麻痹性痴呆患者和其他神经功能缺陷患者。更糟的是，痛苦的经验证明精神疾病并未如预期中那样得到康复。精神病院的性质正在发生变化，从治疗康复的地方变成了"废品收集站"。批评者称，精神病院可能不是解决问题的办法，而是问题本身，正是它造成了制度化的疾病。对精神病院的信心本身会否是一种错觉？

精神病院的拥护者则反驳说，问题的根源不在精神病院，而在患者自身。假如精神病学全力以赴仍不能产生疗效，岂不是说明许多形式的精神失常确实是不治之症？这种观点鼓励了新的生物医学理论的发展，1900 年时，这些理论将精神病描述为一种遗传性污点、一种脑部的污点。对那些整天面对精神病院中的活死人，或是研究各种精神障碍的神经病理学的几代精神科医师来说，清醒的现实主义指向了"退化论"：精神失常与生俱来，会随着世代相传日趋严重。这一结论很契合社会政治精英对于大众社会和大众民主所致威胁的忧虑情绪。

退化和精神分裂症

为了分析和分类精神疾病，人们付出了卓绝的努力。精神病院的兴起、精神病专家的崛起以及神经病学的进步，都激发了这种巨大的努力。这一专业需要通过破解社会心理疾病的秘密向社会证成自己。因此，它承担了将精神病理化的任务。精神病学不断宣称要"发现"先前不曾被怀疑的精神疾病。过度饮酒被医学化为"酗酒"，鸡奸等性虐待被精神病化为"同性恋神经症"，德国精神病医生理查德·冯·克拉夫特-埃宾 1886 年出版了开创性的《性精神病态》，精神病理学捕获了许多其他色情"变态"现象：人兽性交、粪性淫乐、露阴癖、恋物癖、鞭打、虐待狂和受虐狂、异装癖等。有这些异常行为的孩子、妇女、同性恋者和其他一些性变态者被认为患了精神疾病，往往遭到监禁。

退化主义精神病学也从文学天才和艺术家，如印象派和立体派颓废的气息中看出了精神疾病。一些精神病学家认为，这些人的感觉系统一定处在病态失调的状态。最重要的是，一些人越来越担心乌合之众的危险的退化。许多精神病学家警告称，在社会达尔文主义宣称只有适应社会的人才能生存时，这些人正以精神愚痴危害着文明。启蒙运动的乐观主义在法国大革命的激情中达到高潮：让疯子可以摆脱枷锁，恢复理智。然而，一个世纪以后，精神病学却变得更加悲观。德国精神科医师埃米尔·克雷佩林的研究证明了这一点，他提出"早发性痴呆"一词，不久后瑞士医生厄根·布洛伊勒将其命名为"精神分裂症"。如克雷佩林在 1901 年的《临床精神病学讲稿》中所说，典型的精神分裂症患者并不呆傻，相反，他可能聪明和精明到令人震惊。然而，他似乎已经放弃了自己的人性，放弃了接触人类社会的期望，退缩到封闭的自我世界中。克雷佩林用"情感萎缩"和"意志损害"这样的词汇来描述他的主张，即这些患者是道德变态，与有反社会行为的人差不多是相同类别。

257　　退化主义精神病学还有更加可怕的假想——令人发指的种族主义、遗传主义和性迷恋——这些都遭到了弗洛伊德以及其他于 20 世纪初兴起的心理动力学的拥趸的强烈批评。在精神分析的中心发生了治疗学的创新，提出另一项乐观的新方法：谈话治疗。

现代心理医学

20 世纪以来，人们努力了解精神疾病，建立其分类学，并调查其发病原因。特别重要的是，对精神疾病（严重的精神错乱，包括逃避与现实接触的自闭行为）和神经官能症（病情相对较轻）进行了重大区分。这一划分被普遍认为是区别器质性病因和心理性病因的基础。而在精神疾病患者中，又进一步区分了躁狂抑郁症（双相障碍）与精神分裂症。

尽管如此，关于精神疾病的描述和分类仍然存在激烈的争议。浏览美国精神病学协会编写的专业诊断手册《诊断和统计手册》（DSM），就可发现关于精神疾病的定性一直在变化。该手册每隔几年就要大力修订一次，其本身就是饱受争议的对象。它让我们看到各种不同的，甚至常常相互矛盾或重叠的术语的增长，有些术语这一版被删除，下一版又出现。1975年，美国精神病学协会举办了一次臭名昭著的邮寄投票的民意调查，导致同性恋被延迟从精神疾病名录中删除。有很多人（而不仅仅是那些愤世嫉俗的人）认为，政治文化、种族以及性别歧视仍影响着对所谓客观疾病的诊断。

部分由于人们对胰岛素治疗和电休克治疗等暴力疗法的敌视，1950年后出现的精神药物广受欢迎。精神药理学多年来一直充斥着无用的药物，如溴化物和巴豆油（一种使患者失去行动能力的强力清洗剂）。20世纪50年代以来，精神药物（如治疗精神分裂症的氯丙嗪、用于治疗躁郁症的锂制剂）在稳定患者行为方面取得了可观的效果。这使得患者可以离开精神病院那种受庇护却无温情的环境。

患者自己对大量用药（精神安定剂）的反应比较模糊，因为药物能引起嗜眠及精神呆滞（"僵尸"效应）。吉米·莱恩先前是一名患者，他描述了"氯丙嗪踢腿现象"："你会看到一群人坐在一间屋子里，所有的人都会不自主地向上踢腿。"[5] 药物革命仍未完成。大约一代人之前，英国精神病学家威廉·萨金特及该行业其他领军人物曾预言，氯丙嗪之类的特效药将在1990年使精神疾病完全消失。这一愿望至今仍未实现。

回到原点？

正如我们看到的，精神病院运动造成了自己的危机，病人并未如期康复。早在维多利亚时代中期，发展精神病院的计划仍处在初级阶段时，就连精神病学家也承认巨大的精神病院无异于巨大的恶魔。现代反精神病学运动诞生前的整整一个世纪，维多利亚时代的人们已看到了制度化的不良影响，许多精神疾病被认为是由精神病院这种号称能治愈它们的机构引起的。

在对精神病院最尖锐的批评中，有一些就来自精神病院的患者。常见的控诉有两种：一种是在家人的授意下对精神正常的人进行非法或不适当的强制监禁，其隐秘目的是推翻遗嘱或抛弃丑妻；另一种是对肉体的残暴行为。

因此，长期以来，精神病院都遭受着合法性危机，但鲜有作为。药物革命、为患者争取权利的运动、精神病院濒临崩溃的严峻问题（财政部的吝啬对此推波助澜），这些结合在一起，在英国（其他地方也一样）开启了 20 世纪 60 年代以来广为流行的"非监禁化"政策。1980—1989 年间，英国关闭了 30 家精神病院，且政府批准到 1995 年**259** 再关闭 38 家。这一最新的重大突破有其讽刺之处，人们对此十分熟悉。

一方面，药物革命只成功了一半。更糟的是，虽然推行了"社区护理"，却鲜有资金投入，对社区也没有给予认真考虑。英国首相撒切尔夫人一度公开提出"根本不存在什么社会"（人们普遍认为这是首相本人处于妄想状态的一个症状）。妄想状态迄今仍然存在。部分原因是这种怪兽的本质仍不为人所知。托马斯·萨斯在 20 世纪 70 年代曾写道："精神病学的传统定义是一种关于精神疾病的诊断与治疗的医学专业。我认为，这个至今仍被广泛接受的定义将精神病学放在了炼金术和占星学的行列中，使其成为伪科学的一员。之所以如此，是因为根本不存在'精神疾病'这样的东西。"[6]

有人认为这一观点带来了思想解放，也有人认为这种说法太无情了，而大多数人认为是在夸大其词。然而，事实是，即使是萨斯的批评者们，在精神疾病究竟是什么这个问题上依然没有达成共识。

第九章

医学、社会与政府

约翰·皮克斯通

医学不仅仅关乎知识和实践、治疗和照护，它还涉及权力：无
论是和平时期还是战争年代，医学都涉及医生、病人，以及教会、
慈善组织、保险公司或制药公司等机构，尤其是政府的权力。本章
探讨的是在近两个世纪中，英国、法国、德国和美国这些强国在医
学上的发展历史。（很遗憾，因篇幅有限，不包括亚洲大部分地区、
非洲和南美国家。）

这部分内容如放在 1960 年来写或许更容易一些，当时我们对
医学科学的发展、医疗服务范围的扩大和政府职能的加强更有信心。
那时有没有人预见到，控制成本会成为卫生政策的主要焦点，生命
伦理学会引起公众如此热切的讨论，英国国民健康服务体系等先进
的福利官僚机构也会再度引入市场竞争，或者，医生们会越来越受
制于无论是医院还是保险制度的非专业管理？到 1960 年前后，这
种通用的发展模式均需要进行不小的调整。

但是，我们不能仅仅按照 20 世纪 60 年代某些激进分子的方
式，把价值观念颠倒，将政府描述成日益具有压制性，使有组织的
医学越发衰弱的角色。即使在富裕的西方国家，这种负面的观点似

乎也并不比相反的观点更加可信。无论医学是处于上升阶段还是下降阶段，用线性发展模式来描述可能都不恰当。相反，我们必须根据不同的时代背景，考察不同社会的医学的各种运转情况。

一种极端情况是，医学完全是自由市场之事。比如，在19世纪40年代的美国，想要成为医生的人不必得到国家执照就可行医；如果他们希望得到培训，可在各种相互竞争的医学院里接受培训，这些医学院隶属于不同名目的医学——草药、顺势疗法以及常规医学的"伟大"形式。竞争压低了医疗收费标准。当时，几乎所有患者都是按服务付费的方式向医生支付报酬。贫困病人可在法定的福利系统（或慈善机构）中得到治疗，有些医生以提供这种服务挣得部分收入；但多数医生都是自己经营。

另一种极端情况是，在社会（或社会的部分领域）中，大多数医生的教育、管理和聘用由政府负责。许多西方国家的军队发展了这类医疗服务。自18世纪开始，在瑞典的医疗服务中，相当一部分来自国家政府直接雇用；苏联也以这种方式提供医疗服务。从1948年起，英国公民就享有主要通过税收建立的国民健康服务体系。

在这两个极端之间，还存在着协助形塑大多数西方国家的医学的中间机构：规范医疗实践的协会、"公共卫生"机构、面向穷人的救济院和贫民医院，以及保护工人免受失业、生病困扰的互助会和其他保险制度。

医学机构与政治——概述

在18世纪，欧洲大部分国家的医学教育和实践被认为是由各种学院、社团或行会来管理的。通常，它们的权力由政府授予，或被更直接的国家控制所取代。在一些国家，特别是德国，这种权力转移是直截了当的。在另外一些国家，尤其是法国和美国，则采取削弱或取消这些社团的方式，以利于自由市场的发展，然后，再由国家对自由市场进行管制。到 1900 年前后，大多数西方国家都在监督和资助医生的教育，对医疗行为进行监管，以及保护正规职业不受虚假资格的影响。国家通常并不禁止无证行医，但会要求申请进入日益增多的官方医疗机构的候选人具备资格，无论是由国家直接雇用，还是进入国家监督的机构。

这些国家的医学监管历史与国家形成的不同模式是相一致的。自 18 世纪起，国家权力相对比较强大的，如德国政府，医学很容易从社团管理转化为国家管理，继而自由化。在政府权力最初就受到更多限制的国家，例如英国和（特别是 19 世纪早期的）美国，随着政府承担起福利服务和公共卫生的责任，现代形式的医学监管才得以发展。这在英国大致发生在 1830 年，由于老牌社团的持续存在，这一过程变得十分复杂。在美国，是否需要改革的争论是从 1870 年前后开始的，因而几乎都未受到早期各种机构的阻碍。总之，人们会发现，在 19 世纪的各个国家，一方面是国家的严格控制，另一方面是自由市场，都在朝受到保护和限制的医疗市场靠拢，而这正是 20 世纪医学的特点。

如把焦点转到公共卫生政策上，我们可发现各国有惊人的相似之处。从 18 世纪开始，德国以及其他强国就试图改善人群的健康状况。在法国，在医生精英的建议下，关注人民健康成为法国 1789 年大革命的核心内容，并于 19 世纪成为政府的职责。在 18 世纪的英国，公共卫生与其他许多事情一样，是地方家长制和志愿协会的事情。19 世纪中期才发展了国家职责，这是管理城市工业经济条件和后果的努力的一部分。该计划是政治经济学这门新学科的一部分，涉及社会主体的新的生理学。后来，在欧陆城市和美国经历快速城市化（和移民贫困）时，这两门学科向人们证实了它们的影响力。19世纪末，医生精英发起的争取公共卫生以及职业权力的运动，都是由巴斯德和科赫以及其他研究者的研究成果推动。研究者们则受益于第一次世界大战前的军事和帝国扩张。

为贫困者提供医疗服务的政策在不同国家中却经历了不同的历史过程。在1750年前后的天主教国家，这种医疗服务大多由教会提供；而在英国、美国和德国的多数地区，则是由地方政府负责。但无论是教会还是世俗机构，对贫困者的管理都是相对有限的。在英国的慈善医院里，医生有更大的权力，尽管这种医院是为"值得得到救助的穷人"，而不是为真正的贫困者提供服务，但即使是这些慈善医院，在18世纪时也是由非专业的管理者和定期捐款者所控制的。自那以后，贫困者的福利服务大多由政府直接提供，或至少由其负责。法国的救济院在大革命时期被"国有化"了，但许多继续由护理嬷嬷进行管理。大多数国家的救济院在19世纪中随着城市化发展得到扩展。医生的权力通常随着国家的参与而增加，特别是在被用于医学教学的救济院。在救济院未作此用的地方，其医学化进程是十分缓慢的：英国的救济院直到20世纪才在医学领域中变得重要起来。

在英国和美国，福利医院而非救济院是医学化和医学教育的主要场所。从19世纪初期开始，慈善医院就得到了医生的有效管理，但是，它们的政治命运并不相同。到1900年，美国的"慈善"医院开始争夺有能力支付费用的患者，从而成为医疗市场的组成部分。而在英国，慈善医院的市场化发展稍晚，而且所受限制也更多。在两次世界大战之间，英国慈善医院得到了政府的补贴，并于1948

年作为国民健康服务体系的主要机构被"国有化"。

在讨论医学组织的权力日益增多、政府的权力日益增大，以及二者之间日益复杂的相互关系时，我们必须避免简单的轨迹论或目的论。在不同的国家，国家参与的程度大不相同，国家参与的过程也可能会逆转。英国政府目前正试图减少其对医疗服务的责任，这是"缩小国家职权"的一部分。在美国，医生的威望经历了一个世纪的稳步上升后，似乎日趋下降。西方医学似乎正进入一个新的政治、经济、人口和流行病学的时代；在东欧、亚洲以及欠发达的国家，未来更是难以预料。随着有组织的医学的变化，我们对其历史发展的理解也将改变。

欧洲启蒙运动时期的医疗市场

早期现代医学的正规组织是社团性的：内科医生学会、外科医生公会、药剂师协会或者联合协会都设在地区首府或国家首都（见第四章、第六章）。人们可能把多数非正式的医学组织描述为"等级社会中的市场"。内科医生是博学多才的人，他们能得到贵族的信任，并监管低级别的医生。"外科医生"是手艺人，有可能是有名望的权贵随从，也有可能是当地贫穷病人和伤员的医护人员。药剂师出售药物，也提供相应的医疗建议。但是，另有大量的其他行医者——男男女女，固定的或流动的，全职的或兼职的，接受过培训的或未受培训的——在出售医疗建议、技术或药方。而且，直到现在，大多数疾病仍通常是由妇女在家里治疗的，最多由家人或邻居辅助。

所有西方国家的医疗工作的模式基本上是相似的，但在社团组织的相对重要性以及医学与教会的联系方面则存在着差异。在南欧，医学与教会的联系仍然很紧密。而在北方，特别是英国，社会更繁荣，物质更丰富，因此，更多的人能够负担包括药品在内的"奢侈品"。通信不断改善、由报贩到处兜售的报纸（从 18 世纪开始普及）也刊登了大量的专利药物广告。

文化领袖们开始被自然哲学和以科学原则为基础的社会有序化的主张所感染。医生们坚持认为，医学可能会变得像牛顿的物理学一样具有确定性。他们发展化学和自然史，并试图把疾病与当地的地理条件联系起来，从而对疾病进行分类（第五章）。外科医生从事解剖学研究，从而确立了他们学习解剖学的要求。有些药剂师成了诸如矿泉水的物品的化学制造商；而大多数药剂师则担心被新型零售商——化学家兼药商——抢走生意。在大多数西方国家、市场的发展和教育的普及严重地冲击了各种各样的职业团体。

在英国及其在北美的殖民地，医学的变化主要是通过私人的主动活动发生的——有时是商业性的，有时通过"志愿的"和世俗的组织，在英国郡镇日益"文雅"的社会中（即简·奥斯汀的小说和乔治·艾略特的《米德尔马契》所描述的世界），世俗组织都是引人注目的。从 1720 年始，志愿组织建立了大量医院，遍及英格兰各地，使那些令人肃然起敬的捐赠者们有了一种集体手段，以资助需要帮助的穷人；医生，尤其是外科医生，利用这些医院宣传重大手术，并向学徒传授临床经验。在伦敦，这种医院是外科医生（其中一些兼任男助产士或产科男医生）新近建立的私立解剖学校的补充。

此外，大学教育也包括私人经营。牛津大学和剑桥大学停滞不前，但爱丁堡医学院通过吸引英格兰和北美的学生增加了该市的财政收入。在苏格兰的大学和伦敦的私立学校里，教书是份收入不错的好工作。的确，在某种意义上，教育是医学经济最具活力的一个方面——知识比治疗手段更新得更快。

在英国，就连公共卫生也通常是"志愿"的。对卫生的关注最早来自陆海军的医生，因为他们担忧坏血病之类的疾病（而非战事）会使士兵和海员去世。私人"改革者"解决了这些问题，改革者们曝光了监狱以及某些新建医院的不卫生状况。这些改革者往往是地方法官，他们在科学进步观念的推动下渴望建立社会秩序。最著名的是约翰·霍华德，他因"揭露"监狱的卫生状况而名扬全国。许多医生也参与其中，特别是在英格兰北部新兴的工业化城市，因为在那里，来自农村的移民工人也遭受了好发于军营、轮船、监狱的发热病的侵袭。1796年，在曼彻斯特，当地医生与社会上有见识的商人联合建立了一所发热病医院，并希望监管当地的住宅和地下室。

以上这些发展几乎与英国皇家内科医师学会、伦敦外科医生公会或中央和地方政府的传统机构完全无关。对医院、发热病和公共福利感兴趣的医生们大多是在苏格兰接受教育的外省人和宗教异议者。旨在创建一所内科医师学会的运动收获甚微。与此对照，改革者们创立了新的协会，讨论医学科学和慈善事业。其中一项计划发起了"药房运动"，通过这个运动，许多城市和小城镇建立慈善机构，向生病的穷人提供门诊和上门诊治服务。新的药房逐渐成为义务医生"发现"穷人居住情况的观察站。虽然一些内科医生和许多外科医生接受公共资金，以照顾乡村或部分城镇的贫民，但这里并不涉及法定的医疗政策。英国的医学在很大程度上还是自由市场加志愿组织的事情。

相形之下，在德国各州，大学和政府在医疗事务中的作用要突出得多。地方政府通过吸引著名的大学教师以提高威望，大学教师为公共卫生问题提供咨询意见，甚至担当私人医生。虽然德国有些公共医学和公共卫生的发展是由宗教团体（例如，在普鲁士的哈勒，开创者是路德教会）开创的，但大都与公国管理的"改进"有关。根据当时的政府理论，财富来源于肥沃的土地和健康的民众，于是，婴儿福利、母乳喂养和清洁连同科技农业都受到鼓励。因而，德国创立了"卫生警察"，其中"警察"的意思介于"政策"和"警力"之间。医学与许多其他职业一样，严格受制于国家控制，医生受聘兼职监督公共卫生和诊治当地穷人。贫困问题的解决也依赖科学的管理——一些贫民被送入收容机构，并开始工作，他们吃的是经科学测算的、最低供应量的食物。美国冒险家拉姆福德伯爵（本杰明·汤普森爵士）在慕尼黑设计了一个雇用贫民的计划，他也是施粥场的发明者；作为一名物理学家，他认为水和骨头一起煮沸后，水会变得更有营养。

法国医学的革命

英国的医疗改革主要发生在社团和国家之外，德国的改革则通常是借助国家政策，这两种模式在法国接连出现了。在大革命前，法国拥有一个复杂的医疗职业等级制度，从巴黎精英医生到仅可在乡间行医的地区外科医生，无不置身其中。但是，对公共福利、经济改善和疾病自然史感兴趣的大多数医生的工作都是在旧的医学体系之外进行的，通常是通过新协会，有时在王室赞助下进行。精英外科医生也在王室的赞助下于巴黎建立了外科学院，使他们更有底气称自己是有学问的人。1789 年后，大革命废除了旧的医学体系以及完善的社团管理执业的制度，但同时也取消了王室资助的新机构。结果造成了制度上的真空，这实际上正合大多数最激进的教育和医学改革者们的心意：让患者选择医生，让学生选择教师，让专家按照自己的意愿自由结社，国家既不资助也不控制。

这种超自由主义在习惯于管制的国家很难持久，更不用说处在战事中的国家了。对不受管控的庸医的不满，以及革命战争征募的军队对外科医生的迫切需要，促使法国于 1793 年开始建立新型医学院。在拿破仑统治时期，政府重整了医学院，并于 1802 年建立了国家医疗许可制度。官方规定，只有从医学院毕业的内外科医生和较低级别的从业者可以行医，后者指的是未取得医学博士学位的卫生人员，他们接受的培训较前者少，只允许为穷人看病。这样，医学教育和许可成为法国政府直接关注的事务，而不需要行会和社团的介入，尽管大学仍保留了一些自主权。医生受到政府的保护，但他们仍然抱怨不公平或非法的竞争——来自卫生官员、大量非正规的行医者，以及那些同时也是药剂师的医生（药剂师与助产士、部分草药医生一样，都要接受国家教育并获得许可）。自大革命后，卫生工作在医学界和政府的关注下得以制度化。医生，尤其是巴黎的教授，成为公共卫生事务的顾问；事实上，将医学与公共福利等同，是人们在反对"超自由主义"方案，认为它们放松了对医疗实践的管制时经常拿出的一个论点。与英国或美国相比，19 世纪法国医生的志愿组织起步较晚，力量也较弱。

然而，法国医学革命在国际上产生的首要影响还是来自巴黎各大救济院的重整，如由巴黎圣母院管理的主宫医院。政府把这些救济院从教会手里接管过来，护士修女从属于医生。这样，贫民现在不再受到慈善团体或宗教组织的保护，可在医学上对其进行分类，用于教学和死后解剖。在这些医学"博物馆"里，外科医生被赋予了与内科医生同等的地位，疾病主要被看作解剖学上的病变，可通过系统性的关于"组织"的新地理学进行探索，例如，腹膜炎是腹腔内膜的炎症。现在，临床检查被用于在死亡和解剖之前发现组织病变的证据：由于需要"找寻"病人身体内的某些东西，听诊器得到了应用。

直到1850年，这种医疗实践形式仍属于欧洲医学界的思想前沿。在维也纳和柏林，那些颇以临床检查和解剖而自豪的大型国立医院也逐渐被这种实践形式所主导。在某种程度上，它还渗透到了英国的慈善医院，那里的外科医生已开发出自己的研究疾病的解剖方法。不过，慈善医院对公众舆论很敏感，非专业的管理者惧怕因"实验"而被指控，于是患者或多或少受到保护。在不列颠，真正的潦倒者——无依无靠的贫民——大多住在救济院而不是慈善医院。1832年《解剖法案》颁布后，没有亲朋的贫民在死后，尸体可用于解剖；他们活着时要忍受恶劣、苛刻的制度，但他们并不是医学教材。

在德国的许多州，法国军事占领的直接或间接影响使旧有的医学和科学团体消失了，并加强了医学和政府之间的联系。医学教育和许可成为政府直接管理的事务。文化民族主义促进了大学的革新，现在大学致力于知识的发展而不是专业信息的传递。日耳曼文化精神也将医学涵括在内，一般属于唯心主义哲学范畴，与当时在巴黎占主导地位的"分析性"知识相对立。而且，德国许多医学院都设在小城镇，不能提供大量的"临床材料"，而这又是发展巴黎模式所必需的。鉴于以上两个原因，这些小医院的教授们继续传授"传记式医学"，其中包括对患者病史及情况的深入调查。大约从1850年开始，这种强调个体动力学的医学发展成为更为定量化、生理学的"实验室"医学，但并没有经过大规模的、巴黎式的、"博物馆风格"的分析的中间阶段。

医学、工业与自由主义

从某种意义上说，巴黎的医院践行的是大众医学，大众指的是教学医院面向的广大贫民。它是由领国家薪资的教师在国家机构中设计出的医疗实践，参与的学生则享有国家助学金。正如我们所见，18世纪的英国，国家无论在医疗服务还是在维护公共卫生方面起到的作用都极其有限。但随着城镇的迅速发展（部分是由于工业化），英国的医生也开始面向"大众"——不仅仅在变得拥挤和卫生状况不佳的医院，而且包括工业城镇中稠密的、环境恶劣的住宅以及伦敦较贫困的地区。在这些城镇里，医生们经历了激烈的竞争、传统地位的丧失，以及医学纯粹被视为一门生意的职业文化。

新兴工业城市预示着疾病和混乱无序。政治家们开出了一些"药方"：把自由贸易当作万能药，让个体承担更多责任。改革者攻击包括伦敦传统机构的医学在内的"旧有腐败"，但他们支持新型的公共职能机构，以保护初生的工业经济免受其社会副产品的影响。他们还发起了旨在改革济贫和公共卫生措施的运动。他们认为，在可能的情况下，此职能应由志愿组织或自由派主导的新型市政社团来执行，而中央政府可以提供立法或资源。

当制造业和专业阶层力图反抗旧英格兰而竭力争取稳定新秩序时，医疗组织、公共卫生以及济贫问题成为政治改革必不可少的内容。"医生们"开始互相认同。虽然一个拥有名店的医生可能仍然把自己看作药剂师，但医药零售终端的大部分已由化学家兼药商掌控。一个在当地医院拥有名誉职位的医生将以内科或外科顾问医生的身份执业，为其他医生提供建议，但同时也是较富裕的患者的首选。

这些顾问医生都是地方医学界的领袖，但现在大多数医生认为自己是"全科医生"，尽管他们仍在用"内科医生"或"外科医生"的头衔。医学专业的毕业生已经太多了，以至于不能再用传统的内科医生标准进行限制，而多数外科医生和药剂师现在除了学徒期之外，还得到了某种正规培训。

为了寻求社会的尊重，并使自己远离纯粹的商业行为，英国医生创办了地方医学协会，尤其是在 19 世纪 30 年代。虽然他们也在协会中发泄对经济状况的不满，但科学和临床的成分已使协会看起来不再是一个纯粹的"工会"。相反，他们类似于新潮的科学协会，在这些协会中，医生与律师、受教育程度较高的商人以及绅士来往。一些地方和地区的医学协会还试图创办期刊。他们联合成立了一个全国性的协会——省级内外科协会，它在日后成为英国医学协会，成为全科医生的代言人。

271

乔治·艾略特在《米德尔马契》一书中，将医学界及其与政治改革的相互作用刻画得淋漓尽致，特别是通过对年轻医生利德盖特博士这个角色的描写：

> ［这个行业］需要改革，可以满足人的正义感，鞭策他去清除它的金钱色彩和其他骗局，掌握真正的、虽然不一定必要的学识。他到巴黎去学习，决心等回国后，在外省城市当一名全科医师；反对把内外科割裂的不合理措施，这不仅符合他科学研究的利益，也是为了社会的进步；他要远离伦敦钩心斗角、争风吃醋、吹捧奉承的污浊气氛，像詹纳那样，完全靠自己的成就争得名誉，不论它来得如何缓慢。因为不能忘记，这是一个黑暗的时期，尽管一些声誉卓著的学院为了保卫知识的纯洁性，花了不少

力气，把它限制在少数人中间，在收费和授职方面奉行严格的规定，防止错误，然而，在伦敦仍有不少不学无术的年轻人得到晋升，在外省获得正式开业权的人更多。在公众心目中，医师学会制定的标准很高，只有牛津和剑桥大学的毕业生，那些受过昂贵而极其罕见的医学教育的人，才能得到它的特别批准，但是这并不能防止骗人的庸医依然逍遥法外；而且，由于执业行医主要是给病人开许多药，公众自然认为，药开得越多越好，只要它们价钱便宜，以致大量吞服不够资格的医生胡乱开出的丸药。[1]

地方和全国性的医学协会为不规范的竞争和《济贫法》规定的雇用条件而忧心忡忡。许多会员希望对所有具备资格的医务人士实行单一的国家登记制度，并且禁止无资格者行医。有些会员则希望成立一个国家级的发证机构，他们在其中拥有民主代表。即使在19世纪40年代的大萧条时期，也有少数从业人员（但只是少数）要求建立国家医疗服务，像英国国教会一样进行"捐赠"，使贫困地区的医生也能过上体面的生活，并负责维持公共卫生。

对大多数英国医生来说，国家医学是一种日耳曼式的歪曲。然而，美国的例子也同样令人担忧。到19世纪40年代，那里反精英主义的政治家们取消了独立后几十年中建立的相对薄弱的医学许可形式。在由此而生的自由市场中，医学植物学家和顺势疗法医生与普通医生处于同等地位，他们可以随意用自己的草药和小剂量药物与正规医生的放血疗法和冒险式疗法竞争。美国各医学院之间展开了竞争，他们尽量减少学时，降低学费，以吸引更多学生。在英国，事实证

---

[1] ［英］乔治·艾略特：《米德尔马契》，项星耀译，人民文学出版社1987年版。

明，正规医疗机构更具实力。正是由于公众舆论的批评，特别是刊登在新创医学杂志《柳叶刀》上的辛辣文章，他们进行了深入的改革，扛过了1825—1860年那场尖锐的大辩论。他们保持了对医学精英的准入控制，并在全科医生的资格认证中发挥了实质性作用。

政府通常会进行激烈的改革运动以扩大旧社团的权力，特别是将它们设置为国家考试机构。1815年，保守党政府把处方权和配药权限制在有资格的药剂师范围内，从而提供了一个全国性考试的框架，这大大地刺激了私立医学院的发展。这部《药剂师法案》维持了药剂师对内科医生的从属地位，同时增加了药剂师协会的权力，并将所有尚未考取协会执照的普通医生，乃至医学毕业生排除在"药剂师执业"之外。八年后，皇家外科医师学会为其成员资格证书设立了全国性考试，于是，药剂师学会开业证书（LSA）和皇家外科医师学会会员（MRCS）就成了全科医师理想的双重资格认证。皇家内科医师学会也紧随其后，为获得皇家内科医师执业证书（LRCP）设立了相应考试。LRCP级别高于LSA。

这些社团照样是激进的改革者们攻击的目标，但政治是如此纷繁复杂，利益是如此混乱，因而立法困难重重。直到1858年，英国才通过了一项法案来规范医学实践。这一法案为所有具有获承认的资格的医生设立了单一的登记制度，但也接受（并协助保障了）所有既存的考试机构，包括大学和社团，而且没有禁止无资格的从业人员。在私人执业方面，它维持了"买家注意"的准则，为日益增多的"公共"职位提供了"正规"的特权。济贫法的集中化、公共卫生职位的启动以及对军事医学的关注都意味着政府越来越有兴趣推进自己雇用的医疗人员的正规化。

与此同时，德国的医疗改革者们正朝着相反的方向推进。在那

273

里，自由主义者希望减少对医学职业的控制，正如他们希望不干涉其他职业一样。他们甚至愿意放弃作为现行劳动法一部分的对无资格行医的禁令。1869 年，普鲁士议会通过了一项法案，部分撤销了对医学的管制，以便与法国正在应用、英国正在发展的计划接轨。尽管无资格的行医并不违法，但行医的资格受到了国家保护。

国家和医学行业的互动并不限于此。对许多普通的医生来说，贫民的医疗安排是一个更加紧迫的日常问题，而济贫法改革也是政府考虑公共卫生问题的核心。在整个启蒙运动时期的欧洲，人口增长一直都受到鼓励。但是，到了 19 世纪初，尤其在大城市地区，鼓励的政策让位于对穷人激增的担忧。到了 19 世纪 20 年代，英国似乎人口过多：要么在农村半工半读，要么拥向新兴城镇。减少济贫开支的计划中就包括了支持 100 万穷人移民（总贫困人口 1 200 万）。在这种情形下，助产慈善机构不那么受欢迎就不足为奇了。事实上，中产阶级已经开始担心"医学慈善的滥用"，并制订了强制自立的计划，这一点也不足为奇。当工人被称为解剖学意义上的"手"，而手又富余时，许多工人变得害怕医生，害怕医院，害怕官方的防疫措施。那时的医疗行业作为一个鼓励盗墓的行业，似乎更重视穷人作为尸体的价值，而不是作为患者的价值。

19 世纪上半叶，英国人对济贫开支过大充满忧虑。埃德温·查德威克是一位失业律师，同时也是功利主义哲学家杰里米·边沁的弟子，以他为首的一批自由主义政治经济学家给出了答案。传统的英国政治家们更擅长战争或外交事务而不是社会问题，他们准备利用这些新"专家"，任命其为皇家委员成员。政治经济学的倡导者们曾考虑取消济贫法，但最终决定进行大规模的改革，将各教区合

274

并为济贫法联盟，由监管委员会负责。现在，领薪水的监管者将受到巡回的视察者监督；建立新的济贫所，以取代教区的救济院。身体健康的贫民必须进入济贫所，才能得到救助；除非走投无路，没有人会做此选择。这个计划本意是威慑拾荒者，但事实上，进入济贫所的人多数是年老体弱的人或是没有其他生活来源的未婚母亲。他们只能得到极少的医疗服务。

一些医生也认为自己是政治经济学僵硬原则的受害者。济贫法的医疗职位空缺像广告一样被登出，医生们则要用"投标"方式才能取得某个地区的贫民服务；往往是叫价最低者获胜，前提是出价也覆盖医疗开支。如果当地医生联合抬价，济贫法的监管人就威胁他们要从外地引进要价低且有资格的新医生。互助会有时也会发挥类似的讨价还价的能力，于是，从19世纪20年代起，医生们就试图组织地方罢工进行反抗。对维多利亚时代早期的医生来说，"职业化"通常是对被当作商人对待的绝望反应。公共卫生也会成为"职业化"的事业，把医学与国家的保护作用联系起来。

在英国，通过《米德尔马契》之类的小说，医学、唯物主义与激进政治之间的联系广为人知——乔治·艾略特的事实婚姻意义上的丈夫便是新的科学宗教，即实证主义的狂热支持者。然而，大多数普通医生的政治立场却不为人知。对自由党左翼而言，他们肯定会发现一些英国医生的处境直接与工人相同。事实上，随着阶级社会的发展以及曾为自己提供许多患者的手工业阶层的衰落，有些医生觉得自己已无产阶级化了。他们中的一些人公开支持工人阶级争取政治权利的运动（宪章运动），或者加入反对新济贫法的战斗中。但是，整体上，英国医生的投票倾向可能至少与其他社会阶层一样保守：医学在很大程度上仍是为"上流阶层"服务的。

275

科学与道德

从 19 世纪中叶起，暴力性阶级冲突的威胁减小了。在英国，随着投票权的扩大，部分工人阶级男性也有了投票权，政党也在寻求工人阶级的支持和认同。他们扩大了初级教育的范围，斥资修建公共事件纪念建筑，对慈善机构和救济穷人的态度有所缓和——至少在涉及妇女、儿童和患者的领域。高等教育也得到鼓励（针对男性），尤其在培养未来的公务员和教师方面，因为他们的判断力和修养可加强政府的权威，防止民主的过度。有组织的医学得益于这些迈向国家权力和福利供给的行动。

约 1850 年之后，"英格兰的状况"就成了跨党派的问题，医生们可以毫无不适地附和。这有助于他们争取政府注册和保护；反过来，公共卫生事业就可被视作涉及实验室实验以及社会学统计的"科学"事业。约翰·西蒙是英国中央政府的第一位医疗官员，他在 19 世纪 60 年代支持了多项调查；他还是 1858 年《医疗改革法案》举足轻重的支持者。作为一位有教养的前外科医生，他具备德国唯心主义背景，帮助将"公共卫生"从政治运动的话题转变为科学、行政和立法等领域中的渐进式的、可执行的进步。然而，当重组行政机构使救济穷人成为一项常规工作时，西蒙的计划于 19 世纪 70 年代受挫。与此同时，由于天花的流行为隔离医院的建立提供了依据，当地卫生事业得以发展起来，而隔离医院后来被当地的医疗卫生官员用作治疗白喉等儿童疾病的场所。

自 19 世纪 60 年代末开始，各城镇被强制要求任命卫生官员。卫生官员同其他医生一起宣讲卫生学，鼓励公众了解"生理学"知识。但他们的权威也受到一定挑战；对正规医学，特别是对其治疗方面持极大怀疑态度的卫生改革者来说，卫生方面的法律也至关重要。19世纪中叶的英国，卫生学仍然是一项道德事业——是争取更好生活的理论依据，也是对工业主义的批判，支持者多为女性。

弗洛伦斯·南丁格尔因在19世纪50年代的克里米亚战争中从事护理工作而出名，于是，护理工作成为单身妇女寻找有益社会角色的一种尝试，但这也是一场改善卫生和道德纪律的运动，特别是在医院。这些医院不应该再是拥挤的内外科病例的存放地，而应建立在市郊或农村，拥有通风良好和便于观察的病房，成为展现康复体系与健康生活规则的场所。这些有关医院建设的新观点引起了当局的兴趣，尤其在劳动者也表示准备为维持这些慈善机构做出贡献时。19世纪60年代后，地方医院开始成为"社区精神"的核心。

在维多利亚时代中期的英国，许多卫生专家都是使用顺势疗法的医生或者反对正规疗法的人士。他们中有许多人是宗教异议者，他们反对医疗垄断，正如他们反对宗教垄断和国家教会一样。1870年前后，他们的反抗集中在两方面：一是反对强制接种天花疫苗，二是反对政府强制对驻扎陆海军军营的城镇中的妓女进行医学检查（必要时还让其住院）。对改革者来说，医学是一件关乎良知的事情；那些遵照自然法和上帝律法的人不需要治疗，更确切地说，是不需要某些医生认为在科学进步中必不可少的残酷动物实验。1870年前后，活体解剖在英国是一个重大的公共问题。

医务人员常常卷入科学与宗教之争。在英国和德国，关于进化论的争论加剧了对"医学唯物主义"存在已久的怀疑。在法国，特别是在1870年后，医学共和派，包括不少著名的议员，领导了争取世俗教育以及世俗医学的斗争。共和派发起运动，要求法国要像英国一样建立普通护理学校，并要求市政当局在当地医院中实现护理工作的"去宗教化"。但是变化缓慢而不平衡，主要是因为雇用修女可靠而价廉（英国在历史上以"教派"医院的稀少而引人注目）。

在讨论精神疾病时，也可发现生理模式与道德范式之间的冲突。无论是解剖上的，还是单纯功能性的，不同的精神疾病都逐渐区分开来并归结于生理性原因。无人得以治愈，精神病院的治疗主要还是"道德和保健"层面上的。尽管如此，医学化有助于确保医生主导精神病院的权利，而这在19世纪之初曾经存疑。它隐含这样的事实：精神病院内的大多数治疗工作是一般性治疗，而不是精神病学治疗，它可能通过把家庭问题医学化以及由此把监禁合法化来帮助患者家属。

医学和科学的权威性与日俱增，可能在很大程度上要归功于实验主义的主张，特别是巴黎的克劳德·伯纳德和德国大学的卡尔·路德维希及其同事们进行的著名动物生理实验（见第五章）。他们强调的是对动物以及最终对人类生理过程的测量和控制，这对寻求临床医学与物理科学之间联系的医学教育者们来说是特别重要的。事实证明，政府和大资本家准备投资既能保证社会福利又能保证科学权威的方案。

"科学"医学在德国、美国的新大学或改革后的大学、英国的大学医学院（尤其是剑桥大学和伦敦大学学院的医学院）发展最快。而在法国和由临床医生主导的英国学校——伦敦和英国地方性的医院学校——发展得不太成功。在英国，其进程受到了反对活体解剖的群众运动的质疑，反对活体解剖常常与卫生运动、女权运动以及其他反对残忍行为的运动相联系。有人认为19世纪后期的医学既受益于（女性的）情感，也受益于（男性的）科学，但是其中也不乏冲突。许多医学讨论试图把这两方面的要求结合起来：医生既要足够和善地去照顾作为个体的患者，又要强硬地根据客观统计和实验室实验估算出最佳的治疗方案。

帝国主义与社会福利

到19世纪末，在大多数西方国家，技术官僚和家长主义倾向占主导地位。军事改革者主张，运输和通信的改善需要在训练有素的总参谋部的指导下建立新形式的大规模组织。德国在1870—1871年间的普法战争中取得的胜利最具说服力。工业家越来越关注企业的整合和科学化管理，而不是自营其业和小规模竞争；国家对产品和工作条件日益加强监管，这对大公司有利，大公司认为国家教育和福利是在培养、保护他们正迫切需要的熟练劳动力。国家之间以及帝国之间的竞争，加之对社会主义和工会发展的忧虑，使得政治家开始制订"国家效益"计划，尤其是那些同时能够保障工人阶级忠诚度的计划。当军队、帝国或工厂需要健康公民时，福利制度再度流行。

在爱德华七世治下的不列颠，不管是保守党还是自由党都把社会福利看作替代社会主义的首选。婴儿和学龄儿童的健康得到有效监管；老年人通过养老金受到保护，工人似乎也有权得到这种保障；医疗保险以前只限于互助会会员，现在亦将扩展到所有劳动者。第一次世界大战前的二十年间，英国福利国家的基础已建立起来。

英国的许多计划借用自德国——在德国，从19世纪80年代开始，俾斯麦首相就利用社会保险确保工人忠诚并限制社会主义展。还有一些则借鉴了法国，法国自从被普鲁士击败后，就一直怀有对民族衰退的恐慌、对持续的低出生率的担忧。这些担忧帮助了那些正在争取许可制度以得到保护的有资格的医生。法国也曾讨论国家医疗保险问题，但未实行，这主要是因为参加工会的劳工意见有分歧，而且天主教教会和大量的小企业主更倾向于自愿计划。

类似的模式在美国也可看到，南北战争结束后不久，19 世纪 70 年代，美国开始转向职业权威和社团组织，这可能是为了帮助克服宗教的宗派主义和南北方的政治分歧。医生、图书管理员、水管工以及许多其他团体都声称拥有系统性知识，可以教授，并用于公众利益。工业资本被注入信托基金，并用来兴办德国式的大学。美国白人可能并不害怕工业或帝国主义竞争，但他们确实害怕从南欧、东欧拥入美国城市的大批移民，这显然威胁到社会的秩序和政治的稳定。

社会问题的科学解决办法

用科学方法解决社会问题在秉持进步主义的政治家中成为主流。这意味着更苛刻、更排他的医学教育，或更严格的医疗许可，其目标与有组织的医学的目标是一致的。在所有的西方国家，有组织的医学在相当大的程度上受益于福利的扩大，以及人们普遍接受科学是社会权威的源泉这一观念。1880 年后，对医学教育和实验室的投资获得了极大的成就，当时，医学界终于认同许多流行病是由特殊微生物"引起"的观点。这一知识促进了卫生管理、隔离医院、清洁外科和医学诊断等方面已有的发展；它使得医学科学的权威上升，从而加大了政府和慈善机构的投资力度；同样，医生作为政府雇员和顾问医生，威望也得以提高。

在大多数国家，正是大学医学院创造了细菌学的专业知识——

它们充分利用了显微镜、病理学和化学方面的现有优势。一些新成立的公共卫生院系的资金，部分是靠承担地方当局、医院或私人医生的微生物鉴定工作而获得的。在美国，巴尔的摩的约翰斯·霍普金斯大学率先建立了公共卫生学院，正如它开创了德国式的科学医学并首先全薪聘任临床教授（而不是作为私人执业之补充的名誉性任命）一样。在英国，利物浦大学开发了一个由商人赞助的重要的热带医学课程，被说服的商人相信加强对疾病的控制会促进帝国商业的发展。在伦敦，政府也支持了一个类似的学校和研究中心。在德国，新帝国协助资助了罗伯特·科赫与他的合作者：他们的普鲁士和帝国细菌学将取代早期更为自由主义的公共卫生方法，后者在1892年的霍乱流行中遭受了严重打击（汉堡尤其）。在法国，公众的捐赠帮助巴黎成立了纪念巴斯德的研究机构——巴斯德研究所。在美国，洛克菲勒和卡内基基金会把工业资本分流到医学研究中。新的医学科学既影响又受益于19世纪末人们对结核病和婴儿福利之类问题的重大关切。

在认识到病原体是结核杆菌之前，为结核病人建立的疗养所就已经发展起来了，作为自然疗法或卫生学的延伸。但"细菌"赋予了这些疗养所焦点、新的生活规则以及与医院和社区的检测机构的联系。细菌学说成为公共教育运动中大众所注意的焦点，政府也逐渐把疗养所视作适合国家投资的项目——作为恢复劳动者健康的方式。

1880—1930年间，无论是志愿性质的，还是国营的，疗养所遍及欧洲和北美，在英国，由于对结核病及其费用的关注，国家对医学研究人员的系统性支持得以加强。1913年，医学研究委员会（后更名为医学研究理事会）成立，部分原因是希望找到结核病的科学解决方法。

尤其是从 1900 年起，婴儿福利作为一个政治问题凸显出来。母亲们得到了营养和清洁方面的教育，卫生访视员由法定的机构聘任，从而受制于医疗官员。之前助产士不受监管的领域（英国便是这样）现在开始实行许可制度，美国的助产士也逐渐被（据说）受到过培训的医务人员所取代。婴儿腹泻类的症状以前被认为是季节性甚至体液性的，现在被确定是由细菌及其传播媒介所致。工业城镇的医疗官员收集了家蝇数量的统计数字，而他们在殖民地的同行罗纳德·罗斯则在调查蚊子。

智力缺陷者同样是个重要问题。教育的发展使他们更惹人注目，从社会层面看，他们不受控制，并可能带来威胁，他们渐渐被视为生物退化的典型。如何对待这些缺乏学习能力的儿童呢？英国和其他国家一样，从机构中延伸出机构：小学分出了为盲、聋、瘸和"弱智"儿童开办的特殊学校。医生也参与进来，特别是在世纪之交"体质退化"成为所有西方国家的重要议题时。大约从 1870 年起，医生们就以身体构造和遗传方面的专家的形象示人。1900 年后，他们从新的遗传科学中得知，弱智是由一个单一的孟德尔隐性基因造成的。尽管只有极个别的临床医生投入研究智力缺陷的实践，且大多数公共卫生官员对遗传学论点持怀疑态度，但许多医生对优生学——研究如何生育更优秀后代的新科学——产生了兴趣。某些人对它寄予厚望——这是一条从城市退化通往国家力量与秩序之路。跨越政治光谱，大多数人都对优生怀有热情，无论是那些鄙视穷人的人，还是那些希望穷人免受过度生育负担的人，均是如此。

对大多数公共医疗计划来说，其支持主要来自国家，有时来自慈善组织（常常担当"先驱者"的角色），也在一定程度上来自私人市场（例如建立私人疗养所）。工业上也开始运用新的医学。虽然大多数制药公司（特别是英国的）继续生产传统药物，或是制造通过广告销售的"专利药物"，但先是在德国，继而在美国，有几家化学公司运用化学知识生产新的合成药物与染料。有些厂家也开始生产"生物制剂"，如疫苗和抗血清，他们有时从研制生物制剂的公共实验室处"接管"这类制品的生产。所有这些新产品都涉及公司、大学、医院以及国家或／和慈善机构赞助的新型研究机构之间的广泛合作。在此，人们可看到现代医学-工业复合体的开端，尤其是在标准化、立法和临床试验方面。

新型医疗经济

自 1880 年前后开始，随着手术的范围和数量迅速增加，外科手术的市场效应可能最为明显。这些手术是自费患者和穷人所需要或想要的，而且往往在患者家中进行。外科手术中私人执业的增加意味着具有创新精神的外科医生能够变得非常富裕——他们像发明家一样思考，同金融家和大工业家交往。但是，随着外科医生开始认识到手术需要消毒和无菌程序，以及他们做的手术越来越多，使用私人疗养所或公立医院（如果可能的话）进行手术变得很方便。在英国，尤其在美国，慈善医院开始接纳一些私人患者。事实上，许多慈善医院和一些州立医院开始聘请救济员，以保证所有患者能负担得起治疗费用。

医学和外科手术的进步使得医疗机构很好地服务了富裕阶层的利益，因而，这种进步也助力医学的政治经济学发生根本性的转变，这在北美尤其明显。许多快速发展的社区缺乏成熟的医疗机构。美国的医生（以及宗教或种族组织）着手开设自己的医院。这些医院，无论是私立的还是慈善的，都在争夺付费的患者，这类患者实为19世纪90年代中期医院的主要病员。在医院之外，医生们也通过购置新设备（如X射线机）来展开竞争。在城市里，医生们常常占据专供医学使用的办公楼里的套间，以便使用公共设施。

公共医疗在成长，私人医疗也得到了发展。事实上，随着医院成为这两类医疗的重要组成部分，两者间的区别变得模糊起来。在大多数西方国家，这种新的医疗经济中出现了新的"职业运动"。当顶尖的执业医生和教育者（机构人员）与政府进行谈判或指导福利计划的医疗事务时，许多其他医生，尤其是全科医生，感到自己夹在国家医疗的进步、慈善医疗的侵蚀，以及工会工人越来越雇得起医生这一事实之间，被挤压到令人绝望的边缘。

从19世纪早期，互助会就已雇用医生，特别是在英国的工业地区。在世纪之末，他们成了为工人阶级提供医疗服务的主要力量。越来越多的工人能够并且愿意集体支付医疗费用，医生对这种患者力量的增长感到忧虑。女性开始进入医学界——作为护士、助产士，甚至作为女医生，这对那些兼有父权制和小资本主义思想的普通全科医生来说似乎是一个额外的威胁。一位医生的评论概括了当时许多同行的态度：

> 我们行业中有许多最值得尊敬的人认为，在女性的医学教育和目标中，存在着一个故意抹杀两性区别的、可怕且邪恶的企图；通过获取解剖学和生理学知识，满足自己对禁忌信息的好奇心和病态的渴求；通过履行常规医疗和外科职责，她们承担了自然界完全是为男性而设计的职务。[2]

医生们为了保护自己的收入不受所有这些威胁，于是组织了医学行会——实际上是他们自己的工会。

1900年前后，医学工团主义在英国、法国和德国非常盛行。德国的医学行会主张所有医生都加入国家监管的保险业务，并按服务而不是人头来收费，从而用职业保险的形式来改善他们的议价地位。1911年，英国的医生们勉强接受了为劳动者提供的国民健康保险，主要是因为国家计划兼并和控制互助会的医疗活动。事实上，大多数医生很快发现，他们与国家建立的新型关系较以前更舒适，报酬也更高。他们在地方保险委员会中有代表，而且，由于按人头得到报酬，他们不必再担心把患者转诊至慈善医院会带来的经济后果。因此，国民健康保险进一步把全科医生与医院医生区别开来，这也有利于在劳动者与他们的"指定医生"之间建立一种稳定的关系。

面向公民的医学，1920—1970年

美国南北战争和普法战争的军事与医学组织都曾极具典范性。19世纪初，在南非与布尔人的作战让英国政府感到忧虑，主要是因为自愿参战的年轻人体质不佳。而1914—1918年的第一次世界大战，其规模、残酷程度及持续的时间都大大超过了上述这些战争。在几年的时间里，各主要参战国不得不构建了新的医疗组织，规模远超他们以前的（并将持续存在的）平民系统。在远离战线的英国城市，大学和大宅邸被医院接管。对妇女来说，护理伤病员成了她们战时工作的主要领域。许多医生也学会了在大型的合作性医疗系统中工作，有些人开始了解其中的优势。在战争紧急状态下，那些平时无用武之地的"规划者"、医学专家和女性医务人员找到了自己

的机会。

随着战争的结束，这个系统的大部分都消失了，各个机构都恢复了原来的医疗和非医疗功能，但是一些新型实践模式得以延续下来，不少医生的想法也永远地改变了。比如，在战争环境中专攻整形外科或心脏病的英国医生在战后本可以回归普通的外科和医疗实践，但他们很有远见地继续做专科医生，这一点在很大程度上是与美国同行交往的结果。在美国，由于有更广阔的私人市场和更开放的医院，医学专科化的发展更为容易。战时医学的目的是让士兵重返战场，因此无论是精神病学还是心脏病学的专家都把重点放在功能性残疾的恢复上。平民工人，尤其是军工厂的平民工人，也成为针对"疲劳"的大规模研究的对象。这些功能主义的态度，连同生理学家要在科学管理中发挥作用的主张，都延续到了战后的重建工作中。例如，在著名的曼彻斯特技术学院，一位生理学家被选任为新的工业管理系主任。

英国的医学教师和研究人员从战争时期的项目，以及高级公务员认定科学可以提高医学效率的信念中受益匪浅。在 20 世纪 20 年代，医学研究委员会由医学科学家主导，这些科学家得到政府的重视，往往看不起纯粹的临床医生，尤其是伦敦私人执业的明星医生。而这些大名鼎鼎的临床医生的回应则是为新的研究性慈善组织筹集资金，但他们无法摆脱科学／政府的网络，也无法有效反驳医学科学家的观点：严密的科学研究终究能为疾病提供治疗手段，与此同时，对医生进行科学方法的教育能够消除无效的（纵然是习惯性的）做法，有助于创建更加有效的卫生服务。

英国政府现在为劳动者支付了大部分的医疗费用，因此，也有经济动机去研究常见疾病，并发展一门名为"社会医学"的科学。

这种更开阔的公共卫生视野包括了社会科学和新的营养学，是由医学界"进步人士"发展起来的。进步人士中有许多人支持工党，工党后来取代了自由党，成为保守党的对立派；其中一些人对苏联"社会化医学"的组织和规模印象深刻。相形之下，英国全科医生经营的封闭诊所、慈善医院过度拥挤的门诊部显得很是浪费和随意。

第一次世界大战结束时，医学已成为国家计划的一部分，以建立一个更集体化的英国——一方适合英雄施展才能的土地。新的卫生部成立了，驻伦敦的著名医生道森勋爵（于1921年）撰写了一份报告，展望了国家组织（以地区医院为基础的医疗保健合理化机构）和由全科医生组成的初级保健中心的好处。但是，这个计划也与许多其他希望一样，在20世纪20年代经济萧条时期动摇并最终落空。由于老牌大企业的衰退，国家开支严重受限，这一过程一直持续到20世纪30年代中期（并重新组建）。与第一次世界大战前二十年比较，这一时期几乎没有投资新的医院，也无重大的立法举措，然而，医学确实发生了相当大的变化。

部分是战争造成的结果，部分是扩大投票权运动的成功使然，女性开始在政治生活中扮演越来越重要的角色。女性政治团体，无论是左派还是中间派，都在为增设产科医院、改良助产方法和改进产前护理而努力。市政当局和中央政府出于对帝国人口数量和质量的忧虑，接受了这种变化。但是，除了"产妇津贴"外，作为"非工作者"的大多数女性仍然被排除在国家医疗保险制度之外，尽管当时医疗保险已覆盖到几乎所有在职的男性。女性和儿童相对依赖医疗慈善机构，而工作的男性现在只能转诊至专科医院或事故护理机构。国家唯一能提供的专科医院护理是针对结核病的，在两次世界大战间隔期间，结核病仍是一个大问题。

到 20 世纪 30 年代末，英国医学没有经历过全面的重组，但为应对特殊问题和公众要求，政府为结核病、癌症、产妇和事故受害者的护理逐步建立了协调服务。与先前政府对环境和教育的关注不同，这些新问题都与医院有关，专科医院中的顾问医生是主要的参与者和受益人。在地方一级，医疗官员们也更多地参与综合医院的工作，特别是在 1929 年废除了《济贫法》以后，以前依据《济贫法》建立的医院大多转交给主流地方政府管理。

这些地方当局要对大范围的卫生服务负责：不仅有排水系统和居民的安置问题，而且涉及诊所、卫生教育、特殊医院管理以及大多数综合医院的病床设置。只有慈善医院和普通全科不在地方政府职责之列，正如我们所见，这些越来越多地依赖中央政府，并受到一些地方政府的协调。医院服务，不管是国家的还是慈善性的，都是为了"公民"——贫民不再被排斥在医疗服务之外，富人也不再独享医疗特权；他们喜欢在慈善医院里使用单独的病房。（乔治·奥威尔在《通往维根码头之路》中描述了 20 世纪 30 年代建于萧条工业城镇中的慈善医院旁的私营病人之家。）

287

我们可以概括地说，在两次世界大战之间，在大多数"发达"国家，普通男子和他的妻子、孩子成为有组织的医学的关注焦点。发展模式因各国的政治体制和经济状况而异。苏联在进入 20 世纪 30 年代后，由国家保险制度转变为受薪的医疗和住院服务。德国继续对所有工人阶级实行国家管制的保险计划。在英国，如我们所见，国家保险覆盖了工人的全科医疗，但不包括医院护理，许多工人阶级家庭为此向"星期六基金会"自愿捐款，该基金会是一种工人阶级的慈善形式，现已成为一个非正式的资金预付系统。在英国和德国，保险计划主要是通过互助会或劳资系统得以组织实施的。中产阶级没被覆盖在国家保险计划之中，尽管有些人也购买私人或职业保险。

在美国，保险的重点在个体"消费者"，而不是有组织的工人或市民。在 20 世纪 30 年代的大萧条时期，慈善医院引入了自愿保险计划（蓝十字会），但商业保险公司侵入了医院保险市场，部分通过向低风险家庭提供较低的保险费。医生组织开始接受这些保险计划，将其视为优于政府干预的选择。1940 年前后，医生组织开始组建自己的保险系统以覆盖院外治疗。许多州给予医生对这种保险的实际垄断权，医疗收入也相应受益。这样，保险就成了主导大多数美国医学服务的市场安排的一部分。中产阶级家庭通过保险计划支付他们的基本医疗和医院治疗费用；医院之间相互展开竞争，医生也是如此。贫困者依靠低级的"公立医院"和仍分配给慈善机构的少量"志愿医院病床"得到服务。

288　　在法国，国家保险制度向患者而不是医生支付资金，患者可自由选择医生和医院。与美国一样，公立医院几乎得不到投资，普通公民都光顾医生自己开设的私立医院。这些私立医院均从医疗保险制度中受益。几乎不存在对成本的控制。

战时医学

第一次世界大战中，成千上万的医生、护士和医疗辅助人员曾照顾过战壕中的受害者，先是在战场上，继而在基地医院，然后是临时搭建的、拥挤不堪的医院。大多数组织都是在战争中建立的。第二次世界大战时，各种计划提前制订，后勤供应更为科学，但战争也更激烈、残酷。

将德国纳粹党、掌管死亡集中营的日本当局，或者通过投放原子弹结束战争的盟军指挥官妖魔化并非难事。但是，在集中营内达到高潮的反犹主义在德国历史上由来已久，在 20 世纪 30 年代的其他西方国家中也很显著。曾经被看作科学典范的德国医生，给予了纳粹主义不合理的支持，许多医生也因犹太同行移民、被取消资格以及各种被迫害而受益。许多可敬的医学家没有参与这场迫害运动，但除此之外的德国医学学者接受了使反犹主义合法化的种族主义学说，最高级别的医学研究人员用囚犯做实验，救死扶伤的专家变成了大屠杀的专家。医学沦为这种畸形政治的核心，因为它有赖于对人类的界定，故此也帮助定义了人类的范畴。在纳粹医学中，非雅利安人种被正式界定为非人的，因此是可牺牲的。

纳粹暴行成为战后关于人体试验伦理辩论的主要参照点。但是，我们也应牢记日本医生和科学家在中国受害者身上进行的实验，尤其是要记住这样的事实，即美国政府对这些暴行保密，并包庇、特赦了那些作恶者，以便拥有使用细菌战数据的特权。

在第二次世界大战期间，所有主要参战国都逐渐形成了力度前 **289** 所未有的科学与技术专门知识的集中化。英美的关键工程是原子弹的研制，一直到 20 世纪 70 年代，这项工程对军事和民用科学都具有重要影响。虽然对原子弹带给日本受害者的影响的评估，为战后人类遗传学奠定了基础，但医务人员在该工程中所起的作用很小。与之相比，对医学有显著影响的是青霉素的研发，战后英美制药工业大部分都由此启动。

第二次世界大战后的卫生服务

抗生素的成功和新的物理技术的应用，进一步提高了公众和政府对医学进步的信心。然而，在大多数国家里，这种影响是渐进式的，只有英国进行了战后和平时期医疗部门的重组工作。

重组工作的重点放在医院服务体系的合理化配置上，这些医院在过去作为战事的一部分，一直是由国家提供资金，因其财务状况看起来十分脆弱，以致不能恢复为志愿部门。自由党和工党的改革者们在战时的社会团结的基础上，保证会大力扩展福利，其中包括全民医疗福利和免费医院治疗。医生代表和大多数保守党政客都在为医院寻求稳定的资金，但不愿意看到由地方当局管理的有名望的慈善医院的发展。战后工党政府中富有想象力的卫生部部长安奈林·贝文，把慈善医院以及市立医院都国有化了。

贝文不是地方政府的拥护者。他希望医院对部长和议会负责；医院的地区和地方组织应不受复杂的所有权关系的阻碍，有效地发挥其功能。在此层面上，他乐意遵循医学教育家和专家制订的计划，这些专家从 20 世纪 30 年代起就对医院服务的合理化建设深感兴趣。地方当局失去了医院，留给他们的只有公共卫生服务。由于大多数全科医生对"政府工作"的抵制，初级保健只与 1911 年建立之初时的水平相当，但现已覆盖了整个人群。

虽然许多改革者意识到新体系给予医生或地方"慈善家"的权力太大，但事实证明，国民健康服务体系大受欢迎。它在相当大的程度上改善了医疗服务，特别是通过在主要的医学教学中心之外的医院任命顾问医生。最初的花费高于预算，通过对穷人进行适当治疗减少公共医疗开支的希望破灭了，然而，在随后的几十年里，医院系统显示出了创新、高效和相对公平的发展局面。

20 世纪 50 年代，在新医院的建设方面几乎没有资金的投入。部分是因为建筑材料短缺，部分是因为 50 年代政府优先考虑住房和教育。20 世纪 60 年代初，保守党政府基于每个地区都应有提供全面服务的综合性医院的概念，制定了首个有关医院建设的全国性规划。在许多城镇，这一规划是通过在旧的贫民医院的基础上加盖新的病房楼、增添技术设备来实施的。大量的资金投入了教学医院。

在医学专业组织方面，国民健康服务体系加强和扩展了两次世界大战之间已有的明显趋势。医学教育越来越融入医院区域，每个医院都以一所医学院作基础。为本科生和研究生提供医学教育的助学金，贫困学生更容易从事医学职业，尽管这一职业中男性特权的现象在减少，但很缓慢。所有的医院服务现在都由具备专家资格的顾问医生来监督，包括 20 世纪 40 年代以前英国几乎不存在的 "老年病学"。在一些地区，精神病患者也在综合医院而不是精神病院接受顾问医生的治疗。

所有这些发展使长期存在于医院顾问医生与全科医生之间的区分正式化了。许多全科医生曾抵制国民健康服务体系，特别是抵制 "医疗中心" 扩展全科服务。他们选择留在与国家签订合同的 "小企业" 中，其地位被认为低于医院的顾问医生。直到 20 世纪 60 年代，地方政府管理的医疗中心对全科医生的威胁减小了，全科医生也被鼓励组织成较大医疗团体来聘请护士，提供其他辅助性医疗服务，这时全科才进行革新。

20 世纪 30 年代，地方政府在英国的卫生服务中占据重要地位，但在国民健康服务体系接管了市立医院以后，地方政府的影响随之减弱。到 20 世纪 60 年代，人们普遍认为诊所服务也应转归国民健康服务体系，地方政府只保留对环境事务的管理职权。到 20 世纪 70 年代后期，经过一系列粗糙的重组，国民健康服务体系的未来框架似乎已清晰可见。医院、全科医生和公共卫生将成为有计划的、统一的服务的组成部分，以地区（和地区的医学院）为基础；中央政府制定政策，卫生服务专业人员进行管理，地方行政官员参与其中，消费者也将得到代表。医学将显示出从未有过的力量，在英国，医疗服务也从未如此过合理的构建。

或许有些自相矛盾的是，第二次世界大战期间或其后，西方的"被占领国"并没有像英国一样进行医疗服务的重大重组。法国继续依靠国家福利津贴，患者由此可以解决大部分医疗费用问题。多数西德人仍然用疾病基金支付医疗开支。而大多数美国人则往往是通过对雇主抵税的职业系统购买私人医疗保险。美国和法国的医生与私立医院都在为提供更好的医疗服务而展开竞争。德国的疾病基金在某种程度上也极具竞争性。这些竞争驱使医疗费用上涨。

在美国，医疗费用迅速增长，其中包括通常来自联邦基金的医院的重大资本支出。随着医疗标准的提高，穷人缺乏医疗保障的问题越来越引起人们的注意。1965 年，在肯尼迪执政期间，国会投票决定让医疗服务成为一项社会福利保障，并拨款给政府解决医疗开支，其结果是总医疗支出大幅度增加。

在战后的法国，受赡养人被纳入社会保障计划中，这些计划目前已被国有化。增加的医疗开支大部分流向了私立医院。当"公立医院"（拥有大量长期住院患者的老建筑）日渐衰落之时，私立医院的数量仍在不断增加。但是，随着法国经济复苏，公立医院的贫困状况已令人尴尬，尤其是医学院附属的所谓"精英"医院。1965 年，《德布雷法》要求医院和医学院建立隶属关系，为致力于进行研究、教学以及患者护理的医生提供优厚的全职薪金。在原医院基础上新建了建筑，通常是研究实验室所在地，其中不少研究是"纯科学"项目，而这往往在其他国家的大学或"非临床"机构中才能找到。更普遍的是，法国政府掌握了控制医院发展的权力——部分是为了保证更好地分配服务，部分是为了减少因设施重复而产生的超额费用。

在西德，20世纪50年代，卫生支出开始快速增长（每年增长15%）。到了60年代，靠着经济繁荣，增长仍在继续。到了70年代，卫生支出急剧增长，比国民生产总值增长速度还快，照此速度发展下去，到2000年，国民生产总值将有一半要用于医疗。卫生支出的快速增长也有医院政策方面的原因。直到1972年，疾病基金一直在向政府、宗教组织或志愿组织建立的医院支付费用，但是，所支经费难以涵盖所有开销，于是他们就限制了开支和建设项目。1972年《联邦法》规定，各州政府负责医院建设，疾病基金支付指定医院的所有日常开支。这些医院的运营费用很高，因而提高了其他医院的标准。于是，费用激增，以至于在20世纪70年代后期，德国也像法国和英国一样，开始寻求限制费用的方法。

第二次世界大战后的三十年间，医学资源大大丰富。感染性疾病似乎已被征服（人们普遍认为细菌和病毒能被抗生素杀死，尽管这是错觉）。精神药物被用来控制多种精神疾病。人们希望移植手术至少可以为慢性疾病带来一些缓解的希望。医生，尤其是精英医院的医生，以锐意革新为己任。制药公司也是如此，它们是"研究型"工业的典范，生产出一系列新型药物，也大力投资这些药物的小变体。但是，新的医疗程序很少能减少医疗工作或医疗费用；这些产品往往涉及复杂的测试、辅助医疗人员的增加以及药物供应——这一切都可能是成本高昂的。

与此同时，科学医学的权力和机构都受到了攻击。从20世纪50年代开始，对英美精神病院的批评引发了"社区护理"运动。从20

293

世纪 60 年代开始，新一波的女权主义者向日益增多的正常分娩的住院治疗发出质疑：住院分娩的比例迅速增加，而分娩人次下降；新医院在不断建立，出生率却在下降。女权主义者呼吁，减少对出生过程的干预，使人们有选择在家分娩的权利。其他消费者团体也发展起来，他们动员患者，并挑战医学界对专业知识的垄断。

20 世纪 60 年代的政治激进主义倾向于把科学和技术视作一个统治体系的组成要素，它威胁着环境，加剧欠发达国家的贫困，耗竭西方人在社区和自然中获得满足的能力。高科技医学受到了这样的批评。沙利度胺的悲剧是技术失败的一个有力象征。接受科学教育的医生被描绘为缺乏人性的理解力，而这正是两次大战之间的全科医生所具备的。总的来说，左派对高科技医学的成本（和利润）问题越来越不满，倾向于认为专业人员更重视追求个人的而不是公众的利益。

在美国，这种批评可能最为突出，因为美国的卫生服务系统是最昂贵而又最不公正的。在英国，对技术的怀疑和对日益官僚化的医院的疏远，与公众对社区服务（代表了互帮互助）的依恋并存。

无论如何，决定下一阶段医学政治的，是高科技医学的成本问题，而不是其疏离的性质。20 世纪 70 年代后期开始，绝大多数西方国家的医学政策都集中在成本控制上。一百五十年来，公共医学的政治经济学聚焦在社区死亡率上；现在，它正在成为企业经济学的一个分支，关注医疗服务的成本和收益。

294

明日历史？

有些经济学家相信长波理论——产业创新的周期将持续一代人

左右；这种理论为理解历史提供了一种模式。政治历史学家们缺乏这样的思想资源，除非应用黑格尔或马克思的辩证法。我们能否就本章的分析性叙事的一般形式说些什么？

在某些历史（包括医学史）中，振荡显然是存在的，英国尤为如此：18世纪后期的家长制让位于19世纪早期的自由主义，而自由主义又被19世纪后期的社团主义与专业主义所取代，且一直发展至20世纪70年代。从那时起，它就日益受到自由主义复兴和（早期）维多利亚时代价值观回归的挑战。一言以蔽之，历史的变迁有许多可借鉴之处。美国也呈现出相似的发展模式，转向了自由主义一极；德国的振荡则发生在等级制和社团主义的两极之间。但模式并不是解释；除了辩证法思想外，还有什么能解释这些模式，或阐释我们现在的动态？

从经济学、军事政治学和人口增长的相互作用中，我们可找到部分解释。在18世纪后期以及20世纪初，通过医疗来促进人口实力是有战略和经济上的缘由的。西方的经济或军事力量似乎不太可能再依靠民族（或超民族）的体格总和，更有可能的是，西方企业（和武装部队）将提升成员的健康和福利，既是为了提高体能，也是因为训练有素、成本昂贵的员工有更高的士气和忠诚度。作为医疗保险单位的产业与作为医疗服务提供者的产业可能会普遍合流，在美国已经是这样了。医学可能将越来越多地以服务行业的形式出现，**295**
即使在英国国民健康服务体系这样以税收为基础的系统中，也不例外。医学作为一个市场来运作时，可能会往集体供应和集体采购的模式发展，其中，医生更像是熟练的雇员，而不是自由执业的专业人员。

在富裕的西方国家里，这种发展趋势将在两个方面受到限制：

一是医学专业人士相当可观但正在削弱的力量，二是为穷人提供充分医疗服务的需要。英国的私立医院与现有的国民健康服务体系相比仍然势单力薄。（1991 年，英国医疗保健开支的 89% 由公共部门提供，而法国是 79%，德国 78%，美国只有 41%。）即使在美国，重要的医疗机构——大型的教学医院——在某种意义上也是生产者合作社，部分原因是它们与大学有着密切联系，而大学是国有的或者是公立慈善机构，不管是哪种情况，都主要由专业学者控制。很难看到这种体系会迅速改变。然而，在整个西方世界，高等教育正在被推向准市场关系，有些美国公司声称在科学、教学以及管理方面具备足够广度和深度的专业技术知识，能提供目前仅名牌大学才能提供的各种各样的教育和科研。人们或许可以想象，一个由医疗技术和医疗保健公司组成的联合体建立医学院、研究所和教学医院，特别是在政府继续资助学生和患者的情况下。

最后一点至关重要，如我们所见，医学是一个非常特殊的市场。在所有的西方国家中，国家提供的医疗服务之所以发展起来，是因为大多数人负担不起他们或政府认为合乎标准的医疗服务。虽然医疗费用可通过商业或互助保险计划来分摊，但这些计划总是会剩下相当多的人，转由国家福利承担，通常得到的是由不合标准的医院和诊所提供的服务。当然，与 19 世纪中期的英国相比，穷人的收入现在有了很大提高，但医疗服务的收费同样也上涨了。政府会继续支持穷人的医疗，一方面是为了选票，另一方面是为了减少人们的不满和传染病，也因为那些当权者仍然会对"不必要的死亡"感到尴尬。生与死在意识形态领域仍然具有强大的力量，医疗保健（甚至是穷人的医疗保健）仍然是一个重大问题，尤其是在结核病等传染病死灰复燃的情况下，凸显了"下层阶级"对其他人群的威胁。

296

西方医疗保健的核心问题仍然包括公平和社区。我们是否应该允许制度向穷人提供单独的、通常是较差的服务？难道我们不能维持平等的服务，就像斯堪的纳维亚和英国的社会民主主义政府所发展的那样吗？用健康标准与成本来衡量，这种体系可能比更具竞争力的其他体系更有效，而且在把公平转化为团结的积极美德方面具有相当大的政治优势。经济上有实力、政治上有资源的人与较不幸的人分享同一份供给是有效性和公正性的最佳保障。

在东欧，随着经济的衰退，这种安排正在崩溃，不再能够维系以前的服务标准。少数人用硬通货购买西药；其他人则处境不佳，不仅仅是因为公共系统的实际资源大规模减少，还因为专业技术向私营部门转移，维持高科技医学所需的社会与经济协调也丧失了。

一些非洲城市也面临较为类似的问题，因为其经济处于边缘化状态，殖民地和后殖民地的基础设施得不到更新。此外，撒哈拉以南的许多国家还面临着生计和基本卫生问题，而在欧洲国家，这些问题至少在一个世纪前就解决了。老问题以新形式出现，尤其是新的流行病；东非艾滋病的流行可能与性关系模式有很大关系，但这也与许多人长期营养不良，以及其他本可以有效治疗的疾病广泛流行有密切关系。

西方国家对这些灾难感到害怕，出于对全球性后果的恐惧，以及已经减少但还存在的良知，他们进行了轻微的干预。"热带医学"不再被帝国需要，只不过是以前的帝国需要保证百姓的健康。在国际上，正如在国内，西方国家面临一个选择：要么忍受不公正的加剧，日后担忧随之而发生的威胁，要么就寻求扩大政治责任。但是，健康的基础设施——清洁的食物及饮用水、通风和排污设备（现在我们可能还得加上抗生素和避孕药）——并不在个人的控制范围内，甚至不是贫穷国家的政府能控制的。

我们时常把医学看作贯穿近代史的一种进步，本章讲述的却是医学的另外一面。医学是经济与政治史复杂的相互作用的一部分。它在"第二"、"第三"世界以及西方国家的未来，与它的过去一样，都将取决于财富和权力模式的转换。

第十章

展望未来（1996年）

杰夫·沃茨

现代医学是强大的、有效的，而且可能会更加强大、有效。它
治疗疾病的科学技术方法已为人类带来了巨大收益。那些曾经无法
预防的疾病，曾经无法控制的症状，曾经无法治愈的病症，都屈服
于有关身体及其运作的知识的应用。迄今为止，即使治疗回报递减
规律也为医学研究的增长、更深入的理解的积累所抵消。但我们仍
有充分的理由假设，在下一个十年，或许更久以后，医学将继续开
发和设计出新的治疗方法，对抗已有的疾病。

然而，这首赞美诗并不是医学的全景。医学正日益受到怀疑和
负面发展的困扰。在过去的二十年里，医生总是处于批评之中，同
时，对医学职业本质的抨击也持续不断。社会辩论家伊万·伊里奇
在他的著作《医学的限度》（1976）中宣称："医学建制已成为对健
康的主要威胁。这种职业控制医学的不良影响已达到一种流行病的
程度。"伊里奇的批评或许比大多数人都更为直率，但他并不是一
个人。

医学中最紧迫的一些问题是其成功的意外后果。例如，几年前，
马萨诸塞州的波士顿大学医学中心进行了一项研究，一组医生对住

院的 800 多位患者的病情发展进行了跟踪调查，他们正寻找医源性并发症——这种并发症不是由自然、环境、或病人自己的行为导致的，而是因用于诊断或治疗原来病症的药物和手术所致。研究期间，接受治疗的患者中有 290 人患上了一种或多种医源性疾病——许多为药物所致，其中 76 人并发症状严重，15 人因之死亡。

虽然作为一家专科医院，波士顿医学中心接收的是病情最严重、最疑难的患者，但该研究在较小程度上揭示了大多数地方的大多数医院中真实存在的问题。令人不安的事实是，现代医学是有代价的。基本上，医学每实现一个理想，就会随即创造出一个道德上的两难困境，或者引发一个令人忧虑的问题——从根本上来说，这关乎医学的目的。虽然有少数加利福尼亚人野心勃勃，将自己的躯体冷冻起来，期望未来有某个无所不能的医生使之复生。但我们仍可以认为，所有的人都终有一死。比如，如果医学成功地消灭了心脏病，我们有许多人的寿命会稍长一些，但随后会死于癌症。至少可以说，我们的收获是存疑的。鉴于我们对衰老过程的无知，即便现在，我们也无法确定干预措施的长期效果。理想的健康策略应当是，直至临死前，我们都能保持良好的生理和心理状态：长寿且健康。然而，长寿又很可能使人遭受由退行性疾病和精神损伤造成的更长期的不适。又有多少人会感谢医学赠送的这个礼物呢？

因此，也难怪公众对待医学表现出令人不安的矛盾态度，既赞美又批评。这种矛盾心理似乎还将继续下去，直到对医学的目的达成更广泛的共识。这种冲突和矛盾将构成本章的大部分内容，在此应首先说明，以免误解。

历史上曾有过许多对医学的预言，但许多完全是错的。大多数都是对目前状况的简单推断。一旦明确抗生素能抑制细菌生长，不需要远见就可预测新的抗生素将被发现或合成，这些发现将改善对细菌性疾病的控制。但谁曾预料到抗生素出现耐药性这个问题呢？谁又能预见出现 HIV 这类新病毒呢？同样，从正面角度讲，在 20 世纪 60 年代或 70 年代，没有人能猜到当时十分常见的消化性溃疡手术在 80 年代末和 90 年代已相当罕见。如果要猜到这一点，就得想到存在一种能抑制胃酸分泌的药物（当时尚未发现）。谁又能想到，人们对免疫学的兴趣会日益高涨，预知它在理解和治疗感染性疾病上的作用，以及它作为一种工具现在几乎用于医学的每一个分支呢？

专业知识也不能保证一个激动人心、充满想象、完美无瑕的预言能够实现。1987 年，由百时美制药公司组织的对二十多位"国际知名医学科学家"所做的调查结果并不引人注目。他们提出，到 2000 年最可能被消灭的疾病是艾滋病和麻疹，癌症治愈率（将从当时的二分之一）提高到三分之二左右，大多数冠状动脉搭桥手术将被低侵入性技术或能溶解引起心脏病的血凝块的药物所取代。就连初入学的医学生也能说出这种"国际知名医学科学家"式预言。

一个最大的误判或许是诺贝尔奖获得者、免疫学家弗兰克·麦克法兰·伯内特爵士的言论。细胞水平和分子水平的研究已影响了现在的医学实践，在未来将有更大影响。然而，在 1971 年，伯内特则如此写道："我相信生物学研究能为许多训练有素、具备能力和经验的人提供令人满意的职业……我并不认为生物研究在未来将为医学或技术带来常规的好处。即使它们能带来好处，也只不过是锦上添花，而不是雪中送炭。"[1] 在回顾医学进步的方向，找出其中的障碍和隐患时，我们应当记住这个失败的预言。

医学的允诺

302 　　宁愿怀疑，切勿允诺。对造成疾病的原因理解得越多，预防的可能性也就越大。例如，西方国家吸烟率的下降最终将减少发达国家癌症的发病率。相反，在发展中国家，烟草消费以每年约2%的速度增加，因此，可以预计，与吸烟相关的疾病也将相应增加。预防知识只有付诸行动才能发挥作用，但对于是什么让人们采取这样的行动以及如何说服他们采取其他行动，仍没有什么把握。任何取决于人们行为方式改变的预防措施很可能不断地被对治疗的热情所遮蔽。下面讨论的是近来正在塑造医学未来的一些科学技术发展的概况。遗传病治疗的新方法就是最明显的一个例子。

　　许多疾病都是由缺乏单一基因（即遗传物质或DNA的单个片段）所引起的。遗传技术已被用于诊断这些疾病（见下文）。如果这种缺乏基因的未损伤副本能被导入患者体内，该基因控制的活动就会恢复正常。这就是基因治疗的基础，现在基因治疗本身也将进入常规实践。

　　例如，在囊性纤维化中，一种缺陷基因会导致病人产生大量的异常黏液，从而造成呼吸道易感染等各种致命性的呼吸道疾病。原则上讲，基因治疗师可从肺和呼吸道中取出一些细胞，再将正常基因插入其中，然后将其移回体内。这种方法对血液或骨髓细胞是可行的，但对呼吸道来说则不切实际。一种替代的方法是原位修复缺陷。

　　这已经做到了，方法是利用一种寄居在气道细胞中的病毒。病毒经过适当的修饰变得无害后，就可作为这个异常基因正常版本的载体。让病毒进入肺很容易，可吸入的气溶胶可将它们带到所需要的地方。只要病毒群落继续生长，新基因也将持续发挥积极作用，

340　　　　　　　　　　　　　　　　　　　　　　　　剑桥医学史

少数病人已尝试进行了这类实验，显然取得了一定疗效。导入基因的一种替代方法是将它们包裹在脂肪包膜（名为脂质体）内并以气溶胶的形式将其吹入鼻腔中。这两种策略的长期效用仍有待观察。

在有些情况下，基因治疗可能变得简单得多，只需要将正常或缺失基因直接注射到所需要的组织就行了。这种方法甚至可以应用于杜氏肌营养不良。这是一种不可治愈的疾病，表现为某些肌肉会逐渐废用，越来越弱。肌肉细胞能够吸收遗传物质，如果将包含克服这种疾病所需基因的 DNA 导入受影响的肌肉，这些肌肉可以吸收它，并开始制造缺失的蛋白质。

其他遗传性疾病——其中有几千种熟知的疾病，从镰状细胞贫血和肌营养不良到家族黑蒙性白痴和自毁容貌综合征——将需要其他策略。有些是单基因缺陷疾病，而另一些则是多基因错误的结果。迄今为止，许多不能治愈，甚至不能治疗的疾病，不久后将成为基因治疗的候选者。这种技术并不限于遗传性疾病。生物体制造的许多天然物质都能与疾病斗争，如干扰素和白介素等物质。基因治疗能被用于增加这些物质的产量，甚或可以诱导通常不合成这些物质的细胞合成它们。

每个人的遗传物质可能包含约十万个基因，其中只有很少一部分已被确定。但如果被称为人类基因组计划的雄心壮志得以实现（这很有可能），科学家将绘制出全部的基因序列，那么人类将可能识别出引起每一种遗传紊乱的缺陷，在有足够创造力和资源的情况下纠正它们。

基因组测序

在 20 世纪 90 年代末和新千年之初，人类生物学将第一次，或许是唯一一次，进入"大科学"的冒险。迄今为止，耗资数千万英镑、聚集数百名来自国际团体的科学家的项目仅限于物理学。在生物学层面测定人类基因组的序列，相当于在物理学中探索物质的微观结构。遗传物质 DNA 是一个长长的、螺旋状的双链分子，由四种类型的分子亚单位或碱基对构成。这些碱基对的顺序形成了一个个密码，规定了生物体内制造和运行每个细胞所需的所有蛋白质结构。人类基因组由约三十万个碱基对组成，对它的全面分析将是一项艰巨的任务。

最初的测序尝试是零散进行的，主要是研究人员对一些被认为具有特殊意义（如引起疾病）的片段进行测序。到了 20 世纪 80 年代中期，科学家才提出了更系统地解决这个问题的想法。人类基因组计划旨在确定每个染色体上每个基因的位置，以及每一个序列中上百万碱基对的顺序。日本、加拿大、法国等国都参与了这项计划，但顶尖的实验室主要在英国（如剑桥大学的桑格中心和牛津大学的分子医学研究所）或美国（特别是美国国立卫生研究院）。

这一目标将何时实现、耗资多少，目前尚难确定，但猜想是用 10～15 年时间，以及与碱基对数目同样多的金钱。到 1995 年初，只有约 5% 的基因组被测序，因此，该计划尚在起步阶段。尽管在专利保护（人类基因方面的专利将会被允许吗？）、劳动分工、重复工作等问题上尚存争议，但这项计划看起来一定能取得进展。

新药的设计

传统上，寻找新药依靠实验和试错。化学家可能会合成一个新分子，而药物学家则对其进行筛选，寻找它的有效生物学作用的证据。或者已知一种特殊分子具有医生认为有用的作用，然后化学家合成变体，尝试制造出更有活性的版本。虽然通过这类方法已生产了大量有效的药物，但它是很浪费的。更好的方法是针对特殊目的设计药物。这正在成为现实。

成功的关键在于发现控制生物体细胞的程序，然后操纵它们。例如，细胞的大部分工作是由循环于血液中的激素决定的。就像锁与钥，激素通过吸附到位于细胞膜上的激素特异性部分或受体上发挥作用。激素的吸附可以触发细胞的活动。当激素作用消退后，细胞会自行关闭。这为药理学家提供了几条干预的途径。通过设计一种药物分子，使其仅连接到一个特殊类型的受体上，就可能模拟一种特殊激素的作用；或者将该药物做成完全像激素一样，足以吸附到它的受体上，但不足以激活细胞。正如我们所知道的那样，如果将错误的钥匙插入锁中，细胞将会被有效地灭活。

当然，所有这一切都取决于能否设计出正确的药物。现代医学不仅能知道长链分子的原子构成，而且能应用计算机计算出该分子将如何自己折叠。这种理解对药物设计是非常重要的，因为一个分子的三维结构通常决定了它作为一种药物的性质。分子药物学家能在计算机屏幕上看到药物和受体的模型，通过旋转它们，甚至能够发现某种药物是否可以完美贴合另一种药物。

未来的药物学也会更多地利用天然化学物质，如干扰素、白介素和其他名称不常见的物质。通过分离这些物质，确定它们在细胞生命和调控中的作用，然后大量合成，人们就能利用生物体自身的方式来调控生物体的生理功能。

单克隆抗体

抗体是免疫系统制造的一种天然物质——蛋白质，构成了免疫系统抵抗入侵微生物或已进入机体的其他外来物质的防御工事的一部分。抗体的价值在于它们的特异性：通常，一种类型的抗体分子将只攻击一种类型的外源性物质。当一种抗原进入生物体时，免疫系统通过产生大量的相应抗体做出反应。

生物体产生的抗体通常可以满足其需求，但要用新的方法开发其潜力，需要的纯抗体数量远大于从一个完整的、功能正常的免疫系统中所能提取的量。20世纪70年代中期，剑桥大学设计的单克隆抗体技术，是一种几乎可无限量生产特殊抗体的技术方法。

在原理上，该技术依赖的是将一只动物反复免疫（最初是小白鼠），使用的是与所需抗体互补的抗原。负责制造抗体的细胞在脾脏中被发现，虽然细胞能被取出并培养，但不能长期存活。剑桥大学的进展的关键在于将这些细胞与其他能无限生长和分裂的细胞融合在一起，后者产生一种称为骨髓瘤的肿瘤。这种"杂交瘤"细胞能无限地生长和增殖，并能产生大量的单一抗体。经过适当的调整，这一系统就能生产出任何类型的人体抗体。

单克隆抗体恢复了人们对免疫治疗的兴趣。而且，如果加以巧妙利用，它们能做以前不可能做的事情。例如，附着在药物分子上，注射进血液后，肿瘤细胞的特异性抗体会将药物集中在肿瘤部位，从而最大限度地减少药物的副作用。另一方面，单克隆抗体能被用来灭活不良物质。越来越多的证据表明，一种被误认为是肿瘤坏死因子或TNF的化学信使，在导致和维持风湿性关节炎的关节发炎的事件序列中起着重要作用。初步尝试将一种能特异性封闭TNF的抗体注射给患者，为这种疾病和类似疾病的新的生物学治疗提供了可能性。

单克隆抗体的应用范围极为广泛，科学家的想象力才能规定其边界。关于这些可能性，可以参看澳大利亚的一位研究人员，即弗林德斯医学中心的研究人员沃伦·琼斯，是如何开发一种侵入性较小的胚胎产前异常的诊断方法。少量的胚胎细胞穿过胎盘进入母亲血液，因此，从原理上讲，通过检测存在于母体血液中的这些胚胎细胞，就可能探测胚胎是否异常。利用增加细胞中遗传物质数量的技术，能在含有不超过一打或稍多的细胞的样本中检测出缺陷基因。诀窍是首先要抓住它们。由于在循环的母体血液的每五百万个母体细胞中可能只有一个胚胎细胞，可以想见，要完成这个任务谈何容易。

一个解决方案是制造针对胚胎细胞的单克隆抗体，然后将其加入有一个金属核的微小珠子中。当添加到血液样本中时，该抗体涂层的小珠会专门附着于存在的少数胚胎细胞上。然后，可以使用磁铁将它们从母体细胞分离出来。

外科：机器人与钥匙孔

机器人外科的概念不仅具有未来感，而且很危险。病人无知觉地躺着，听任一个电子机械装置进行切割和探查，这种情景颇令人不安。但这是不太可能实现的，除非——如果有的话——计算机控制的机器可以模仿外科医生的意识、适应性和知识。一个更现实的前景是使用机器人去完成某些更精细的任务。

例如，在髋关节置换中，外科医生必须移开股骨头部，挖开内部，然后插入人工关节的轴。在实践中，骨头和假体之间接触的面积通常不到一半，该空隙充满黏固剂。增加髋骨和金属间的接触面，可使置换的髋关节更有弹性、维持时间更长。而这正是通过让机器人挖掘骨的内部可以实现的。进行颅内手术时，也需要类似的精细定位。该器官非常适合机器人手术，因为周围的颅骨提供了固定的参考点，经此可定位大脑的任何特定部分，颅骨也为固定仪器提供了稳固的基地。

通过 X 射线或其他影像系统拍摄的图片可以将骨结构的解剖细节提供给控制计算机。在进行任何操作之前，两台计算机协调处理的双控系统可使手术的意外风险降到最低，人类医生也能全程监控手术过程。

在不久的未来，对外科手术影响更大的将是微创技术的持续发展。这些技术允许外科医生从体外进行手术，以此避免体表过大的切口，病人仅需较短时间的麻醉，术后疼痛也会减轻，并且许多病人在手术当天或第二天就能回家。

为了观察体腔内部的情况，外科医生通常在使用显像管或内窥镜时配上微型电视摄像机。内窥镜从腹壁的一个小孔推入，而专门设计的仪器则从另一个或两个孔插入。这种钥匙孔手术已经用于包括胆囊、阑尾炎、肾脏，甚至相当大段的肠切除、疝气修复，以及输卵管闭合和切除子宫（子宫切除术）。

有多少外科手术将能以此种方式进行尚难确定，但热情的支持者们认为，在所有手术中，至少有一半将以钥匙孔手术为标准做法。

胚胎组织移植

生物体的许多组织能自身修复，如皮肤在损伤后能再生，但大脑的神经细胞则不在此类。例如，帕金森病是由于大脑中被称为黑质的部分缺失某些神经引起，其本身导致化学递质多巴胺的减少。医生尝试通过给帕金森病患者服用一种称为左旋多巴的化学前体来治疗，通常能显著改善他们的症状。但这种治疗方法远非完美。因此，医生们试图通过将胚胎组织移植入帕金森病患者的脑中来治疗这种疾病。

这最终能否成功尚不清楚。但是如果成功的话，它将是使用自发或人工流产的胚胎组织进行治疗的众多尝试的首个成果。与许多成人细胞不同的是，胚胎细胞能生长和分化，而且当其被植入另一生物体时，似乎不太容易被排斥。这种方法可能适合的疾病包括阿尔茨海默病、亨廷顿病和糖尿病，甚至可用胚胎物质去修复心脏病发作造成的损伤。冠状动脉分支封闭后可导致部分心脏肌肉壁缺氧，并因此引起坏死。虽然心肌不能自行修复，但如果外科医生能植入充分的胚胎物质，可能会出现新细胞生长和分化，并取代损伤的组织。

计算机在医学中的应用

如同在其他领域一样，在医学领域，计算机也将从根本上改变医务人员的工作方式。保留病人资料的传统方式——厚厚一叠手写的模糊不清的病历，而且常常丢失——不久将被计算机存储器取代。无论初级保健医生还是医院的医生，都将通过桌上的显示器调取出他们所需的信息。许多病例记录已按此方式处理，而 X 射线、身体扫描及其他视觉资料都可用类似的方式保存，这只是时间的问题。无论患者在医院的哪个科室就诊，所有这些信息均可在显示器上立刻显示。

诊断也正在实现计算机化。对血液成分（如葡萄糖和胆固醇）的简单测试已可在家中进行，电子生物传感器的发展将使我们能够检测更多的体液，以此发现潜在的疾病。

有人正在竭尽全力地研究自助诊断仪器。一些日本研究人员预见智能化厕所的时代即将到来，这种马桶配备一种设备，能监测尿和粪便中的血液、糖、某些蛋白质以及任何其他可以提供个人健康线索的化学物质，由此获得的资料能通过电话线发送到计算机化的中央健康监测站。一旦发现任何异常，监测站将联系个人，通知他去看医生。

穷人的福祉

310 　　要了解最引人注目的医学成就，你应该将目光投向穷人：投向发展中国家的预防医学和公共卫生医学的作用。在 20 世纪，穷人们已见证了科学原理对婴儿高死亡率和地方性感染的巨大影响。在适当的时候，发展中国家的死亡模式将变得类似于工业化国家，癌症和心血管疾病将代替感染性疾病，成为疾病死亡的主要原因。许多获得解放的民族，或因缺乏手段，或缺乏意愿，到目前为止都未能限制人口的增长——一场灾难正在发生。

　　长期以来，因没有实施补偿性的生育控制，死亡控制所取得的胜利在社会和意识形态上一直存有争议。由于宗教的、政治的、经济的和其他既得利益团体都将人口增长描绘成可接受的甚或是令人向往的，将限制人口的所有尝试都描绘成阴谋或压迫，许多人口控制计划难以实施。人口增长要紧吗？既然是医学发展刺激了人口的增长，那么未来医学在处理这个问题上能够或者应该发挥什么作用呢？

　　只有最不切实际的乐观主义者才会相信人口增长无关紧要。在

1995 年，世界人口大约为 57 亿，到 21 世纪末可能增至两倍或者三倍。90% 以上的新增人口都在发展中国家，即在这个星球上的贫穷国家。

乐观主义者认为，南半球的贫穷国家正在经历 19 世纪欧洲国家曾经历的人口转变。在转变之前，高出生率与高死亡率保持平衡，因此，人口增长缓慢，甚至根本没有增长。在转变的第一阶段，健康和生活水平得到改善，死亡率下降；但因为出生率仍很高，人口开始增加。只有在第三阶段，经济发展的成果才使出生率下降，出生率和死亡率回落到前期的平衡状态。

事实上，许多国家业已经历了这种转变，但并不能表明其他国家也能或将会出现类似的转变。在非洲和亚洲的大部分地区，许多国家的情况与欧洲国家发生人口学转变时的情况是相当不同的。许多贫穷国家正面临负反馈循环——"人口陷阱"——的风险，如在非洲之角，在进入人口转变的第一阶段时，其赖以生存的生态系统已过度紧张。在这种情况下，不断增加的人口很容易引发饥荒。预防医学和公共卫生已推动许多发展中国家进入这个转变时期，但是这些国家十分脆弱的经济、居住环境和其他条件尚难以承受人口增加的后果。而下一个转变时期，即较低出生率时期，根本未像人们所需要的那样迅速到来。在一些地方，它根本没有发生。

医学对这一问题的产生起了巨大作用，因此无法置之不理。人们一致认为，在发展中国家存在大量没有得到满足的避孕要求。虽然生育控制的措施（视方法而定）并不完全甚或基本上不是医疗事务，但医学的配合在控制人口上具有关键作用。有些医生，特别是利兹大学公共卫生医学部的莫里斯·金认为，采取更激进的行动可能是不可避免的。

312

1990 年，金博士阐述了贫穷国家的健康问题，并将其置于全球生态学的背景下。[2] 他认为世界卫生组织对健康的定义——"一种躯体、精神和社会上的完好状态，不仅仅是没有疾病"——应被修改，在"状态"之前加上"可持续"一词。他还指出富裕国家也需要调整人们的生活方式，并认为必须设计更公平的分配世界资源的方式，以及可能推动这些变化的全球倡议。不过，这一切都是人们很熟悉的；莫里斯·金预言的可怕后果却要陌生得多。

关于他正在考虑的不可想象的事情，第一个线索是间接的。"在公共卫生中，人类死亡率的降低总是被看作绝对利好，对人口增长的不安从未被正视，成为公共卫生措施的制约因素。对人口膨胀的最终影响的设想将改变这种观点吗？是否存在一些规划，虽然它们在技术上是可行的，但因它们带来的长远的人口增长后果而不应启动？"

金博士举了给患严重腹泻的儿童口服补液的例子来论证他的观点。虽然个别医生在治疗严重腹泻儿童时有责任给他或她进行口服补液，但金质疑，是否有同等的义务去制订口服补液计划。他指出，这样的措施"不应在公共卫生范围内推行，因为最终由于饥饿，增加了人类痛苦的人年"。实际上，当婴儿成人后要面临一种挥之不去的、更痛苦的死亡时，拒绝婴儿期的迅速死亡又有什么意义呢？

在某些人看来，这些观点是不能接受的，但对于在非洲从事卓越的医学工作的金博士来说，这种观点可以被否定，但不能不被考虑。这篇文章引起了广泛争论，批评者认为金博士在各种程度上忽视了贫穷国家的许多妇女对更好的（或任何）节育措施的渴望，夸大了出生率与经济发展之间的联系的强度，以及在总体上采取了失败主义的立场。但重要的是，金博士本人应该是迫不得已才提出这样的论点的；它表明，现在至少那些最熟悉贫穷国家中的穷人情况和前景的人已感到绝望。更糟的是，全球正在变暖。

富人的恐惧

生活在富裕的工业化国家的人们对健康的期望比贫穷国家的人更高。1960—1963年间任英国卫生部长的政治家伊诺克·鲍威尔有一个著名的论断，"个人能消耗的卫生资源是无限的"。虽然这个论断有许多争议，但可以肯定地说，以前绝没有如此多的人能如此有效地减少他们的痛苦。然而，在这些享有特权的国家，许多公民非但未对自己所拥有的一切感到更满意，反而对现在和未来感到忧虑。

首先是费用问题。几十年来，发达国家对卫生开支的增长已习以为常。起初这似乎是适当的。但是，由于每个国家用于此的财富比例稳步上升，人们的疑虑开始显现，特别是在美国，其在医学上的花费——由私人医疗保险推动，不受国家资助系统控制——约占国民生产总值的13%以上（在西方国家中相对来说是最高的）。虽然确定医疗保健费用的最适当水平相当困难，但大多数美国人仍感到福利与支出未能保持同步。他们知道，必须采取一些措施以限制费用不断攀升。在缺乏联邦政府领导的情况下，一些州正试图自己制订计划——其中最严厉、最发人深省的是俄勒冈州的计划。

俄勒冈州议会指示某卫生服务委员会考虑公众的意见，按优先顺序安排所有政府资助（医疗补助）的医疗服务，该委员会随后计算出提供每项服务的年费用。该州年度医疗补助预算一旦被确定，就可以说清楚这笔钱的用途。即如果有 x 百万元，那么将从项目 1 支付到项目 n，低于该分界点的任何项目都不予支付。

民意征询采取了多种形式。电话调查对 26 种伤残情况进行了排序。在俄勒冈州各地举行的会议上，要求公众对各种活动的重要性进行评估，如"绝症（无法治愈且预期剩余寿命不超过五年）的治疗"。该委员会也举行公开听证会，会上特殊利益团体可以进行申辩。最后列出的优先项目仅有 700 多项。事实上，该州在这个新体系下的第一次医疗补助预算涵盖至第 587 项：接触性皮炎和其他湿疹的治疗。第 588 项是痤疮内科和外科治疗，未得到资助。在分界点之外的其他项目包括生育服务和艾滋病的晚期感染的治疗。

就连该计划的支持者也承认俄勒冈试验的粗糙性，但是它确实为任何考虑未来医疗保健财政管理的人提供了一些指引。评论者指出，俄勒冈州的委员们只是明确了一个无论如何都会发生的过程。所有的医疗保健服务是配给的。在一个完全自由的市场中，由购买者按支付能力确定配给；而在诸如英国国民健康服务体系这类国家资助体系中，它是由政府支付费用的意愿确定的，是根据当某一特定程序供不应求时形成的等待名单来配给的。俄勒冈州的方法确定了必须做出的选择，并且提供了一个做出选择的体系。在其他地方，这些决定都是根据政治上的权宜之计和行业利益做出的。俄勒冈州采用的方法可能是有缺陷的，但它的目的——明确决定要提供什么——肯定将成为所有集体资助的卫生体系的特征。

俄勒冈州方法的另一特征是委员会成员根据患者治疗后的生活质量来权衡他们的决定。虽然这使得计算更为烦琐，但它不久后将成为计算所有医疗费用的一个常规部分。最后还有民意征询。在进行复杂技术决策时，盲目地随从公众观点是愚蠢的，但完全漠视公众对什么事情值得做的观点同样是愚蠢的。在此，俄勒冈州的经验也为我们指出了前进的道路。

科学医学的高昂成本不仅仅是人们寻找和获得更多相同结果的

剑桥医学史

后果。医学研究人员设计的许多诊断和治疗创新方法都依赖昂贵的新设备。例如，几十年前医学界对冠状动脉堵塞的情况无能为力。随后，出现了心脏搭桥手术，即用取自病人腿部的小血管来为心肌提供新的血液供应。最近，外科医生开发了一种名为"血管成形"的技术，即用 X 射线作引导，将细管末端的小气囊插入血管，进入堵塞的冠状动脉。泵送气囊可使动脉恢复到正常的直径。还可将小型螺旋弹簧放置在扩张的血管中使其保持开放。其他研究人员正在开发激光器，用以从冠状动脉内部打通堵塞。这样的事情一直在发生，似乎还将继续下去。随着技术的发展，现在已能挽救过去那些曾被认为患了不治之症的人的生命。从肾脏移植到人工髋关节，医学的大多数其他分支也是如此。

　　尽管人们严格审查新药的安全性和有效性，但对新仪器和程序的控制却不那么严格。虽然人体扫描仪（一种可获得软组织和骨组织的 X 光图像的系统）是在英国发明的，却首先在美国获得了广泛应用。但是，这种迅速扩散不是因为有多少证据表明它们改善了患者的治疗效果。它们之所以流行，是因为它们富有魅力，而且为医生提供了又一项有利可图的检查程序。适当的技术评估可以防止这种过度行为。然而，即便是仪器设备能得到充分使用——到目前为止，很少有这样的情况，也无法防止因医生的硬件增添了真正有价值的附加物而产生的额外费用。除非禁止大多数研究和开发，否则就很难看到医学进步的高昂成本能得到遏制。当然，在这个方面，国家资助的卫生体系处于更强势的地位。即使有了新的设备或程序，卫生体系也可以直接拒绝支付。但限制私人支出更为困难。

　　乐观主义者从前面描述过的一些基因和分子技术上看到了希望。他们认为，诸如心脏搭桥手术等费用很高的手术是"中途技术"，它们最终将会被更便宜的基于分子的方法取代，以预防疾病或在疾病早期阶段予以处理。他们的论点虽然可信，但尚未得到证实，而一些生物医学研究衍生出的新进展和改进的治疗方法已被证实的确可以节省金钱。例如，美国国立卫生研究院花费了两千万美元开发了一种方法，用以治疗慢性皮肤病——牛皮癣。这种方法给予患者一种药物的化学前体，用紫外光照射病变区的皮肤，化学前体在照射下发挥效用。通过使用这项技术，每年可节约近六千万美元。这是一种对研究性投资的良性回报，但是否具有典型性尚有争论。

318　　　另一个对未来更深层次的不安恰恰源于促使医学成功的因素：科学。与正统医学相伴随的是人体的机械模式。肾脏疾病曾经被认为是罪灵、恶行、恶神或其他诸如此类影响的后果，现在则被认为是物质问题：本应过滤、清洁和调节体液内的化学成分的生物设备出现故障。肾病医生既不是牧师，也不是萨满巫师，而是生理学上的修理工，类似于家庭管道修理工。从肠胃病到妇科的大多数其他医学分支亦是如此。医生主要是作为擅长诊断和修理机体机械故障的技师来培训的。

　　要从事这种要求很高的行当，他们需要精密的仪器设备，如脑部扫描仪、胎儿监护仪、内窥镜、激光、放射性化合物、人造心脏和计算机等。学习操作这些设备可能要花数月或数年的时间，而如何安全地使用它们通常占据了医生的大部分精力。因此，患者可能会觉得被疏远，并怀疑医生是否忘记了他们不是生物学机制失灵的"机器"，而是人类，他们碰到的问题超越了生物学层面，这种感觉是可以理解的。在很大程度上，作为治疗者的医生已被作为修理躯体者的技师所取代。尽管人们对得到这种形式的帮助心怀感激，但大多数人认为这并不满足。他们需要在精神上和人道上得到关照，需要医生能理解他们的忧虑。那种汽车修理师在告诉你曲轴损坏时所表达的同情，对患者来说是不够的。

伦敦大学的法律学者伊恩·肯尼迪是最早公开表达对医学的怀疑的评论者之一。在一本根据他1980年在英国广播公司（BBC）的里斯讲座改编的书中，他写道："现代医学已走向了错误的道路……医学教育要求学生在进入医学院以前具有科学方面的高超技能，进入医学院之后，则在数年时间里接受一个又一个领域的严格训练，这样培养出来的学生是把自己看作科学家的医生，而不可能是患者通常所需要的能关心人的医生。"[3]

因此，医学面临一种挑战：既能充分应用技术，又不失去与人的联系——而这正是一个令人满意的医疗保健体系的一部分。有许多可能的补救方法。目前正优先做的是教医学生如何与他们的患者进行交流。一些医学院让演员扮演患者，让医学生第一次练习如何支支吾吾地向病人解释病情或告知坏消息。目的是使患者而不是疾病成为诊疗的中心。另一些医生正诉诸补充医学，在继续研究治疗疾病的科学方法的同时，也充分认识到科学本身并不能满足所有的医学需要。现在已有人将艺术带入医院，重新考虑医院的建筑，构建新的关系，使患者的愿望和感受得到考虑。这些行动和其他行动的成功将决定公众是认为医学广泛支持他们的需求，还是一项与他们越来越疏离的事业。

逃避科学

对科学与技术的普遍怀疑加深了医生的困境。尽管科学和技术已对我们的生活方式产生了重要影响，但对其的无知也很常见。科学被认为是人的价值的对立物；技术与污染、武器和各种环境灾难联系在一起。医学科学受到与之相关的损害，当然，也受到自身的悲剧和失误所致损害，例如，沙利度胺事件，过分热衷于使用生命支持系统，将不知情患者作为实验对象，等等。

对上述现象的一种回应是寻找基于其他理念的替代医疗保健形式。在某种程度上，这是对正统医学所存在的问题的否定，是明智和可取的。但是，在另一方面，它又代表了从科学走向非理性的另一种面向，这是一种不祥之兆。目前，各种迷惑人心的辅助疗法——例如放射学，以及所谓佩戴水晶制品或坐在金字塔结构内部都被说成是有益于健康的——随处可见，只能吸引那些轻信的人。他们抛弃了科学艰难搭建的、用以了解世界的严密框架，代之以一种虚伪的、彻头彻尾的神秘主义。

320　　医学科学的前沿创新也造成了一系列新的伦理困境，尤其表现在生殖技术方面。

更多的生殖困境

体外受精（IVF）已产生了一连串伦理问题：例如，已受精和冷冻保存卵子的所有权。更奇怪的是，现在代孕母亲也是可行的。一对能产生健康的精子和卵子的夫妇，但不能以正常方式生育，目前已能在试管中使卵子和精子结合，由此产生的胚胎可以移植到另一名女性的子宫中。从遗传学角度来说，她生下的孩子的父母是供体夫妇。大多数地方都对"出租子宫"这种前景感觉不安，许多国家已将"出租子宫"定为非法。但是，仅仅因为技术上可行，人们的态度就可能会发生变化。有一天，子宫出租可能不会比收养或人工受精引起更多的争论。

体外受精也为优生优育的故事增添了新的色彩。遗传病的产前筛查需要考虑到终止妊娠。利用体外受精技术，能使几个卵细胞受精，并让它们发育到多细胞阶段，然后从每个胚胎中取出一个单细胞进行基因检测。到了一定的发育阶段，一个分裂卵中的所有细胞都保持相同，因此，去掉一个细胞对胚胎发育没有影响。根据检测结果，医生可以选择并植入无缺陷胚胎，使之发育成正常胎儿。

治疗而不仅仅是检测遗传病的可能性——基因疗法——已经被描述过了。这一直是一个引起公众不安的问题，其中有些问题实际上是源于一种误解。"基因"一词的使用似乎意味着，只要对基因的功能做了改动，或者是在基因缺失的情况下加入替代基因，变化都将会遗传给后代。如果确是如此的话，任何误判造成的修改都可能对后代产生不利影响。事实上，只有在所选择的细胞是产生卵子和精子的性细胞时，才会发生这种情况。这种更雄心勃勃的计划确实可以让一个人的后代摆脱不需要的基因；但是，如果潜在的利益更大，危险也就更大。然而，从长远来看，这种基因治疗似乎将被考虑。

从生命的开始直至结束，医学进步正在创造新的难题。英国诗人亚瑟·休·克拉夫这样描写医生，"你不应该杀人；但也不需要过分地努力去维持生命"，他意在嘲讽。但是，他写这首诗的时间是在19世纪，远远早于生命支持系统的发展，该系统可以维持大脑中枢不再起作用的身体的生命：持续的植物人状态。奇怪的是，克拉夫的嘲讽已成为许多医生所诊视的箴言，用以强调他们已意识到人为地过分延长某些病情严重的病人的残酷性，尽管对"过分努力"的解释有诸多不同意见。例如，在1975年，由于害怕在西班牙独裁者佛朗哥去世后出现权力真空，他的医生们想出了最可怕的方法，

321

在政客们为继位问题苦恼期间，尽最大努力地延缓其死亡。所幸的是，这种荒诞的例子很少见。但是，当所有人都认为死亡不可避免的时候，依然不明智地应用抗生素拖延一个老年人的肺炎（又称"老人之友"）病程，这种情况并不少见。

有效的生命支持系统的发展又开启了另一个涉及移植手术的伦理困境。目前，在征得亲属同意的条件下，选择撤除生命支持系统的关键问题可能是该移植器官的潜在接受者的可得性。这种安排需要严格的行为准则，确保由监管供体患者的医生，而不是由负责接受供体的医生来决定准备提供器官的患者是否有进一步获得生命支持系统的必要。

正如以往那样，各地对医学实践和创新的反应各不相同。宗教和社会态度影响着堕胎、避孕、人工受精、体外受精、安乐死、用于教学的尸体解剖等的使用。未来的发展，尤其是生殖技术和基因工程方面的发展，即使不令许多人恐惧，也将持续令人吃惊。

322　　一些国家正在考虑成立国家生命伦理委员会，将这些问题提交给该委员会，并由该委员会提出有关立法和指导原则，或职业行为准则的建议。只有少数国家已建立了这类机构，比如，法国十余年前就已建立，在丹麦也有类似的机构。这些机构组织了专门活动，向大众宣传生命伦理学，并征求其意见。这种方法比建立一系列考虑个别问题的特别委员会要简单些。一个已经熟悉这个领域的常设生命伦理委员会能够对有关问题迅速做出反应。认为医学发展应接受公众监督，并不是质疑医生和医学研究者的判断或诚信。医学界的许多人已厌倦了一系列恐怖故事和虚假警告，他们欢迎设立一个机构，以便能在他们与公众之间建立起信任。可以肯定的是，医学研究的某些分支非常精巧，不能完全交给研究人员去处理。

未来的研究

人们坚信医学将不断创造出新的诊断和治疗方法，他们认为医学研究将继续蓬勃发展。这似乎是很有可能的。在诸如癌症、关节炎等常见疾病中，环境因素相对于遗传因素的重要性仍不确定的情况下，任何研究人员都不缺少项目。但是，某些公共决策，特别是基础研究与定向目标研究之间费用投入的平衡，可能会影响发现答案所进行的尝试能否成功。例如癌症研究，是给予研究人员资助并要求去发现一种治疗方法，还是资助他们进行他们认为可能揭示所有细胞（包括恶性细胞和其他细胞）的性质的研究呢？这种问题将越来越多地考验慈善研究基金会的理事们，为什么要将资金投给研究多细胞绿色海藻——一种根本不受癌症或任何其他人类疾病影响的有机体——的细胞分化的科学家呢？在 20 世纪 70 年代，两个美国医生进行了一次令人印象深刻的努力，试图回答这类问题。

加利福尼亚大学的朱利叶斯·康姆罗和宾夕法尼亚大学的罗伯特·德瑞普斯各自都为日益流行的目标研究感到不安，同时也不安于一种现象：人们越来越怀疑是否可以指望不干涉科学家，让他们找到有用的发现。有关这个问题的奇闻逸事并不能解决问题。法国政府委托路易斯·巴斯德去找到预防葡萄酒变成醋、阻止羊群死于炭疽病的方法。在解决这些和其他实际问题的过程中，他成功地创造了细菌学这门科学：这是目标研究的一个绝佳广告。但是，威廉·伦琴是在研究某种真空管的放射物时偶尔发现了 X 射线，并发现了其医用潜力。他的工作是基础物理学，并没有明确的实用目的，更不用说与医学有关了。

康姆罗和德瑞普斯为自己定了一个雄心勃勃的任务：寻找支撑一系列重要医学进步的知识来源。他们选择了心脏、血管和肺部疾病——这些都是他们自己所从事的医学分支。在其他专家的帮助下，他们编制了一份重大事件和进展的排列表，然后请四五十个专家投票确定其相对重要性。针对表中排列在前十位的每一项，他们都确定了使其成为可能的知识体系。他们总共挑选出 137 个这种知识体系，如抗凝血药物的开发、心电图的发明、血型的确定和感染的管理等。

接下来，他们确定了约 2 500 篇发表在科学文献上的报告，这些报告对于这些知识体系的创建起着重要作用。在 140 多位顾问的帮助下，他们选择了 529 篇关键报告进行仔细分析。以心电图为例，相关研究结果的编年史可以追溯到几百年前第一次研究电活动的失败尝试。在现代心电图研发的事件链上，关键文章包括 1794 年路易吉·伽伐尼关于一种电鳗鱼的放电可引起心肌收缩的报告，以及卡洛·马泰乌奇 1842 年的观察——如果把肌肉的神经放在另一块正在收缩的肌肉上，将引起该肌肉收缩。当威廉·艾因特霍芬在 1901 年首次测量了人体心电图时，他所依赖的知识来自那些对心脏内的电节律的存在（更不用说其重要性了）一无所知的人。

康姆罗和德瑞普斯这一耗费大量时间的努力所揭示的是，在所有被认为对后来的临床进展至关重要的知识中，61% 是关于基础研究的发现的报告。他们得出的结论是，临床研究需要不同类型的研究和发展，而不是一种类型的研究和发展排斥另一种类型。至于基础研究方面，他们的数据揭示了应对"创造性科学家"进行长期支持的一个有力论据，这些科学家的"主要目标是了解生物体如何发挥功能，而不是他们的研究与特定的人类疾病的直接关系"。[4] 简而

324

言之，基础研究终将得到回报。

　　一个当代的例子说明了基础研究的发现可以在多大程度上加速对一种新疾病的理解，这个例子就是 HIV。1981 年，艾滋病首次被认识到是一种疾病。1983 年，美国研究员罗伯特·加洛提出，这种疾病是由逆转录病毒引起的，它是一种以 RNA 分子形式携带其遗传信息的病毒。次年，巴黎巴斯德研究所的吕克·蒙塔尼耶成功地分离出这种病毒。到 1986 年，已生产出了一种名为 AZT 的药物，大约与此同时开始了初步的疫苗试验。尽管人们反复声称，各国政府没有全心全意地支持艾滋病研究，但很难指出还有对其他任何疾病的理解进展得如此迅速。现在，研究人员能在 20 世纪 60 年代末和 70 年代进行的研究项目基础上进行研究。这些计划大多是以癌症研究的名义进行的，但实际上其中大多数都是基础细胞生物学和免疫学研究。这些研究对未来的影响是显而易见的。

　　自从康姆罗和德瑞普斯的开拓性工作以来，人们又做了许多对有用的知识来源的分析，并在一定程度上研究了获得这些知识的最好方法。这种研究已导致技术预见的发展，这是一项致力于确定和促进有可能产生最大经济与社会效益的战略研究领域的事业。倡导者认为，未来不是只有一种而是有许多种可能性，他们既是为了预测可能的研究方向，也致力于塑造方向。然而，技术预见在医学和其他领域的价值仍是有争议的。

变化与适应

　　有些人担忧，科学医学在自身需求和热情的驱动下，将继续向前发展，无论接受者是否需要，是否恐惧。但这是一种悲观的观点，完全有理由拒绝它。尽管医学对疾病和治疗的科学模式的依赖可能造成了一些问题，但科学本身恰恰培养了引发变化与适应的怀疑主义。

医生不再盲从已逝多年的大师的权威。现在，人们已很难想象医生会如此长期地将盖伦著作视为圣书。所有科学知识都是暂时的：不能将其看作终极真理，而应视为一种认识，未来将根据新的发现随时予以修改。科学的本质不仅在于创造关于世界的假说，还在于检验它们，并且当它们失败时，用更好的假设将其取代。诚然，医生并不完全等同于科学家，并且有许多所谓的科学医学并不像其从业者所认为的那样科学。但是，面对所有这些合理的吹毛求疵，医学确实已具有接受可能发生的变化的思维模式。那么，有什么证据可以表明，医学可能正在直面先前提出的一些疑问，甚至可能适应它们呢？

在可以拿出证据的许多有希望的迹象中，我仅选出了三种：医学对生活质量的重新关注，对补充医学的态度的变化，以及患者自助团体的数目和重要性的上升。

生活质量

考虑患者的生活质量在医学中并不是新现象。但是，医生对治疗疾病的浓厚兴趣鼓励他们用最切实的方式去衡量自己的成就。是否已经消除了感染，制止了疾病进程，并最终防止了死亡？这些问题能得到简明且量化的答案。治疗可能成功地抗击了疾病，但造成了疼痛和苦恼，或者幸存的患者宁愿去死，这些问题都被不惜一切代价进行治疗和挽救生命的大势掩盖。

毫不奇怪，医生热衷于应用他们的力量去干预有时已超出病人

326

意愿的事情；千百年来医学对疾病无能为力的状况仍在被努力驱散。只有当医学界对其新发现的力量的热情开始冷却时，才能意识到患者并不总是对活着心存感激，并不总是确信这种手术或那种药物的治疗真的是有价值的，如果延长生命是以度过更多充满疼痛和不适的年月为代价。

生活质量问题开始正式回到议事日程。但如何量化生活质量呢？已尝试了许多解决方案，但大多数都是靠某种量表来确定（"在1～10的范围内，这种疼痛到了何等程度？"），或者是依靠对各种残疾进行评级（"失去一条手臂或一条腿，哪一个更为不幸？"）。在结合生活质量和数量的基础上，一种简单的测量生活质量的特殊方法巧妙地设计出来，即质量调整寿命年（quality-adjusted life year，简称QALY）。这种方法假定一年的健康生命与两三年或更多年的患病或残疾状态下度过的年限价值相同。在执行某种特殊的医疗方案时，不是通过它产生的额外生存年数，而是通过质量调整寿命年的数量，来评估它对患者和社会的价值。当然，困难是在日历年和质量调整寿命年之间建立适当的数学关系。

这要求人们以在0～100分的范围内对一系列残疾情况会降低其生活质量的程度进行评分。虽然这听起来令人不安，但有精确的方法学可帮助人们从几十甚至上百的选择中确定自己的评分。已有的分数提供了将日历年转换为各种生理和精神残疾的质量调整寿命年的换算系数。

在为个人评估治疗方案时利用质量调整寿命年最有益：这是你将从A治疗方案能获得的质量调整寿命年，这是你能从B治疗方案获得的，你可以将两者加以比较。但当卫生规划者将其用于选择优先治疗方案时，会引起更多的争议。例如，有批评者声称，质量调整寿命年歧视老年人。但支持者对此予以否认，并认为如果医疗保健系统要明智地花费其经费，选择某种测量生活质量的系统方法是最基本的工作。

由于控制医疗费用上涨的需求越来越迫切，在决策时似乎应当明确地考虑生活质量问题。无论如何，可以肯定的是，在未来的医学中，生活质量将成为一个日益重要的问题。

补充医学

同样，补充医学也有类似的情况。前面已经提到人们对科学和科学医学的怀疑，加之医生也越来越多地将注意力集中在诊疗技术方面，这些因素驱使许多富裕国家的患者去寻找他们眼中更"自然"的治疗方法。医生因他们的高科技设备和科学干预而感到自豪，现在不愿意把自己看作一个治疗者。然而，治疗者——不仅仅是提供技术解决生物学问题的个人——才是许多人所希望的。在医学实践中，科学的出现使得人们在赞成和反对采用传统的对抗疗法问题上更加泾渭分明。因此，在科学上可接受的任何事物都是"正统的"，任何在科学上不被接受的就是"非正统的"。在许多西方国家，人们越来越迷恋非正统治疗方法，因此，正统医学定期为抵御挑战而发动进攻。它们在很大程度上都失败了。实际上，越来越多接受正统训练的医生已开始投靠"敌营"，对这些非正统疗法表示支持，即使并不总是如此。

328　　　尚无迹象显示公众对于补充医学的热情在逐渐减少，至少因为它考虑到了病人的生活质量。展望未来，应如何看待这种非正统医学的兴起？非正统医学的医生大多缺乏训练、理论甚少、迎合非理性的信仰，他们所依赖的治疗方法也未经证实，这令人遗憾。当然，这正是医疗机构选择的描述方式。实际上，这只是事实的一部分，可能只是一小部分。

一些处在边缘的非正统医学技术，例如针灸、正骨术、按摩疗法，现在已赢得了许多医生的尊重。一些补充医学的从业者已经看到，试图根据正统医学通常所要求的证据标准（至少在理论上）来确定其方法的有效性是合乎逻辑的。治疗者的角色是许多非正统医生乐于接受的。事实证明，在慢性病的治疗中，他们有时能提供比正统医学更舒适的治疗，而对难以治疗的病人提供安慰。聪明的医生都知道这一点。认为主流和边缘之间所有的张力都已克服或将克服也许是不对的，但明显的对抗正逐渐消失。在此，正统医学尽管不情愿，但也表示能接受患者提出的要求，并做出相应的调整。

自　助

目前，正在助力塑造未来的第三个发展是患者自助和援助团体的出现。过去医生一直认为，有关健康和疾病的所有决定仅仅是医生自己的事情。患者只起被动作用：告诉他们发生了什么事情（有时甚至不告诉），他们唯一的任务是服从医生认为适合的任何命令。但是，在严格意义上的医疗决定方面，他们被剥夺了自主权，患者不得不自己应付由疾病引起的日常非医学问题。过去几十年里，人们对医生的态度，至少在发达国家已发生了很大转变。医学中的权威主义已被极大地削弱，许多患者现在希望在治疗方面得到建议而不是指示；当面对多种可供选择的治疗方案时，患者希望有机会表达他们自己的偏好。

这种气氛极大地促进了患者自助团体的建立。现在有数以百计这样的团体，为慢性病和/或衰弱性疾病患者（从广场恐怖症、艾滋病到白癜风和疫苗损伤）提供实用的建议和情感支持。这些团体通常是在医生的积极协助下成立的，并为患者提供了一个论坛，患者可以见面并互相传授实用的技巧，这些技巧有重要的作用，影响病人与疾病的关系：积极应对疾病，或被疾病打败。这些团体将继续蓬勃发展，并成为疾病应对中一个越来越核心的部分。

普遍医学

科学医学，像科学和技术的其他门类一样，已证实它自己是所有的实践和文化中最国际化的。虽然，在不同的地方，现代医生使用的技术和设备以及所处的工作环境各不相同，但是从孟买到布隆方丹再到布宜诺斯艾利斯，他们从事的医学实践显然是同样的。去中国，你能发现精细的传统医学体系；去印度，你会发现尤纳尼医学、阿育吠陀医学和许多鲜为人知的治疗技术。在任何发展中国家，你都能发现草药医学体系。但是，虽然所有这些医疗实践均与科学医学共存，但只有科学医学无处不在。

会不会有朝一日，科学医学不再占据这一主导地位，某种其他体系成为全球性的正统医学体系？这听起来就像科学失去其作为我们解释物质世界方式的核心作用一样是不可能的。科学出现之后不久，对医学来说，除了与这种全新观点共命运之外，就不可能再有其他选择。只要科学拥有它目前的位置，医学就一定会与之相伴。当然，医学不能被科学束缚，医学过于局限于科学目前是医学的弱点之一，但是，无论在实践上还是在智识上，医学都应扎根于科学之中。

增补：重新审视对未来的展望

杰夫·沃茨

虽然"重写历史"一词常含有轻蔑之意，但并无本质意义上的贬损意思。新事实显现之时，需要做出新的解释，不重写历史亦不利于我们的理解。不过，这种重新阐释的步伐以悠缓为宜。因此，当剑桥大学出版社决定在这部医学史初版十年后，以一个新的版式再版之时，他们并未计划对文本进行重大修订。全书十章中的前九章似乎都无须修订。

第十章《展望未来》则是另一回事。本书编者、已故的罗伊·波特曾要我对中期之内医学可能发生的事件做出评述。依据我的定义，中期应为 10～15 年。我同意这样做，但条件是内容中应包括一些（公认的自我保护）告诫，即大多数有关未来以及涉及任何科学事业成果的预言可能是错误的。幸亏有此先见之明！但我深信不疑的一个预言——医学上的预言很少能做到精准——的确是精准的。

我没有修订原初的文本，而是大致按照原来的标题和顺序增加一些简要的评述，指出了一些我有所遗漏或未加强调的进展。任何进一步的预言都将与本书第一版一样精确……

在过去的十年中，有两件事没有改变，即医学研发新的也更昂贵的治疗方法的能力，以及我们大多数人对整个医学事业的看法具有不确定性。实际上，在过去的几年中，这两种现象越来越明显了。从未有如此多的人如此迅速地获得如此多的治疗。然而，构成悖论的是，也从未有如此多的人如此担忧他的健康。没有迹象表明这种张力不会持续下去，而且它甚至可能会加剧。

在一个重要的方面，我感到比十年前更加抱有谨慎的乐观：老年人生活的前景。曾有人担忧，长寿只会使我们在衰弱和依赖中度过余生，但根据老年病学家和衰老研究者的研究，这种担忧并未成真。考虑到这对我们大家都极为重要，这方面的证据仍是极为缺少的。但似乎表明，总体期望寿命增长至少与健康期望寿命相匹配。此外，老年人的慢性残疾率和住院率也表现出持续下降的趋势。简而言之，老年患病率正在相应地缩减，而不是升高。

在试图影响我们的行为、鼓励我们大家更聪明地生活方面，公共卫生医学仅取得了微不足道的进步。烟草消费量在大多数发达国家已经下降，但其他毒品的使用在增加。这种有限的成功不足为奇。与任何需要大量人类去改变他们的习惯和生活方式相比，精巧的技术解决方法总是更容易设计和实施一些。

技术解决方法也并非总是立竿见影的。例如，基因治疗显然没有像十年前预想的那样开始施行。我此前认为新基因能轻松植入所需位置，这种轻率的想法实在离谱。业已证明，即便基因能成功地导入所需要的细胞内，如何才能促使这些基因正确且永久地插入宿主的基因组内，也障碍重重。尽管这项技术在理论上始终保持吸引力，但在实践中目前处于停滞不前的状态。

现在更多的注意力集中在有时被称为"基于基因"的治疗上：**333** 不是尝试将新基因导入体内，而是对我们已有的基因进行更多的调控。促使这项事业一飞冲天的进展是 2002 年人类基因组第一个工作草图的发布。虽然我们拥有的基因已证明可能只是原来设想的一半左右，但这一发现对医学各分支尝试进行分子阐释产生了积极的影响。当然，某一特定基因，或一种基因的变异与这种或那种疾病相关联的知识，只是迈向治疗道路的第一步。这一目标的实现取决于研制出基因产物：该基因携带的分子蛋白作为分子信号发挥作用，停止、开启或以其他方式调节细胞代谢机制的某种成分。

要在治疗上应用此类洞见，仍需要发现一条阻滞（或增强）化学信号作用的途径。毫不奇怪，生物学家满怀热情地把握住了这一挑战，特别是在癌症领域。但是，要将他们的知识转化为适宜临床使用的药物还是一个漫长、艰巨和昂贵的过程。结果是，创造性的思想总是走在检验它们的系统资源的前头。

我们对哪种基因起哪种作用的知识迅速增加，这引出了另外两个重要的前景。一个人们已了解的"个体化"医学。长久以来，人们就知道，对于同一种药物，有些人反应良好，另一些人则一般，还有些人完全没反应。至少，这些差异中有一部分来自遗传。如果相关基因或基因变异能被确定，并对患者进行检测以确定他们所拥有的版本，那么医生就可以预测一种药物（或者可能是几种中的某一种）最可能有效。有人认为这将节约金钱，就长远而言或许如此。但它也可能产生另外两个影响：它可能使药物开发变得更昂贵，因为需要测试具有不同基因的人群组；如果制药公司将他们的所有努力都用于开发针对最常见变体的药物，那么又可能是一种歧视。在现阶段，没有人能确定个体化的医疗是梦想，是噩梦，还是幻想。

我们有关基因知识的其他前景也大致如此。如果一种疾病主要由单基因引起——亨廷顿病是典型但极端的案例，仅仅检测一个基

334

因就可让医生对病人发病的可能性做出一定的预测。但大多数疾病并非如此。它们是由遗传和环境的相互作用引起的。就遗传起作用的程度而言，它可能是经两个或十个或二十个不同基因的组合效应实现的。尽管生物技术企业家满怀热情，保险业有所担忧，但通过基因检测来预测我们未来罹患最常见的致命疾病（例如心脏和血管疾病）的概率，可能性依然很有限。研发一系列预测性和攸关生死的基因检测，前景还很遥远。

不过，这个想法具有诱惑力，即便是以较温和的形式。毋庸置疑，这就是为什么英国政府向其顾问机构人类遗传学委员会（HGC）询问在每个婴儿出生时创建完整基因档案的价值。人类遗传学委员会拒绝了这一要求。目前，单单是成本就排除了"条形码婴儿"（戏称）的想法。它未来可能带来的任何效用如果不是完全违背伦理，也是未经验证和难以令人信服的。

基于单克隆抗体的治疗如同预测的那样继续取得进展。有个例子可以让我们对所发生的事多少有些了解，即一种名为贝伐单抗的药物。肿瘤要生长到任何显著的尺寸，必须触发新血管的形成以供应氧气与营养。贝伐单抗特异性地干扰促进肿瘤生长的化学信号。只要该药存在，肿瘤将被抑制，不会发展到引起危害的程度。癌症虽不能消除，但可变成无害状态。

在外科领域，使用机器人仪器尚未获得重大突破。这可能是因为持续的热情仍投注在拓宽钥匙孔外科技术的使用范围上。这使得传统的以开放性大伤口实施传统外科手术的做法比过去任何时候都要过时。或许通过钥匙孔，机器人外科手术最终将找到它的位置。

自我诊断已从怀孕和胆固醇转至遗传学方向。把一个简单的口腔拭子邮寄给某个提供这种服务的公司，将揭示你拥有几种基因的哪些变体，由此评估你发生某种疾病的风险。由于已经提到的原因，此类检测的价值——在目前这个技术阶段——是微不足道的。

值得注意的是，能检测尿液化学成分的智能马桶已投入商业生产。然而，它的费用比常规马桶要高 3 000～5 000 美元，而且这种马桶在其母国日本之外的国家看起来没有取得太大发展。

20 世纪 90 年代中期繁荣起来的一项事业，是应用胚胎组织移植来修复身体各部位的损伤或疾病。但在过去十年里，另一种移植材料干细胞（许多医生认为更有潜力）——在生物医学研究领域已开始蓬勃兴起。虽然人们很早就知道干细胞存在于胚胎和部分成年器官内，但在十年前，只有骨髓干细胞得到过利用。密集的实验室工作显示了如何从包括大脑在内的成人组织中获得干细胞，如何从胚胎中提取，如何在实验室中培养，以及如何影响它们的命运。

干细胞是身体组织自我补充的来源。在成年组织找到的干细胞，通过反复分裂，可定向产生某种特殊类型的成年细胞——皮肤、骨骼、血液或其他。然而，许多干细胞不易获取或培养困难，而且在任何情况下都只会形成单一类型的成年细胞。相比而言，胚胎干细胞有能力产生机体的各种类型的细胞。显微操作技术允许从胚胎中取出干细胞。来自动物，以及最近来自人类的胚胎干细胞已能在培养中生长，甚至可分化为各类不同的成年品种的细胞。例如，世界各国的实验室正在争相证实这种干细胞能够修复中枢神经系统的损伤，或帮助受损伤的心脏进行自我修复。和基因治疗一样，将科学探索转化为临床实践可能遇到始料不及的困难。但目前所有迹象看上去都鼓舞人心，甚至谨慎的临床医生也持乐观态度。

虽然英国是唯一专门将关于 14 天内的人类胚胎的研究合法化

336

的国家，但该工作一直引起伦理上的争议。这项工作的反对者提出了一种替代方法。他们认为，也许可以对成人干细胞进行重编程，以提供临床医生可能需要的各种组织类型。因此，他们说，对胚胎的研究是不必要的。他们可能是对的，但在事实搞清楚之前，大多数研究者倾向于两边都支持。

无须拥有深邃的洞察力就可预言，在医学领域，就像在生活的其他领域一样，计算机化将继续起着越来越重要的作用。例如，英国国民健康服务体系已开始实施可能是世界上最庞大的非军用信息技术项目。其目标有三：首先是将所有的患者记录数字化并存储在计算机里，以便任何有需要的医生获得这些信息；其次，允许初级保健医生为他们的患者预约医院服务；最后，创建电子处方，可以通过电子邮件传送给病人选择的社区药剂师。这项雄心勃勃的计划是否能按时、按预算实施，是否能像设想的那样发挥功能，在本文撰写时，尚处于讨论之中。

计算机技术也支持了医学影像的发展。计算机费用下降而功能提高，使得记录扫描的分辨率和细节成为可能，这在十年前是不可想象的。印象最深的是人体连续成像的发展：扫描相当于将一块面包切片，然后检查每一个切面。正如整个面包可以由其切片重新组合而成一样，计算机也能重组连续影像来创建身体内部器官的三维图像。例如，医生现在不再用可弯曲的显像管检查大肠内部，而是在电脑屏幕上进行一次虚拟的大肠之旅——看得更清楚，而且不会给病人带来不适。

磁共振成像的发展已使得不使用 X 射线而进行扫描成为可能，因此不会给身体造成损伤。软组织也能像骨骼一样轻松得到扫描检查。机器工作的速度允许医生迅速且连续地记录影像序列。这为

"功能性"磁共振成像开辟了道路，这种扫描方法允许操作者追踪血流在大脑不同区域的变化，从而推断这些区域活动的实时变化。现在，针对表现出特殊精神状态甚或抑郁症、精神分裂症等临床病状的不同情形，我们可以去探寻与其相关的大脑活动之间的差异。大脑活动与行为可能是密切相关的。

当然，所有这一切都是非常昂贵的——与十年前相比，政客们在处理医疗费用问题上并无长进。根据一项对俄勒冈州控制成本尝试的分析，在最初的五年里，该计划实际的运作相当复杂。什么该付费与什么不该之间的分界线模糊不清，管理者有时将一些程序转至"支付"分类，以应付选民或联邦政府的压力。没有其他州或国家效仿俄勒冈州的模式。

也就是说，俄勒冈州的目标之一是确保医疗资源是否使用的决策公开、清晰地进行。正如我所指出的，这已成为医疗体系日益常见的一种特征——英国国家临床优化研究所（NICE）就是一个例子。国民健康服务体系将只支付该研究所基于成本-收益所批准的新药和某些其他治疗形式的费用。这并未结束来自担忧的病人和懊丧的临床医生的请求，而只是对于先前临时的、令人迷惑的不同和矛盾的决策，做出了一些统一和规范。原先，病人能得到的治疗方案取决于他们所居之地。

公众对待医学科学的态度依然像20世纪90年代中期时那样摇摆不定。尤其在英国，牛海绵状脑病（俗称"疯牛病"）的暴发导致牛被大规模宰杀，以及对人体健康无危害的毫无依据的担保，破坏了人们的信任。后来，当未经证实的说法——声称腮腺炎-麻疹-风疹三联疫苗可能引起自闭症——被广泛传播时，家长们无视了更正统的医学科学的否认，纷纷抛弃了这种疫苗。英国的经历可能是科学怀疑的极端表现，但在某种程度上，它几乎困扰着所有西方国家。这种不断变化的、令人不安的冲突将如何自行消解，目前尚不清楚。

尽管如此，人的态度是非常灵活易变的。在英国，对胚胎干细胞使用的争论大多是冷静且理智的。只有极少数人对改变法律、允许胚胎研究感到不满，但这项法律的通过完全是文明的。在医学中，伦理上不可想象之事要变成为人接受的，需要此事的实施明显有益于个人和社会。十年前，你很难看到许多人（无论是专业人员还是外行人）赞同生殖系基因治疗：对产生配子的细胞进行基因替代，由此确保这种改变可传递给后代。现在这也逐渐进入讨论之中。类似的情形还有自愿安乐死：就连医学界（许多国家仍对安乐死深恶痛绝）也显示出反对态度减弱的迹象。

在最初考虑科学医学适应环境变化的能力时，我挑选了三项我认为是鼓舞人心的指标。第一项是医学正式承认患者生活质量的重要性。这一观念现在已经根深蒂固了——并且在原则上（如果不总是在实践中），几乎没有医生继续劝说患者不顾一切，只考虑存活。

另一项指标是患者自助团体的兴起，以及医生认可患过病的人比医务人员能更好地提供如何与疾病共处的实用建议。在过去十年里，患者的参与不断增加，甚至扩展到医学研究领域。开拓者是美国艾滋病患者和其他活动人士，他们游说——某些时候会干预——决定应该进行什么研究、如何进行研究的资助基金委员会。研究人员渐渐承认患者实际上对这些决策有所贡献，冲突便让位于合作。现在，患者和／或护理人员在决定哪种研究计划可获得资助方面有很大的话语权，英国的阿尔茨海默病协会就是例子。效果似乎不错。

我的第三项指标是替代医学获得正统医学的容忍甚至接受。这个过程仍在继续，但有理由对未来感到担忧。十年前，医生已开始认识到，替代疗法的医生特别擅长我所提到的好医学的"医治"成分。在一些尚未确定的或者不成熟的治疗方法上，我设想可增加合作，由此正统医学和替代医学可真正地相互补充。医生将提供具体的治疗方法，主要通过直接改变身体的生理方面，而替代治疗医生将继续调动病人的自愈能力，从整体上改善病人对自己和对疾病的感受。我担忧的是，从前对科学医学的傲慢有可能使我们往相反方向走得太远。面对大众的无理要求，太多的正统医生现在似乎倾向于采取一种过分的相对主义观点，甚或放弃并在智识上采取一种投降的姿态。或许，正统和边缘之间的关系将无限期地继续摇摆下去。

我最初认为，科学医学所带来的最大福祉在于对穷人发病率和死亡率的影响。我仍然信守此观点——但要附带说明，这并不是说世界上的穷人获得了医学的充分关注，或者获得了它最有效的成果。结核病的发病率没有出现应有的下降，主要是因为对治疗结核病的药物出现耐药性。由于结核病主要是一种弱势群体的疾病，几乎没有制药公司有动力去花钱来开发新的、更有效的药物。目前，政府和私人基金协同制药行业已设计了各种非营利性的合作项目，以开发更多针对穷人疾病的药物。他们的初步经验是鼓舞人心的，但仍然有很长的路要走。

在富裕的发达国家，艾滋病的死亡率已显著下降，但达到这一目标所需的药物的费用依然是穷人所望尘莫及的。长久之计必定要靠疫苗，但迄今为止，研究人员的努力都遭受挫败。防治疟疾的疫苗也是如此。面对这两种疾病，研究人员已认识到需要克服的困难，并有信心能够克服，但他们对何时完成没那么有把握。无论对错，被那些认为其孩子受到疫苗伤害的人士起诉的风险使得这一领域对商业投资缺乏吸引力。只有少数的制药公司仍在积极研发疫苗。

我们没有任何理由相信,财富的增加将自动抵御感染性疾病的侵袭。如果艾滋病尚不能打破这种自以为是的话,那么另一次流感大流行可能足以。1918 年暴发的"西班牙流感"导致约五千万人丧生,病毒学家声称,此类事件的每次发生是不可避免的。在撰写本文之时,远东禽流感的暴发显示出一些预警信号。而在 21 世纪,随着城市越来越大,越来越拥挤,长途旅行变得频繁,传播速度相应地将比 20 世纪更高。

更令人鼓舞的是,世界卫生组织对根除脊髓灰质炎计划取得成功的可能性保持适度的乐观。到 2003 年底,除六个国家外,该病已从所有国家绝迹,并且世界现在正进入旨在阻止脊髓灰质炎病毒传播的四年战略规划,为在 21 世纪前十年内或不久后根除该病开辟了道路。与此同时,麦地那龙线虫的根除计划看起来仍是表现相当不错的一项。1986 年,世界范围内有 350 万病例,到 2004 年底已降低到 15 500,全部在苏丹和西非。

使所有这些成就黯然失色的是全球变暖的前景。短期内,穷人——一如既往——将遭受最大的痛苦,很大程度上是由于气候变暖导致感染性疾病的发病率增加。从长远来看,世事难料,唯有一件事例外。我们之中没有人能逃脱气候变暖所带来的更广泛的影响。

大事年表

公元前

约 9000 年	**动植物的早期驯化——新的人类疾病出现**
约 4000 年	**出现最初的城市中心（美索不达米亚）**
约 3000 年	**发明书写文字**
约 650 年	巴比伦文献描述癫痫
585 年	米利都的泰勒斯活跃时期；希腊哲学的开端
430 年	雅典暴发"瘟疫"（至公元前 427 年）
428 年	**柏拉图出生**
420 年	希波克拉底活跃时期
399 年	**苏格拉底去世**
384 年	斯塔吉拉的亚里士多德出生
310 年	科斯的普拉克萨戈拉斯活跃时期
300 年	亚历山大博物馆和图书馆建立
约 200 年	中国草药文献《神农本草经》

公元纪元

23 年	罗马自然史作家老普林尼出生
40 年	塞尔苏斯的《论医学》
60 年	狄奥斯科里迪斯活跃时期
约 110 年	鲁弗斯和索兰纳斯（二人均为以弗所人）活跃时期
129 年	帕加马的盖伦出生
140 年	帕加马的阿斯克勒庇俄斯神庙重建
165 年	安东尼"瘟疫"开始流行（至 169 年）
313 年	**基督教在罗马帝国合法化**
330 年	**君士坦丁堡建立，成为东罗马帝国的首都**
350 年	东罗马帝国建立了最初的一批医院
390 年	法比奥拉在罗马创办了一家医院
512 年	狄奥斯科里迪斯的《药物志》插图版刊行
541 年	第一次鼠疫大流行（至 749 年）和查士丁尼瘟疫（至 544 年）
610 年	**拜占庭帝国建立**
618 年	**中国建立唐朝**
632 年	**穆罕默德去世**
650 年	埃伊纳岛的保罗活跃时期
700 年	日本"瘟疫时代"开始
710 年	**穆斯林入侵西班牙**
750 年	**阿拔斯哈里发王朝在巴格达建立**
800 年	**查理曼大帝加冕为神圣罗马帝国国王**
约 850 年	胡纳因·伊本·伊斯哈格撰写《医学问答》
900 年	阿尔·拉兹活跃时期

344

345

1368 年	**明朝建立**
约 1400 年	米兰设永久卫生局
1415 年	**葡萄牙攻占休达——欧洲扩张的开端**
1424 年	布鲁塞尔颁布了最早的有记录的助产士法规
1453 年	**奥斯曼土耳其攻占君士坦丁堡；拜占庭帝国覆灭**
约 1455 年	《古腾堡圣经》在美因茨印刷
1490 年	首次用拉丁文印刷盖伦的著作
1492 年	**格拉纳达陷落；阿拉伯人和犹太人被逐出西班牙；克里斯托弗·哥伦布横渡大西洋**
1495 年	查理八世的军队在攻占那不勒斯时感染梅毒
1498 年	**瓦斯科·达·伽马经好望角航行至印度**
1500 年	**佩德罗·阿尔瓦雷斯·卡布拉尔宣称巴西为葡萄牙所有**
约 1510 年	**非洲奴隶首次被带到新世界**
1519 年	麦哲伦开始环球航行（至 1522 年）；达·芬奇去世；托马斯·林纳克雷翻译盖伦《治疗方法》
1521 年	**科特斯率领西班牙人推翻阿兹特克帝国**
1525 年	《希波克拉底全集》以拉丁文印刷
1526 年	**印度莫卧儿王朝建立**
1534 年	**英王亨利八世与罗马决裂**
1540 年	理发匠与外科医生的协会在伦敦合并
1541 年	帕拉塞尔苏斯去世
1543 年	哥白尼指出太阳是行星体系的中心；安德烈亚斯·维萨里出版人体解剖学巨著《人体的构造》
1546 年	吉罗拉莫·弗拉卡斯托罗《论传染病》出版，提出了早期的疾病病菌学说（病芽学说）

| 1553 年 | 西班牙医生、神学家米格尔·塞尔维特在日内瓦被处以火刑 | 346 |

1553 年　　西班牙医生、神学家米格尔·塞尔维特在日内瓦被处
　　　　　　以火刑

1559 年　　里奥多·科隆博《解剖学》出版

1571 年　　**葡萄牙人在安哥拉开辟殖民地**

1577 年　　**弗朗西斯·德雷克开始环球航行**

1584 年　　**沃尔特·罗利爵士派出三支探险队中的第一支前往
　　　　　　美洲**

1588 年　　**西班牙舰队战败**

1590 年　　法国外科医生安布罗斯·帕雷去世

1600 年　　**英国荷兰东印度公司成立**

1601 年　　**英国建立《济贫法》体系**

1602 年　　**日本德川幕府开始执政（至 1868 年）**

1603 年　　**荷属东印度公司成立；法布里修斯研究静脉**

1607 年　　**首批英国移民在美洲永久定居——在弗吉尼亚州詹姆
　　　　　　斯敦**

1608 年　　**法国殖民者发现魁北克**

1610 年　　第一例详细记录的剖宫产术（在德国）

1611 年　　**詹姆斯国王钦定版《圣经》获得授权**

1616 年　　**莎士比亚去世**

1618 年　　**清教徒先辈移民乘坐"五月花号"前往新大陆**

1621 年　　罗伯特·伯顿《忧郁的解剖》问世

1628 年　　威廉·哈维描述血液循环

1630 年　　彼得·钱伯伦发明产钳

1633 年　　法国牧师文森特·德·保罗建立"女子慈善会"

1636 年　　美国第一所大学哈佛大学建立

1641 年	笛卡尔《第一哲学沉思集》出版
1642 年	**阿贝尔·塔斯曼发现塔斯马尼亚岛和新西兰；伽利略去世**
1644 年	**明朝结束；清朝建立**
1647 年	新世界第一次黄热病在巴巴多斯流行
1648 年	扬·巴普蒂斯塔·范·海尔蒙特《医学起源》问世
1653 年	弗朗西斯·格里森描述肝脏
1658 年	**莫卧儿皇帝奥朗则布开始统治印度**
1660 年	罗伯特·波义耳发现气体压力和体积之间的关系定律；伦敦皇家学会成立
1663 年	马尔切洛·马尔皮吉描述肺
1665 年	伦敦大瘟疫暴发
1666 年	托马斯·西德纳姆发表关于治疗发热的文章；法国科学院在巴黎成立
1672 年	瑞格尼尔·德·格拉夫发现卵巢的结构，其被命名为格拉夫卵泡
1677 年	《伦敦药典》收录金鸡纳树皮，将其作为治疗发热的一种药物
1687 年	**牛顿发表《数学原理》**
1690 年	约翰·洛克出版《人类理解论》
1701 年	普拉利尼在君士坦丁堡接种天花疫苗；耶鲁大学建立
1704 年	**牛顿《光学》问世**
1705 年	雷蒙德·维欧森斯描述左心室及冠状动脉血管的走向
1707 年	**奥朗则布去世，莫卧儿王朝在印度的势力衰落；**约翰·弗洛耶发明脉搏表

1708 年	赫尔曼·布尔哈夫《医学机构》问世
1709 年	俄国暴发大瘟疫
1714 年	加布里埃尔·戴维·法伦海特制成水银温度计
1717 年	乔瓦尼·玛丽亚·兰西西提出蚊子可传播疟疾；玛丽·沃特利·蒙塔古夫人把土耳其的天花接种技术带到英国
1721 年	让·帕尔法恩使用产钳
1726 年	史蒂芬·海尔斯测量马的血压；爱丁堡大学医学院建立
1728 年	皮埃尔·福歇尔描述如何补牙
1729 年	**J.S. 巴赫《圣马太受难曲》首次演出**
1730 年	乔治·马丁实施第一例气管切开术，以治疗白喉
1733 年	史蒂芬·海尔斯在《止血方法》中描述了他的血压测量方法；威廉·切塞尔顿出版《骨论》
1735 年	**林奈出版《自然系统》**
1736 年	克劳迪厄斯·阿米南德在法国第一次成功切除阑尾；美国内科医生威廉·道格拉斯描述猩红热
1741 年	育婴堂在伦敦开业
1745 年	在伦敦，外科医生协会与理发匠协会分离
1747 年	首部生理学教科书——阿尔布雷希特·冯·哈勒《基础生理学》——出版；詹姆斯·林德发现柑橘类水果可以治疗坏血病
1748 年	约翰·福瑟吉尔在他的论文《论坏疽性咽炎》中描述了白喉
1751 年	大型公立精神病院圣卢克医院在伦敦建立；罗伯特·怀特证明瞳孔对光线的收缩反应是一种反射活动

348

1752 年	威廉·斯梅利发表《助产学理论和实践或论述》，首次提出妇产科的科学进路；雷内-安东尼发现消化是一种化学过程
1753 年	詹姆斯·林德《论坏血病》问世
1754 年	第一位女医生从哈勒大学毕业
1756 年	菲利普·普法夫第一次描述假牙模型铸造
1759 年	卡斯帕·弗里德里希·沃尔夫证明特殊器官是从非特殊组织发展而来
1761 年	利奥波德·冯·奥恩布鲁格发明诊断胸部疾病的叩诊技术
1763 年	第一个美国医学协会在康涅狄格州的新伦敦成立
1765 年	约翰·摩根在费城的宾夕法尼亚大学建立美国第一所医学院
1766 年	阿尔布雷希特·冯·哈勒证明神经刺激控制肌肉活动
1768 年	**詹姆斯·库克描绘了去新西兰的航海路线并到澳大利亚东海岸探险（1771 年返回英国）**；罗伯特·怀特发表《脑水肿的观察》——首次描述儿童结核性脑膜炎
1771 年	约翰·亨特《人类牙齿的自然史》问世
1772 年	**詹姆斯·库克在南部海洋环行（至 1775 年）**；安东尼奥·斯卡帕发现耳迷路
1773 年	拉扎罗·斯巴兰扎尼发现唾液的消化作用
1774 年	约瑟夫·普利斯特利发现氧气；威廉·亨特发表《人类子宫的解剖》；弗朗茨·梅斯梅尔将催眠术作为一种治疗方法
1775 年	珀西瓦尔·波特提出环境因素能导致癌症

1776 年	《美国独立宣言》通过；亚当·斯密《国富论》问世；马修·多布森证明糖尿病患者的尿的甜味是由糖引起的；约翰·福瑟吉尔首次对三叉神经痛做了临床描述
1780 年	路易吉·伽伐尼进行肌电实验
1781 年	亨利·卡文迪许确定了水的成分
1784 年	德国诗人歌德发现人类上颌间骨
1785 年	威廉·威德林应用（从毛地黄中提取的）洋地黄来治疗水肿
1789 年	**乔治·华盛顿成为美国第一任总统；法国大革命开始；**安托万-洛朗·拉瓦锡《化学基本论述》问世
1793 年	黄热病在费城流行；马修·贝利在第一本病理解剖学英文文献中描述了各个器官的外观
1794 年	**拉瓦锡在断头台上被处斩**
1795 年	托马斯·贝多斯和汉弗莱·戴维用氧化亚氮或"笑气"做实验；吉尔伯特·布兰爵士在英国海军中强制使用石灰水
1796 年	爱德华·詹纳发明天花疫苗；C.W. 胡弗兰德《长寿，或延长生命的艺术》问世
1798 年	托马斯·马尔萨斯《人口原理》问世
1800 年	弗朗索瓦·比夏研究死亡后人体器官的变化；用氯来净化水；戴维制造了大量氧化亚氮并建议将其用作麻醉剂；本杰明·沃特豪斯是第一个应用天花疫苗的美国医生
1801 年	菲利普·皮内尔建议治疗精神病时采用更为人道的方法；托马斯·杨发现散光的原因

1804 年	**拿破仑·波拿巴加冕法国皇帝；海地建立黑人共和国**
1805 年	**特拉法加战争爆发**；弗雷德里克·塞尔特纳分离出吗啡
1807 年	**大英帝国境内废除奴隶贸易**
1809 年	第一次成功地切除卵巢（无麻醉）
1810 年	塞缪尔·哈内曼引入顺势疗法
1811 年	查尔斯·贝尔《大脑解剖新论》问世
1812 年	本杰明·拉什《医学询问和对精神疾病的观察》问世
1815 年	**滑铁卢之战；印度尼西亚坦博拉火山于 4 月大爆发，导致成千上万的人死亡，以及欧洲与北美洲遭遇两个寒冷的夏季**
1816 年	雷内·雷奈克发明听诊器
1817 年	第一次霍乱大流行开始；詹姆斯·帕金森《论震颤性麻痹》问世
1818 年	**玛丽·雪莱《弗兰肯斯坦》问世**
1821 年	查尔斯·贝尔描述面神经麻痹
1822 年	**利比里亚建成自由奴隶的殖民地**
1823 年	威廉·普劳特发现胃分泌物中的盐酸；《柳叶刀》杂志创刊
1824 年	亨利·希克曼用二氧化碳为动物做全身麻醉；第二次霍乱大流行开始；21 岁的尤斯图斯·冯·李比希被任命为吉森大学化学教授
1825 年	**第一条铁路建成（从斯托克顿至达灵顿）**；皮埃尔·布雷托诺施行第一例气管切开术
1826 年	皮埃尔·布雷托诺描述白喉的症状
1827 年	理查德·布莱特描述肾脏疾病

1828 年	弗里德里希·维勒合成尿素
1829 年	约翰·舍恩莱因描述血友病；威廉·布克与威廉·海尔的丑闻曝光，他们谋杀他人以提供解剖用的尸体
1830 年	查尔斯·贝尔对不同类型的神经进行了分类
1831 年	**查尔斯·达尔文登上英国皇家海军的小猎犬号军舰**；霍乱大流行从欧洲开始；美国化学家塞缪尔·格思里发现氯仿
1832 年	**英国改革法案获得通过**；皮埃尔·让·罗比凯分离出可待因；《沃伯顿解剖法》将在英国贩卖尸体以供解剖之用列为合法；托马斯·霍奇金描述淋巴结癌
1834 年	**英国颁布《新济贫法》**；用汞合金补牙；皮埃尔·路易斯出版《论临床教学》
1837 年	**维多利亚女王即位**
1838 年	英国颁布《注册法》（涵盖出生、死亡、婚姻登记）
1839 年	第三次霍乱大流行开始；西奥多·施旺把细胞定义为动物结构的基本单位
1840 年	**中英第一次鸦片战争爆发**；英国贵格派教徒伊丽莎白·弗莱在伦敦创立护理学院
1841 年	F. G. J. 亨勒发表显微解剖论文
1842 年	埃德温·查德威克出版《英国劳工卫生状况的报告》
1844 年	霍勒斯·威尔斯用氧化亚氮给自己施行无痛拔牙术
1845 年	**爱尔兰马铃薯首次歉收**
1846 年	**华盛顿特区建立史密森学会（1855 年开放）**；威廉·莫顿在麻省总医院用乙醚作为麻醉剂
1847 年	詹姆斯·杨·辛普森用氯仿缓解分娩时的疼痛；卡尔·路德维希发明波动曲线记录仪

1848 年	英国根据第一部公共卫生法案建立了卫生局，地方卫生官员由此产生；伊格纳兹·塞麦尔维斯在维也纳引入消毒方法
1849 年	在美国，伊丽莎白·布莱克威尔成为近代以来首位获得医生资格的女性；托马斯·艾迪生描述贫血
1851 年	赫尔曼·冯·赫尔姆霍兹引入检眼镜
1853 年	**戴维·利文斯通开始在非洲探险**；英国强制接种天花疫苗；约翰·斯诺在为维多利亚女王接生利奥波德王子时使用了氯仿
1854 年	**克里米亚战争爆发（1856 年结束）**；约翰·斯诺封停伦敦宽街的水井
1855 年	托马斯·艾迪生描述了肾上腺功能失常导致的激素缺乏症
1856 年	威廉·珀金制造出第一种合成染料——苯胺兰
1858 年	英国《医疗改革法案》设立医疗登记和医学总会；《格氏解剖学》第一版问世；鲁道夫·魏尔啸《细胞病理学》论证每个细胞都是来自另一个细胞
1859 年	**查尔斯·达尔文《物种起源》问世**
1860 年	南丁格尔护士学校在伦敦圣托马斯医院建立
1861 年	**美国内战爆发**；路易斯·巴斯德发现厌氧菌
1863 年	艾蒂安·朱尔·马雷发明血压计；第四次霍乱大流行开始
1864 年	国际红十字会成立
1865 年	**美国内战结束，奴隶制终结；格雷戈尔·孟德尔发表《植物杂交》**；约瑟夫·李斯特用苯酚作为外科手术消毒剂
1866 年	托马斯·奥尔伯特发明临床体温计

352

1867 年	**俄罗斯把阿拉斯加卖给美国；加拿大自治领建立；**第一届国际医学大会在巴黎举行
1869 年	**苏伊士运河开通；**雅克·勒韦丹描述皮肤移植；索菲亚·杰克斯-布莱克被爱丁堡大学录取，学习医学（但该大学于 1873 年撤销了决定）
1871 年	**达尔文《人类的由来》问世**
1873 年	威廉·奥斯勒撰写关于血小板的文章
1874 年	路易斯·巴斯德提出把器械放在沸水中消毒；索菲亚·杰克斯-布莱克开办伦敦女子医学院（即后来的皇家自由医院）
1875 年	英国通过《公共卫生法案》
1876 年	**亚历山大·格雷厄姆·贝尔为电话申请专利；**罗伯特·科赫鉴定炭疽杆菌；英国通过《反虐待动物法案》；发现胰腺和糖尿病的关系
1879 年	帕特里克·曼森发现蚊子传播丝虫病
1880 年	查尔斯·拉韦兰分离出致疟疾的血液寄生虫
1881 年	第五次霍乱大流行；助产士学会在伦敦建立；路易斯·巴斯德研制出炭疽疫苗
1882 年	**巽他海峡喀拉喀托火山爆发；**罗伯特·科赫分离出结核杆菌；采用胆囊切除术
1883 年	罗伯特·科赫发现霍乱弧菌
1884 年	埃黎耶·梅契尼科夫描述吞噬作用
1886 年	**南非威特沃特斯兰德发现金矿**
1889 年	**巴西摆脱葡萄牙的统治；**约翰斯·霍普金斯医院在巴尔的摩建立

1890 年	埃米尔·冯·贝林和北里柴三郎研制出预防破伤风和白喉的疫苗；威廉·霍尔斯特德推出外科手套
1893 年	让·沙尔科撰写催眠术应用方面的文章；丹尼尔·威廉斯在芝加哥施行第一例开心手术；约翰斯·霍普金斯大学医学院成立
1894 年	**尼古拉二世成为俄国最后一任沙皇**；查尔斯·谢林顿在英国第一次应用白喉抗毒素
1895 年	威廉·伦琴发现 X 射线；埃黎耶·梅契尼科夫接替路易斯·巴斯德，任巴黎巴斯德研究所所长
1896 年	安托万·贝克雷尔发现辐射；希皮奥内·里瓦-罗奇发明测量血压的仪器
1897 年	罗纳德·罗斯在疟蚊中发现疟疾寄生虫；哈夫洛克·埃利斯的七卷本著作《性心理学研究》第一卷出版
1898 年	帕特里克·曼森出版《热带疾病》；居里夫妇从沥青中提取镭
1899 年	**布尔战争爆发（1902 年结束）**；第六次霍乱大流行开始；伦敦卫生与热带医学院成立；开始使用阿司匹林
1900 年	西格蒙德·弗洛伊德《梦的解析》问世；卡尔·兰德斯坦纳确定了人的四种血型（A、O、B 和 AB 型）；美军黄热病委员会成立
1901 年	**维多利亚女王去世**；第一届诺贝尔奖颁发
1902 年	威廉·贝利斯和欧内斯特·斯塔林发现激素分泌素；英国通过《助产士注册法案》
1903 年	**莱特兄弟驾驶以汽油为动力的飞机飞行**；威廉·艾因特霍芬记录了最早的心电图

1904 年	洛克菲勒医学研究所在纽约成立
1905 年	乔治·华盛顿·克里进行第一次直接输血；J. B. 墨菲发明第一个人造髋关节
1906 年	弗雷德里克·高兰·霍普金斯开始进行一系列"辅助食物因子"（维生素）实验；查尔斯·谢林顿的神经学经典著作《神经系统的整合作用》问世
1907 年	约翰·斯科特·霍尔丹研究出一种能够使潜水员安全返回水面的方法
1908 年	首次合成氨苯磺胺
1909 年	**酚醛树脂被开发后，塑料的工业化生产开始；罗伯特·皮尔里和马修·亨森到达北极**；加罗德《先天性代谢缺陷》问世
1910 年	保罗·埃利希宣布发现了治疗梅毒的药物撒尔佛散——现代化学疗法的开端
1911 年	**罗尔德·阿蒙森到达南极**；英国通过《国家保险法》，在此基础上制订了第一个国家医疗保险计划；威廉·希尔发明第一台胃镜
1912 年	**"泰坦尼克号"在首航时沉没**；哈维·库欣《脑垂体及其疾病》问世；卡齐米尔·芬克发明"维生素"一词
1913 年	约翰·雅各布·阿贝尔发明第一个人工肾；英国成立医学研究委员会（1920 年起改为理事会）
1914 年	**第一次世界大战爆发；巴拿马运河开通**；亚历克西斯·卡雷尔成功地在狗身上施行第一例心脏手术；亨利·戴尔在麦角菌中发现神经递质——乙酰胆碱

1916 年	**阿尔伯特·爱因斯坦提出广义相对论**；沃尔特·加斯凯尔命名非自主神经系统；玛格丽特·桑格在纽约布鲁克林成立了第一家美国节育诊所；玛丽·斯托普斯《婚后之爱》出版
1917 年	卡尔·荣格《潜意识心理学》问世
1918 年	**第一次世界大战结束**；流感大流行开始
1919 年	**欧内斯特·卢瑟福提出原子结构模型；飞机第一次飞越大西洋**
1920 年	**国际联盟成立**；塔维斯托克诊所成立，这是英国第一家弗洛伊德精神分析思想的教学和部署中心
1921 年	玛丽·斯托普斯于伦敦开设她的第一家节育诊所；F. G. 班廷和 G. H. 贝斯特分离出胰岛素
1922 年	**苏联成立**
1923 年	**土耳其共和国成立——奥斯曼帝国灭亡**；阿尔伯特·卡尔梅特和卡米尔·介兰研制出对抗结核病的卡介苗
1926 年	美国生物化学家詹姆斯·B. 萨姆特通过结晶获得第一种酶（尿素酶）
1927 年	菲利普·德林克和路易斯·肖研制出"铁肺"
1928 年	亚历山大·弗莱明在霉菌中发现了青霉素；阿尔伯特·圣·乔奇分离出维生素 C
1929 年	**华尔街大崩溃**；亨利·戴尔和 H.W. 达德利证明神经冲动的化学传递；沃纳·福斯曼研发出心导管
1932 年	阿尔芒·奎克发明一种检测血液凝固能力的试验；格哈德·多马克发现第一种磺胺药物——百浪多息

1935 年	发展额叶切除术以治疗精神疾病；第一个血库在美国罗切斯特的梅奥诊所建立；汉斯·辛瑟尔《老鼠、虱子和历史》问世
1936 年	乌戈·塞莱蒂描述电休克疗法
1937 年	马克斯·泰勒研制出预防黄热病的疫苗；丹尼尔·博韦研制出第一种抗组胺药；查尔斯·多兹发现一种合成雌激素（己烯雌酚）
1938 年	《新西兰社会保障法》首创了国家医疗保障；约翰·威尔斯用不锈钢施行第一例全髋关节置换术
1939 年	**第二次世界大战爆发**
1940 年	霍华德·弗洛里和恩斯特·钱恩研发青霉素作为抗生素；卡尔·兰德斯坦纳发现血液中的 Rh 因子
1941 年	诺曼·格雷格将风疹（德国麻疹）与怀孕、儿童白内障及其他儿童畸变疾病联系起来
1942 年	威廉·贝弗里奇的报告为英国国民健康服务体系的建立铺平了道路
1943 年	威廉·科尔夫发明第一台肾脏透析机；塞尔曼·瓦克斯曼发现抗生素链霉素
1944 年	阿尔弗雷德·布莱洛克施行第一例蓝婴手术
1945 年	**第二次世界大战结束；冷战开始；**美国用氟化水来预防蛀牙
1946 年	**联合国大会第一次会议在纽约召开；**开始用链霉素治疗结核病的首批随机临床试验
1948 年	在联合国内部成立世界卫生组织；英国建立国民健康服务体系，美国成立国立卫生研究院；菲利普·亨奇发现可的松可用于治疗风湿性关节炎

1951 年	约翰·吉本研制出心肺机并在 1953 年的手术中成功使用
1952 年	道格拉斯·毕维斯发明羊水穿刺术；开心手术以人工瓣膜置换为开端
1953 年	E. A. 格雷厄姆和 E. L. 温德尔证明烟草中的焦油可使小鼠患癌；詹姆斯·沃森和弗朗西斯·克里克确定 DNA 的双螺旋结构
1954 年	首例肾脏移植取得成功；生产塑料隐形眼镜
1957 年	**签订《罗马条约》，欧洲经济共同体成立（1958）**；阿尔伯特·萨宾发明脊髓灰质炎活疫苗；克拉伦斯·李拉海设计了第一个紧凑型心脏起搏器
1958 年	伊恩·唐纳德用超声诊断胎儿疾病
1961 年	第七次霍乱大流行开始
1962 年	**古巴导弹危机**；首次用激光做眼科手术；停止使用沙利度胺
1963 年	美国允许使用麻疹疫苗；托马斯·斯塔泽尔首次进行肝脏移植；引入安定片
1964 年	**越南战争爆发**；英美引入家庭肾脏透析
1967 年	推出乳房 X 线照相术来探测乳房疾病；克里斯蒂安·巴纳德进行人类心脏移植术；勒内·法瓦洛罗发明冠状动脉搭桥术；马尔堡病毒被发现
1969 年	**尼尔·阿姆斯特朗登上月球**；首次在人体内试用人工心脏；帕特里克·斯特普托和罗伯特·爱德华宣告体外受精成功
1972 年	计算机化轴向断层显像（CAT）被商业化引入医学影像；医院题材电视剧《陆军野战医院》开播

356

1976 年	苏丹和扎伊尔地区流行埃博拉病毒病
1978 年	首个"试管婴儿"在英国出生
1979 年	宣布全球消灭天花
1980 年	研制出乙型肝炎实验性疫苗
1981 年	美国疾病控制中心首次发现艾滋病
1983 年	首次成功进行人类胚胎移植
1986 年	人类基因组计划建立；发现杜氏肌营养不良的基因
1991 年	**苏联解体**
1994 年	美洲被宣布为无脊髓灰质炎地区
1995 年	世界卫生组织颁发开发和分销曼纽尔·帕塔罗约疟疾疫苗的许可

人类主要疾病

疾病	病因	传播途径	
获得性免疫缺陷综合征（AIDS）	病毒（HIV-1 和 HIV-2）	性交 血制品 使用静脉药物 母婴垂直传播	357
阿米巴痢疾	阿米巴（溶组织内阿米巴）	摄入被污染的食物或水	
阿根廷出血热	病毒	啮齿类动物疾病 可能是通过直接接触或食用被啮齿类动物排出物污染的食物而感染人类	
蛔虫病	蛔虫（蛔虫属）	食用含有成熟卵的食物或饮用被人类粪便污染的水	
脚气病	维生素 B_1 缺乏	历史上主要影响以大米为主食的人	
玻利维亚出血热	病毒	啮齿类动物疾病，可能是通过污染食物、饮水和空气感染人类	358
布鲁氏菌病	细菌（布鲁氏菌）	与受感染动物接触	
卡里翁氏病	细菌（巴尔通体属）	吸血白蛉	
查加斯氏病（美国锥虫病）	原生动物（克氏锥虫）	潜伏于动物体内 耐受感染的虫子感染人类	

疾病	病因	传播途径
水痘	病毒	人传人
霍乱	细菌 （霍乱弧菌）	粪口传播 特别是通过污染的水
登革热	虫媒病毒	受感染的雌性伊蚊
白喉	芽孢杆菌 （白喉棒状杆菌）	人传人
麦地那龙线虫病 （几内亚虫感染）	线虫 （麦地那龙线虫）	摄入污染的水
埃博拉病毒病	病毒	未消毒的针头和注射器及其他未知途径
昏睡性脑炎 （睡眠病）	病毒	似乎伴随流感或在其后出现
麦角中毒	麦角菌 （麦角菌属）	食用被麦角菌污染的谷物或谷物制品
丹毒 （圣安东尼氏热）	细菌 （链球菌）	通过外科手术器械、伤口和接触被 传染的人传播
丝虫病 （包括象皮肿）	丝虫纲丝虫	受感染的蚊子
甲型和乙型肝 炎	病毒	甲型通过摄入污染的食物和水，乙 型通过受感染的血液
钩虫病 （无环胞菌病）	线虫蠕虫	通常是从污染的泥土渗入脚部皮肤 进入人体
流行性感冒 （流感）	病毒	人传人
拉沙热	病毒	啮齿类动物排出尿，然后人与人之 间传播
利什曼病	原生动物 （利什曼虫）	吸血沙蝇
麻风	芽孢杆菌 （麻风分枝杆菌）	人与人长期接触后
钩端螺旋体病 （威尔氏病）	螺旋藻细菌（钩端 螺旋体属）	接触受感染的动物，特别是它们的 尿液

359

疾病	病因	传播途径
疟疾	原生动物 （疟原虫）	被受感染的雌性蚊子，特别是按蚊叮咬
马尔堡病毒病	病毒	明显是通过受感染的猴子或人类的血液
麻疹 （风疹）	病毒	人传人
腮腺炎	病毒	人传人
盘尾丝虫病 （河盲病）	丝虫线虫 （盘尾丝虫属）	吸血苍蝇
糙皮病	缺乏烟酸 （维生素 B_3）	历史上主要是影响那些以玉米为主食的人
品他病	螺旋体属菌 （密螺旋体）	皮肤接触 被受感染的蚊子特别是按蚊叮咬
鼠疫	细菌 （鼠疫耶尔森菌）	被受感染宿主（通常是老鼠）身上的跳蚤叮咬
脊髓灰质炎 （小儿麻痹症）	病毒	粪口传播
蛋白质-能量缺乏性营养不良	通常是由低蛋白饮食引起	主要影响发展中国家儿童，因感染而加重
回归热	疏螺旋体系	虱子和蝉
裂谷热	病毒	吸血白蛉
落基山斑疹热	立克次体属	蝉
风疹 （德国麻疹）	病毒	人传人
猩红热	细菌 （链球菌）	人与人之间的密切接触
血吸虫病 （裂体吸虫病）	吸虫纲吸虫 （血吸虫）	污染的水通过皮肤渗透入人体
坏血病	缺乏抗坏血酸 （维生素 C）	影响那些饮食中缺乏新鲜水果和蔬菜的人，如海员

360

疾病	病因	传播途径
昏睡病 （非洲锥虫病）	原生动物 （布鲁氏锥虫）	被采采蝇叮咬
天花 （痘疮）	天花病毒	人传人
梅毒 （性病）	斯皮罗查特细菌 （密螺旋体属）	性交或母婴垂直传播
梅毒 （非性病）	（同上）	人（通常是孩子）通过黏液膜传给人
破伤风 （牙关紧闭症）	细菌 （梭状芽孢杆菌属）	通过伤口
沙眼	细菌 （沙眼衣原体）	通过手眼传播；通过与眼睛接触的苍蝇传播；母婴垂直传播
旋毛虫病	丝虫 （毛线虫属旋虫）	食用未煮熟的肉，通常是猪肉
肺结核	芽孢杆菌 （分枝杆菌）	人传人
土拉菌病 （兔瘟）	细菌 （弗朗西热菌属土拉菌	与受感染的动物接触
伤寒和副伤寒	细菌 （沙门氏菌属）	粪口传播
斑疹伤寒 （船热、监狱热）	立克次体 和螨	被跳蚤、虱子和螨虫叮咬
百日咳	细菌 （百日咳杆菌）	主要是空气传播
黄热病	病毒	被受感染的蚊子（特别是伊蚊）叮咬

361

注释

导　言

1 Lord Horder, 'Whither medicine', *British Medical Journal* vol. i (1949), pp. 557–560 (引用 p. 558).

2 Lewis Thomas, 'Biomedical science and human health-the long-range prospects'. 文章发表于纪念 Otto Westphal 博士的文集中 , Freiberg, 1 February 1978。

第二章　医学的兴起

1 引自 J. V. Kinnier Wilson and E. H. Reynolds, 'A Babylonian treatise on epilepsy, *Medical History* vol. 34 (1990), p. 192。

2 引自 H. E. Sigerist, *A History of Medicine I: Primitive and Archaic Medicine* (New York, Oxford University Press, 1951), p. 324。

3 Ibid., p. 334.

4 Margery Kempe, *The Book of Margery Kempe* (Penguin Books, 1985); 引自 R. Porter, *A Social History of Medicine* (London, Weidenfeld & Nicolson, 1987), p. 108。

第三章 疾病是什么?

1 引自 Timothy P. Weber, 'The Baptist tradition', in Ronald L. Numbers and D. W. Amundsen (eds), *Caring and Curing: Health and Medicine in the Western Religious Tradition* (New York, Macmillan, 1986), p. 291。

2 引自 Richard Palmer, 'The Church, leprosy and the plague in Medieval and Early Modern Europe', in W. J. Sheils (ed.), *The Church and Healing* (Oxford, Basil Blackwell, for the Ecclesiastical History Society, 1982), pp. 79–100 (引用 p. 97)。

3 W. H. S. Jones (transl.), 'The sacred disease', in *Hippocrates* (London, Heinemann, 1923), vol. 2, p. 141.

4 N. D. Jewson, 'The disappearance of the sick man from medical cosmology, 1770–1870', *Sociology* vol. 10 (1976), pp. 225–244.

5 Michaela Reid, *Ask Sir James* (London, Hodder & Stoughton, 1987), p. 201.

6 E. L. Griggs (ed.), *Collected Papers of Samuel Taylor Coleridge*, vol. 1 (Oxford, Clarendon Press, 1965), p. 256: Coleridge to Charles Lloyd, Sr., 14 November 1796.

7 Gustav Broun,'The amputation of the clitoris and labia minora: a contribution to the treatment of vaginismus'; transl. from the German by Jeffrey Moussaieff Masson in *A Dark Science: Women, Sexuality, and Psychiatry in the Nineteenth Century* (New York, The Noonday Press, 1988), pp. 128–138.

8 Thomas Beddoes, *Essay on the Causes, Early Signs, and Prevention of Pulmonary Consumption for the Use of Parents and Preceptors* (Bristol, 1799), p. 6.

9 引自 Susan Sontag, *Illness as Metaphor* (London, Allen Lane, 1979), p. 29。

10 引自 W. S. Lewis (ed.), *The Yale Edition of Horace Walpole's Correspondence*, 48 vols (New Haven, Yale University Press, 1937−1983), vol. 25, p. 402。

11 引自 R. W. Chapman (ed.), The Letters of Samuel Johnson, 3 vols (Oxford, Clarendon Press, 1952), letter 891, vol. 3, p. 81。

12 引自 J. W. Warter (ed.), *Southey's Common-Place Book* (London, Longman, 1831), p. 551。

13 'Bec's birthday', in Harold Williams (ed.), *The Poems of Jonathan Swift*, 3 vols (Oxford, Clarendon Press, 1937), vol. 2, p. 761.

14 Edward Shorter, *From Paralysis to Fatigue: A History of Psychosomatic Illness in the Modern Era* (New York, Free Press, 1992).

15 W. H. Helfand, 'James Morison and his pills', *Transactions of the British Society of the History of Pharmacy* vol. 1 (1974), pp. 101−135.

16 Charles E. Rosenberg and Janet Golden (eds.), *Framing Disease: Studies in Cultural History* (New Brunswick, NJ, Rutgers University Press, 1992).

第四章　初级保健

1 [George] Bernard Shaw, Preface (1911) to *The Doctor's Dilemma: A Tragedy* (Harmondsworth, Penguin, 1946), p. 76.

2 William Buchan, *Domestic Medicine: Or, A Treatise on the Prevention and Cure of Disease*, 10th edn (London, 1788; first published 1769), pp. 162−163.

3 Adolf Kussmaul, *Jugenderinnerungen* (Stuttgart, 1922), pp. 222−223.

4 W. Brockbank and F. Kenworthy (eds.), *The Diary of Richard Kay, 1716−1751, of Baldingstone, near Bury: A Lancashire Doctor* (Manchester, Chetham Society, 1968), pp. 162−164.

5 Arthur E. Hertzler, *The Horse and Buggy Doctor* (New York, 1938), p. 117.

6 James B. Herrick, *Memoirs of Eighty Years* (Chicago, University of Chicago Press, 1949), pp. 100–101.

7 Edward Sutleffe, *Medical and Surgical Cases: Selected During a Practice of Thirty-eight Years* (London, 1824), pp. 409–410.

8 Benjamin Rush, 'Observations and reasoning in medicine' (1791), in Dagobert D. Runes (ed.), *The Selected Writings of Benjamin Rush* (New York, Philosophical Library, 1947), p. 249.

9 William Douglass, *A Summary, Historical and Political, of the ... Present State of the British Settlements in North America*, 2 vols (Boston, 1755), vol. 2, pp. 351–352.

10 *The Spectator in Four Volumes* (London, Dent, 1945), vol. 1 (24 March 1711), pp. 64–65.

11 D[aniel] W. Cathell, *The Physician Himself and What He Should Add to the Strictly Scientific* (Baltimore, 1882), p. 139.

12 Q. J. C. Yeatman, 引自 I. S. L. Loudon, 'The origin of the general practitioner', *Journal of the Royal College of General Practitioners* vol. 33 (1933), pp. 13–18。

13 Karl Stern, *The Pillar of Fire* (New York, Harcourt, 1951), pp. 102–103.

14 Hertzler, *Horse and Buggy Doctor* (1938), op. cit. (note 5), pp. 101–110.

15 D[aniel] W. Cathell, *Book on the Physician Himself from Graduation to Old Age*, Crowning edn (Philadelphia, 1924), p. 132.

16 Hertzler, *Horse and Buggy Doctor* (1938), op. cit. (note 5), p. 9.

17 William Victor Johnston, *Before the Age of Miracles: Memoirs of a Country Doctor* (Toronto, Fitzhenry and Whiteside, 1972), p. 58.

18 引自 Walter Rivington, *The Medical Profession* (London, 1879), pp. 338–339。

19 Anon, 'St Bartholomew's Hospital: Casualty Department', *The Lancet* vol. i (11 January 1879), pp. 59–60 (引用 p. 60).

20 Joseph McDowell Mathews, *How to Succeed in the Practice of Medicine*

(Philadelphia, 1905), p. 133.

21 George T. Welch, 'Therapeutical superstition', *Medical Record* vol. 44 (8 July 1893), pp. 33–38 (引用 p. 35).

22 A. Conan Doyle, *The Stark Munro Letters* (London, 1895), p. 208.

23 Robert I. Lee and Lewis Webster Jones, *The Fundamentals of Good Medical Care* (Chicago, 1922, Publications of the Committee on the Costs of Medical Care, no. 22), p. 244.

24 James Mackenzie, *The Future of Medicine* (London, 1919), p. 171.

25 引自 Erna Lesky, *Die Wiener Medizinische Schule im 19. Jahrhundert* (Graz: Böhlau, 1978), pp. 146–147。

26 Bernhard Naunyn, *Erinnerungen, Gedanken und Meinungen* (Munich, 1925), p. 516.

27 Jacob Bigelow, 'On the medical profession and quackery' (1844), in *Bigelow, Modern Inquiries: Classical, Professional, and Miscellaneous* (Boston, 1867), pp. 199–215 (引用 p. 214).

28 Oliver Wendell Holmes, 'Currents and countercurrents in medical science' (1860), in Holmes, *Medical Essays, 1842–1882* (Boston, 1911), pp. 173–208 (引用 pp. 184, 203–204).

29 William Osler, *The Principles and Practice of Medicine* (New York, 1892), p. 75.

30 Hertzler, *Horse and Buggy Doctor* (1938), op. cit. (note 5), pp. 99–100.

31 Max Neuburger, *Hermann Nothnagel: Leben und Wirken eines deutschen Klinikers* (Vienna, 1922), pp. 146, 159, 162, 406, n. 20.

32 [Autobiography] *Barney Sachs, 1854–1944* (New York: privately printed, 1949), p. 48.

33 引自 C[larence] B. Farrar, 'The four doctors', in *Proceedings of the Seventh Annual Psychiatric Institute*, September 16, 1959 (Princeton, New Jersey, 1959), pp. 105–116 (引用 p. 110)。

34 C.B.F. [Clarence B. Farrar], 'I remember Osler, Psychotherapist', *American Journal of Psychiatry* vol. 121 (1965), pp. 761–762 (引　用 p. 762).

35 Lewellys F. Barker, *Time and the Physician* (New York, 1942), p. 270.

36 G[eorge] Canby Robinson, *The Patient as a Person: A Study of the Social Aspects of Illness* (New York, 1939), pp. 9–10, 410–414.

37 Francis Weld Peabody, *The Care of the Patient* (Cambridge, 1927), p. 34.

38 William R. Houston, *The Art of Treatment* (New York, 1936), pp. 72, 74.

39 Cathell, *Book on the Physician Himself* (1924), op. cit. (note 19), pp. 63–64.

40 Guy de Maupassant, *Mont-Oriol* (Paris, Gallimard, 1976; first publ. 1887), p. 238.

41 Joseph S. Collings, 'General practice in England today: a reconnaissance', *The Lancet* vol. I (25 March 1950), pp. 555–585 (引用 p. 577).

42 Rivington, *The Medical Profession* (1879), op. cit. (note 23), p. 54.

43 Wilmot Herringham, 'The consultant', *British Medical Journal* vol. 2 (10 July 1920), pp. 36–38 (引用 p. 36).

44 John Brotherston, 'Evolution of medical practice', in Gordon McLachlan and Thomas McKeown (eds.), *Medical History and Medical Care* (London, Oxford University Press, 1971), pp. 87–125 (引用 p. 108).

45 Cathell, *Book on the Physician Himself* (1924), op. cit. (note 19), p. 33.

46 Naunyn, *Erinnerungen* (1925), op. cit. (note 38), pp. 164–165.

47 Ralph W. Tuttle, 'The other side of country practice', *New England Journal of Medicine* vol. 199 (1 November 1928), pp. 874–877 (引用 p. 876).

48 W. Stanley Sykes, *A Manual of General Medical Practice* (London, 1927), pp. 54–55.

49 Keith Hodgkin, *Towards Earlier Diagnosis in Primary Care* (1963), 4th

edn (Edinburgh, Churchill Livingstone, 1978), p. ix.

50 J. M. Last, 'The iceberg: "Completing the clinical picture" in general practice', *The Lancet* vol. ii (6 July 1963), pp. 28–31 (引用 p. 30).

51 Sykes, *A Manual of General Medical Practice* (1927), op. cit. (note 61), p. 2.

52 John H. Budd, 'Art vs. science in medicine: a look at public perception of physicians', *Postgraduate Medicine*, vol. 69 (1981), pp. 13–19 (引用 p. 15).

53 Herrick, *Memoirs of Eighty Years* (1949), op. cit. (note 9), p. 103. 赫里克当时在场，还有一位不知名的家庭医生。

第五章　医学科学

1 Friedrich Hoffmann, *Fundamenta Medicinae*, transl. and introduced by Lester S. King (London, MacDonald, 1971; first published 1695), p. 5.

2 引自 A. C. Corcoran, *A Mirror up to Medicine* (Philadelphia, J. B. Lippincott, 1961), p. 60。

3 引自 W. F. Bynum, *Science and the Practice of Medicine in the Nineteenth Century* (New York, Cambridge University Press, 1994), p. 98。

4 引自 Corcoran, *A Mirror up to Medicine* (1961), op. cit. (note 4), p. 261。

5 Thomas Lewis, 'The Huxley Lecture on clinical science within the university', *British Medical Journal* vol. 1 (1935), pp. 631–636.

第六章　医院与外科

1 Jerome, *The Principal Works of Jerome*, transl. by the Hon. W. H. Freemantle (Oxford, James Parker; New York, The Christian Literature Co., 1893), p. 190.

2 引自 W. B. Howie, 'Medical education in eighteenth-century hospitals', *Scottish Society for the History of Medicine, Report Proceedings* (1969–1970), pp. 27–46 (引用 pp. 41–42)。

3 引自 Toby Gelfand, ' "Invite the philosopher, as well as the charitable"; hospital teaching as private enterprise in Hunterian London', in W. F. Bynum and R. Porter (eds.), *William Hunter and the Eighteenth-Century Medical World* (Cambridge, Cambridge University Press, 1985), pp. 129–152 (引用 p. 146)。

4 引自 R. Porter, *Doctor of Society: Thomas Beddoes and the Sick Trade in Late Enlightenment England* (London, Routledge, 1991), p. 77.

5 J. Hemlow (ed.), *The Journals and Letters of Fanny Burney (Madame D'Arblay)*, 12 vols (Oxford, Clarendon Press, 1972–1984), vol. 6, p. 598f.

第七章　药物治疗与药物学的兴起

1 E. Stone, 'An account of the success of the bark of the willow in the cure of Agues', *Philosophical Transactions of the Royal Society* vol. 53 (1763), pp. 195–200.

2 Anonymous, 'Yo-Ho-Ho. Pulv. Ipecac. Co. (Dover's Powder)', in *Round the Fountain* (London, St Bartholomew's Hospital Medical Journal, 1923).

3 Sir William Osler, 'Teaching and thinking'; address given at McGill Medical School in 1894, reprinted in *Aequanimatas*, 3rd edn (London, H. K. Lewis, 1941), pp. 119–129 (引用 p. 121).

4 *The Lancet* vol. i (1853), p. 453.

5 引自 H. H. Dale, in 'Acetylcholine as a chemical transmitter of the effects of nerve impulses', *Journal of the Mount Sinai Hospital* vol. 4 (1937–1938), pp. 401–429。

6 James Lind, Preface to *A Treatise on the Scurvy* (London, 1753).

第八章　精神疾病

1　Aretaeus the Cappadocian, *The Extant Works*, ed. and transl. by Francis Adams (London, The Sydenham Society, 1856).

2　William Pargeter, *Observations on Maniacal Disorders* (Reading, for the author, 1792), p. 31.

3　John Locke, *An Essay Concerning Human Understanding*, ed. by P. H. Nidditch (Oxford, Clarendon Press, 1975), pp. 160‒161.

4　C. Dickens and W. H. Wills, *A Curious Dance Around a Curious Tree* (1852); reprinted in Charles Dickens' *Uncollected Writings from Household Words* (Bloomington, Indiana University Press, 1968), vol. 2, pp. 281‒291.

5　Jimmie Laing and Dermot McQuarrie, *Fifty Years in the System* (Edinburgh, Mainstream, 1989), p. 89.

6　Thomas S. Szasz, *The Myth of Mental Illness: Foundations of a Theory of Personal Conduct*, rev. edn (New York, Harper and Row, 1974), p. 1.

第九章　医学、社会与政府

1　George Eliot, *Middlemarch: A Study of Provincial Life* (London, Dent in Everyman's Library; first published 1871‒1872), pp. 149‒150.

2　W. Rivington, *The Medical Profession* (Dublin and London, 1879), pp. 135‒136.

第十章　展望未来（1996年）

1　Frank Macfarlane Burnet, Genes, *Dreams and Realities* (Aylesbury,

Medical & Technical Publishing, 1971).

2 Maurice King, 'Health is a sustainable state', *The Lancet* vol. 336, pp. 664–667 (1990).

3 Ian Kennedy, *The Unmasking of Medicine* (London: Allen & Unwin, 1981), p. 26.

4 Julius Comroe and Robert Dripps, 'Scientific basis for the support of biomedical science', *Science* vol. 192, pp. 105–111 (1976).

延伸阅读

一般性参考书目

Ackerknecht, E. H., *A Short History of Medicine* (Baltimore, Johns Hopkins University Press, 1968). 可能是最好的简史。

Ackerknecht, E. H., *Therapeutics from the Primitives to the Twentieth Century* (New York, Hafner, 1973).

Brieger, Gert H., 'History of medicine', in Paul T. Durbin (ed.), *A Guide to the Culture of Science, Technology and Medicine* (New York, Free Press, 1980), pp. 121–196.

Bynum, W. F., 'Health, disease and medical care', in G. S. Rousseau and R. Porter (eds.), *The Ferment of Knowledge* (Cambridge, Cambridge University Press, 1980), pp. 211–254.

Bynum, W. F., and Porter, Roy (eds.), *Companion Encyclopedia of the History of Medicine*, 2 vols (London, Routledge, 1993). 最新的参考书。

Castiglioni, Arturo, *A History of Medicine*, transl. and edited by E. B. Krumbhaar (New York, Alfred A. Knopf, 1941).

Clarke, Edwin, *Modern Methods in the History of Medicine* (London, Athlone Press, 1971).

Conrad, Lawrence *et al., The Western Medical Tradition: 800 BC to AD 1800* (Cambridge, Cambridge University Press, 1995).

Garrison, Fielding H., *An Introduction to the History of Medicine* (Philadelphia, Saunders, 1960; first published 1917).

Howells, John G., and Osborn, M. Livia, *A Reference Companion to the History of Abnormal Psychology*, 2 vols (London, Greenwood Press, 1984).

Illich, I., *Limits to Medicine: The Expropriation of Health* (London, Marion Boyars, 1976; paperback edition, Penguin, 1977).

Jordanova, L. J. 'The social sciences and history of science and medicine', in P. Corsi and P. Weindling (eds.), *Information Sources in the History of Science and Medicine* (London, Butterworth Scientific, 1983), pp. 81–98.

Kiple, Kenneth F. (ed.) *The Cambridge World History of Human Diseases* (Cambridge, Cambridge University Press, 1993).

Magner, Lois N., *A History of Medicine* (New York, Marcel Dekker, 1992).

McGrew, Roderick E., *Encyclopedia of Medical History* (New York, McGraw-Hill, 1985). 非常有用的参考书。

McKeown, T., *The Role of Medicine: Dream, Mirage or Nemesis?* (London, Nuffield Provincial Hospitals Trust, 1976; Princeton, Princeton University Press, 1979; Oxford, Blackwell, 1979).

Morton, L. T., *A Medical Bibliography (Garrison and Morton): An Annotated Checklist of Texts Illustrating the History of Medicine*, 4th edn (Aldershot, Hants, Gower, 1983).

Neuburger, Max, *History of Medicine*, transl. by Ernest Playfair, 2 vols (London, H. Frowde, 1910–1925).

Olby, R. C., Cantor, G. N., Christie, J. R. R., and Hodge, M. J. S. (eds.), *Companion to the History of Modern Science* (London, Routledge, 1989).

Payer, Lynn, *Disease-Mongers: How Doctors, Drug Companies, and Insurers are Making You Feel Sick* (New York, Wiley, 1992).

Pelling, Margaret, 'Medicine since 1500', in P. Corsi and Paul Weindling (eds.), *Information Sources in the History of Science and Medicine* (London, Butterworth Scientific, 1983), pp. 379–407.

Shryock, Richard H., *The Development of Modern Medicine: An Interpretation of the Social and Scientific Factors*, 2nd edn (New York, Alfred A. Knopf, 1947; reprinted Madison, University of Wisconsin Press, 1980). 一部年代久远但很有价值的作品。

Sigerist, Henry E., *Civilization and Disease* (Ithaca, Cornell University Press, 1943; reprinted Chicago, University of Chicago Press, 1962).

Sigerist, Henry E., *A History of Medicine I: Primitive and Archaic Medicine* (New York, Oxford University Press, 1951).

Sigerist, Henry E., *A History of Medicine II: Early Greek, Hindu and Persian Medicine* (New York, Oxford University Press, 1961).

Singer, Charles, and Underwood, E. Ashworth, *A Short History of Medicine* (Oxford, Clarendon Press, 1928; 2nd edn, New York, Oxford University Press, 1962).

Sournia, Jean-Charles, *The Illustrated History of Medicine* (London, Harold Starke, 1992). 插图精美。

Temkin, O., *The Double Face of Janus and Other Essays in the History of Medicine* (Baltimore, Johns Hopkins University Press, 1977).

Walton, John, Beeson, Paul B., and Bodley Scott, Ronald (eds.), *The Oxford Companion to Medicine*, 2 vols (Oxford, Oxford University Press, 1986).

Webster, Charles, 'The historiography of medicine', in P. Corsi and P. Weindling (eds.), *Information Sources in the History of Science and Medicine* (London, Butterworth Scientific, 1983), pp. 29–43.

有两个正在进行的出版项目在全面收录目前关于医学史的研究：*Bibliography of the History of Medicine*, no. 1– (Bethesda, National Library of

Medicine, 1965– ），每年出版一部，收录五年大事；以及 *Current Work in the History of Medicine. An International Bibliography* (Wellcome Institute for the History of Medicine, London, 1954– ）。 *Current Work* 的合集，以及 1900—1977 年的大部分二次文献，收录于 Wellcome Institute for the History of Medicine's, *Subject Catalogue of the History of Medicine*, 18 vols (subject section, 9 vols; biographical section, 5 vols; topographical section, 4 vols) (Munich, Krays International, 1980)。1977 年以来的资料收录于 Wellcome Library 的卡片档案和电脑中。

第一章　疾病史

Ackerknecht, Erwin H., *History and Geography of the Most Important Diseases* (New York, Hafner, 1965).

Akroyd, W. R., *Conquest of Deficiency Diseases* (Geneva, World Health Organization, 1970).

Anderson, Roy M., and May, Robert M., *Infectious Diseases of Humans: Dynamics and Control* (Oxford, Oxford University Press, 1991).

Ashburn, P. M., *The Ranks of Death: A Medical History of Conquest of America* (New York, Coward-McCann, 1947).

Burnet, Sir Macfarlane, *Natural History of Infectious Disease*, 3rd edn (Cambridge, Cambridge University Press, 1962).

Cartwright, Frederick F., *Disease and History* (New York, Thomas Y. Crowell, 1972).

Cohen, Mark Nathan, *The Food Crisis in Prehistory: Overpopulation and the Origins of Agriculture* (New Haven and London, Yale University Press, 1977).

Crosby, Alfred W., *Ecological Imperialism: The Biological Expansion of*

Europe, 900–1900 (Cambridge and New York, Cambridge University Press, 1986).

Crosby, Alfred W., *The Columbian Exchange: Biological and Cultural Consequences of 1492* (Westport, CT, Greenwood Press, 1972).

Dobyns, Henery F., *Their Numbers Become Thinned* (Knoxville, University of Tennessee Press, 1983).

Dubos, René, and Dubos, Jean, *The White Plague: Tuberculosis, Man, and Society* (Boston, Little Brown, 1952).

Fiennes, Richard, *Zoonoses of Primates: The Epidemiology and Ecology of Simian Diseases in Relation to Man* (Ithaca, Cornell University Press, 1979).

Harrison, Gordon A., *Mosquitoes, Malaria, and Man* (New York, Dutton, 1978).

Henschen, Folke, *The History and Geography of Diseases*, transl. by Joan Tate (New York, Delacorte Press, 1962).

Hoeppli, Reinhard, *Parasitic Diseases in Africa and the Western Hemisphere: Early Documentation and Transmission by the Slave Trade* (Basel, Verlag für Recht und Gesellschaft, 1969).

Hopkins, Donald R., *Princes and Peasants: Smallpox in History* (Chicago, University of Chicago Press, 1983).

Kiple, Kenneth F., *The Caribbean Slave: A Biological History* (Cambridge, Cambridge University Press, 1984).

Kiple, Kenneth F. (ed.), *The Cambridge World History of Human Diseases* (Cambridge, Cambridge University Press, 1993).

Livingstone, Frank B., *Abnormal Hemoglobins in Human Populations* (Chicago, Aldine, 1967).

McGrew, Roderick E., *Encyclopedia of Medical History* (New York, McGraw-Hill, 1985).

McKeown, Thomas, *The Origins of Human Disease* (Oxford and New York,

Basil Blackwell, 1988).

McKeown, Thomas, *The Modern Rise of Population* (London, Edward Arnold, 1976).

McNeill, William H., *Plagues and Peoples* (Garden City, NY, Anchor Press/Doubleday, 1976).

Ramenofsky, Ann, *Vectors of Death: The Archaeology of European Contact* (Albuquerque, University of New Mexico Press, 1987).

Roe, Daphne A., *A Plague of Corn: The Social History of Pellagra* (Ithaca, Cornell University Press, 1973).

Scrimshaw, Nevin S., Taylor, Carl E., and Gordon, Jack E., *Interactions of Nutrition and Infection* (Geneva, World Health Organization, 1968).

Stannard, David E., *Before the Horror: The Population of Hawaii on the Eve of Western Contact* (Honolulu, University of Hawaii Press, 1989).

Wrigley, Anthony, and Scofield, Roger S., *The Population History of England, 1541–1871* (Cambridge, MA, Harvard University Press, 1981).

Zinsser, Hans, *Rats, Lice, and History*, 4th edn (London, Routledge, 1942).

第二章　医学的兴起

Cohn, S. K., *The Black Death Transformed* (London, Arnold, 2002).

Edelstein, L., *Ancient Medicine* (Baltimore, Johns Hopkins University Press, 1987).

Estes, J. Worth, *The Medical Skills of Ancient Egypt* (Canton, MA, Science History Publications, 1989).

Jackson, R., *Doctors and Diseases in the Roman Empire* (London, British Museum Publications, 1988).

Jones, Peter Murray, *Medieval Medical Miniatures* (London, British Library, 1984).

Lloyd, G. E. R., *In the Grip of Disease: Studies in the Greek Imagination* (Oxford, Oxford University Press, 2003).

Lloyd, G. E. R., *The Revolutions of Wisdom* (Berkeley, University of California Press, 1987).

Longrigg, J. N., *Greek Rational Medicine* (London, Routledge, 1993).

Nunn, J. F., *Ancient Egyptian Medicine* (London, British Museum Publication, 1996).

Nutton, V., *Ancient Medicine* (London, Routledge, 2004).

Nutton, V., *From Democedes to Harvey* (London, Variorum, 1988).

Rawcliffe, C., *Medicine and Society in Later Medieval England* (Stroud, Alan Sutton, 1994).

Siraisi, N. G., *Medieval and Early Renaissance Medicine* (Chicago, University of Chicago Press, 1990).

Temkin, O., *Hippocrates in a World of Pagans and Christians* (Baltimore, Johns Hopkins University Press, 1991).

Ullmann, Manfred, *Islamic Medicine* (Edinburgh University Press, 1978).

第三章　疾病是什么？

Balint, M., *The Doctor, His Patient, and the Illness* (London, Pitman, 1957).

Black, Nick, *et al.* (eds.), *Health and Disease: A Reader* (Milton Keynes, Open University Press, 1984).

Bynum, W. F., and Porter, Roy (eds.), *Companion Encyclopedia of the History of Medicine*, 2 vols (London, Routledge, 1993).

Caplan, A. L., Engelhardt, H. T., and MacCartney, J. J. (eds.), *Concepts of Health and Disease* (Reading, MA, Addison-Wesley, 1981).

Currer, Caroline, and Stacey, Meg, *Concepts of Health, Illness and Disease: A Comparative Perspective* (Leamington Spa, Berg, 1986).

Douglas, Mary, *Purity and Danger: An Analysis of Concepts of Pollution and Taboo* (Harmondsworth, Penguin, 1966).

Dubos, René, *The Mirage of Health* (New York, Harper, 1959).

Engelhardt, H. Tristram Jr, 'The concepts of health and disease', in Tristram Engelhardt and Stuart F. Spicker (eds.), *Evaluation and Explanation in the Biomedical Sciences* (Dordrecht, Reidel, 1975), pp. 125–141.

Fee, Elizabeth, and Fox, Daniel M. (eds.), *AIDS, The Burdens of History* (Berkeley, Los Angeles, and London, University of California Press, 1988).

Fee, Elizabeth, and Fox, Daniel M. (eds.), *AIDS: The Making of a Chronic Disease* (Berkeley, Los Angeles, and London, University of California Press, 1992).

Flew, Anthony, *Crime or Disease?* (London, Macmillan, 1973).

Foucault, M., *Naissance de la Clinique: Une Archéologie du Regard Médical* (Paris, Presses Universitaires de France, 1963); transl. by A. M. Sheridan Smith as *The Birth of the Clinic* (London, Tavistock, 1973).

Gilman, Sander L., *Seeing the Insane* (New York, Brunner, Mazel, 1982).

Gilman, Sander, *Disease and Representation: From Madness to AIDS* (Ithaca, Cornell University Press, 1988).

Gilman, Sander L., *Difference and Pathology* (Ithaca, Cornell University Press, 1985).

Helman, C., *Culture, Health and Illness* (Bristol, Wright, 1984).

Illich, I., *Limits to Medicine: The Expropriation of Health* (London, Marion Boyars, 1976; paperback edition, Harmondsworth, Penguin, 1977).

Keele, K., *Anatomies of Pain* (Oxford, Blackwell Scientific Publications, 1957).

King, Lester S., *The Philosophy of Medicine: The Early Eighteenth Century* (Cambridge, MA, Harvard University Press, 1978).

King, Lester S., *The Growth of Medical Thought* (Chicago, University of Chicago Press, 1963).

Kleinman, A., *Social Origins of Distress and Disease: Depression, Neurasthenia, and Pain in Modern China* (New Haven, Yale University Press, 1986).

Parsons, Talcott, *The Social System* (Glencoe, IL, Free Press, 1951).

Riese, Walther, *The Conception of Disease, Its History, Its Versions and Its Nature* (New York, Philosophical Library, 1953).

Risse, G., 'Health and disease: history of the concepts', in W. T. Reich (ed.), *Encyclopedia of Bioethics*, vol. 2 (New York, Free Press, 1978), pp. 579–585.

Rosenberg, Charles E., and Golden, Janet (eds.), *Framing Disease: Studies in Cultural History* (New Brunswick, Rutgers University Press, 1992).

Sacks, Oliver, *A Leg to Stand On* (London, Duckworth, 1984).

Sontag, S., *AIDS as Metaphor* (Harmondsworth, Allen Lane, 1989).

Taylor, F. Kräupl, *The Concepts of Illness, Disease and Morbus* (Cambridge, Cambridge University Press, 1979).

Turner, Bryan S., *Medical Power and Social Knowledge* (London and Beverly Hills, Sage Publications, 1987).

Watts, Geoff, *Pleasing the Patient* (London, Faber, 1992).

第四章　初级保健

Beeson, Paul B., and Maulitz, Russell C., 'The inner history of internal Medicine', in C. Maulitz and Diana E. Long (eds.), *Grand Rounds: One Hundred Years of Internal Medicine* (Philadelphia, University of Pennsylvania Press, 1988), pp. 15–54.

Bliss, Michael, *The Discovery of Insulin* (Toronto, McClelland and Stewart, 1982).

Brotherston, John, 'Evolution of Medical Practice', in Gordon McLachlan and Thomas McKeown (eds.), *Medical History and Medical Care* (London, Oxford University Press, 1971), pp. 84–125.

Cartwright, Ann, and Anderson, Robert, *General Practice Revisited: A Second Study of Patients and Their Doctors* (London, Tavistock, 1981).

Foster, W. D., *A Short History of Clinical Pathology* (Edinburgh, Livingstone, 1961).

Hodgkin, Keith, *Towards Earlier Diagnosis in Primary Care*, 4th edn (Edinburgh, Churchill Livingstone, 1978; first published 1963).

Johnston, William Victor, *Before the Age of Miracles: Memoirs of a Country Doctor* (Toronto, Fitzhenry and Whiteside, 1972).

King, Lester S., *The Medical World of the Eighteenth Century* (Chicago, University of Chicago Press, 1958).

Koos, Earl Lomon, *The Health of Regionville: What the People Thought and Did about It* (New York, Columbia University Press, 1954).

London, I. S. L., *Medical Care and the General Practitioner, 1750–1850* (Oxford, Clarendon Press, 1986).

Parssinen, Terry M., *Secret Passions, Secret Remedies: Narcotic Drugs in British Society, 1820–1930* (Philadelphia, Institute for the Study of Human Issues, 1983).

Peterson, M. Jeanne, *The Medical Profession in Mid-Victorian London* (Berkeley, University of California Press, 1978).

Porter, Roy (ed.), *Patients and Practitioners: Lay Perceptions of Medicine in Pre-industrial Society* (Cambridge, Cambridge University Press, 1985).

Reiser, Stanley Joel, *Medicine and the Reign of Technology* (Cambridge, Cambridge University Press, 1978).

Rosenberg, Charles, 'The practice of medicine in New York a century ago', *Bulletin of the History of Medicine*, vol. 41 (1967), pp. 223–253.

Rothstein, William G., *American Physicians in the Nineteenth Century: From Sects to Science* (Baltimore, Johns Hopkins University Press, 1972).

Shorter, Edward, *Bedside Manners: The Troubled History of Doctors and Patients* (New York, Simon and Schuster, 1985); republished with a new preface as *Doctors and Their Patients: A Social History* (New Brunswick, NJ, Transaction Publishers, 1991).

Shorter, Edward, *From Paralysis to Fatigue: A History of Psychosomatic Illness in the Modern Era* (New York, Free Press, 1992).

Sneader, Walter, *Drug Discovery: The Evolution of Modern Medicines* (Chichester, Wiley, 1985).

Starr, Paul, *The Social Transformation of American Medicine* (New York, Basic Books, 1982).

Stevens, Rosemary, *Medical Practice in Modern England: The Impact of Specialization and State Medicine* (New Haven, Yale University Press, 1966).

Stevens, Rosemary, *American Medicine and the Public Interest* (New Haven, Yale University Press, 1971).

Taylor, Stephen, *Good General Practice* (London, Oxford University Press, 1954).

Warner, John Harley, *The Therapeutic Perspective: Medical Practice, Knowledge, and Identity in America, 1820–1885* (Cambridge, MA, Harvard University Press, 1986).

第五章　医学科学

Booth, Christopher, *Doctors in Science and Society: Essays of a Clinical Scientist* (London, British Medical Journal, 1987).

Brock, Thomas D., *Robert Koch: A Life in Medicine and Bacteriology*

(Madison, WI, Science Tech Publishers, 1988).

Bulloch, William, *The History of Bacteriology: University of London. Heath Clark Lectures, 1936* (London, Oxford University Press, 1938); reprinted in 1960 (New York, Dover, 1979).

Bynum, W. F., *Science and the Practice of Medicine in the Nineteenth Century* (Cambridge, Cambridge University Press, 1994).

Bynum, W. F., and Porter, Roy (eds.), *Companion Encyclopedia of the History of Medicine* (London, Routledge, 1993). 各章内容对医学科学的各个维度做出了最及时的简洁总结。

Coleman, William, and Holmes, Frederic L. (eds.), *The Investigative Enterprise: Experimental Physiology in Nineteenth-Century Medicine* (Berkeley, Los Angeles, and London, University of California Press, 1988).

Cunningham, George J., *The History of British Pathology* (Bristol, White Tree Books, 1992).

Foster, W. D., *A Short History of Clinical Pathology* (Edinburgh, Livingstone, 1961).

Foster, W. D., *A History of Medical Bacteriology and Immunology* (London, Heinemann, 1970).

Frank, Robert G., *Harvey and the Oxford Physiologists: Scientific Ideas and Social Interaction* (Berkeley, University of California Press, 1980).

Fye, W. Bruce, *The Development of American Physiology: Scientific Medicine in the Nineteenth Century* (Baltimore, Johns Hopkins University Press, 1987).

Goodfield, June G., *The Growth of Scientific Physiology* (London, Hutchinson, 1960).

Hall, Thomas S., *Ideas of Life and Matter: Studies in the History of General Physiology 600 B.C. to 1900 A.D.*, 2 vols (Chicago, University of

Chicago Press, 1969).

Harvey, William, *An Anatomical Disputation Concerning the Movement of the Heart and Blood in Living Creatures*, transl. by G. Whitteridge (Oxford, Blackwell Scientific, 1976).

Long, E. R., *A History of Pathology* (New York, Dover Publications, 1965).

Maulitz, Russell C., *Morbid Appearances: The Anatomy of Pathology in the Early Nineteenth Century* (Cambridge and New York, Cambridge University Press, 1987).

Roberts, K. B., *The Fabric of the Body: European Traditions of Anatomical Illustration* (Oxford and New York, Clarendon Press, 1992).

Rothschuh, Karl E., *History of Physiology* (original German edn, 1953); edited and transl. by G. B. Risse (Huntington, NY, Robert E. Krieger, 1973).

Singer, C., and Underwood, E. Ashworth, *A Short History of Medicine* (New York and Oxford, Oxford University Press, 1962).

第六章 医院与外科

Abel-Smith, B., *The Hospitals 1500–1848: A Study in Social Administration in England and Wales* (London, Heinemann, 1964).

Ackerknecht, Erwin H., *Medicine at the Paris Hospital, 1794–1848* (Baltimore, Johns Hopkins University Press, 1967).

Cartwright, F. F., *The Development of Modern Surgery* (London, Arthur Barker; New York, Thomas Y. Crowell, 1967).

Dally, Ann, *Women Under the Knife; A History of Surgery* (London, Hutchinson Radius, 1991; New York, Routledge, 1992).

Freidson, Eliot (ed.), *The Hospital in Modern Society* (London, Collier and MacMillan, 1963).

Gelfand, Toby, *Professionalizing Modern Medicine: Paris Surgeons and Medical Science and Institutions in the 18th Century* (Westport, CT, Greenwood Press, 1980).

Granshaw, Lindsay, *St. Mark's Hospital, London: A Social History of a Specialist Hospital* (London, King's Fund, 1985).

Granshaw, Lindsay, and Porter, Roy (eds.), *The Hospital in History* (London, Routledge, 1989; paperback edition, 1990).

Granshaw, Lindsay, 'The hospital', in W. F. Bynum and Roy Porter (eds.), *Companion Encyclopedia of the History of Medicine* (London, Routledge, 1993), pp. 1173–1195.

Haeger, Knut, *The Illustrated History of Surgery* (New York, Bell, 1988).

Hunt, Tony, *The Medieval Surgery* (Woodbridge, Sussex, Boydell Press, 1992).

Hurwitz, Alfred, and Degenshein, George A., *Milestones in Modern Surgery* (New York, Hoeber-Harper, 1958).

Jones, Colin, *The Charitable Imperative: Hospitals and Nursing in Ancien Régime and Revolutionary France*, Wellcome Institute Series in the History of Medicine (London and New York, Routledge, 1989).

Lawrence, Christopher (ed.), *Medical Theory, Surgical Practice: Studies in the History of Surgery* (London and New York, Routledge, 1992).

Lawrence, Ghislaine, 'Surgery (traditional)', in W. F. Bynum and Roy Porter (eds.), *Companion Encyclopedia of the History of Medicine* (London, Routledge, 1993), pp. 957–979.

Nightingale, Florence, *Notes on Hospitals* (London, John W. Parker&Son, 1859).

Pickstone, John, *Medicine and Industrial Society: A History of Hospital Development in Manchester and Its Region 1752–1946* (Manchester, Manchester University Press, 1985).

Pouchelle, Marie-Christine, *The Body and Surgery in the Middle Ages*, transl. by Rosemary Morris (New Brunswick, Rutgers University Press, 1990).

Poynter, F. N. L. (ed.), *The Evolution of Hospitals in Britain* (London, Pitman, 1964).

Ravitch, Mark M., *A Century of Surgery: 1880–1980*, 2 vols (Philadelphia, J. B. Lipincott, 1982).

Risse, Guenter, *Hospital Life in Enlightenment Scotland: Care and Teaching at the Royal Infirmary of Edinburgh* (Cambridge, Cambridge University Press, 1986).

Rosenberg, Charles E., *The Care of Strangers: The Rise of America's Hospital System* (New York, Basic Books, 1987).

Stevens, Rosemary, *In Sickness and in Wealth: American Hospitals in the Twentieth Century* (New York, Basic Books, 1989).

Taylor, Jeremy R. B., *Hospital and Asylum Architecture in England 1840– 1914: Building for Health Care* (London and New York, Mansell, 1991).

Thompson, J. D., and Goldin, G., *The Hospital: A Social and Architectural History* (New Haven and London, Yale University Press, 1975).

Tröhler, Ulrich, 'Surgery (modern)', in W. F. Bynum and Roy Porter (eds.), *Companion Encyclopedia of the History of Medicine* (London, Routledge, 1993), pp. 980–1023.

Wallace, Anthony F., *The Progress of Plastic Surgery: An Introductory History* (Oxford, William A. Meeuws, 1982).

Wangensteen, Owen H., and Wangensteen, Sarah D., *The Rise of Surgery: From Empiric Craft to Scientific Discipline* (Minneapolis, University of Minnesota Press, 1978; Folkestone, Kent, Dawson, 1978).

Woodward, J., *To Do the Sick No Harm: A Study of the British Voluntary Hospital System to 1875* (London and Boston, Routledge & Kegan Paul, 1974).

第七章　药物治疗与药物学的兴起

Binden, J. S., and Ledniger, D. (eds.), *Chronicles of Drug Discovery* (New York, Wiley, 1982).

Bliss, M., *The Discovery of Insulin* (Toronto, McClelland & Stewart, 1982).

Blunt, Wilfrid, and Raphael, Sandra, *The Illustrated Herbal* (London, Francis Lincoln/Weidenfeld & Nicolson, n.d.).

Holmstedt, B., and Liljestrand, G., *Readings in Pharmacology* (Oxford, Pergamon Press, 1963).

Pagel, W., *Paracelsus: An Introduction to Philosophical Medicine in the Era of the Renaissance*, 2nd rev. edn (Basel, Karger, 1982).

Parascandola, J., *The Development of American Pharmacology: John J. Abel and the Shaping of a Discipline* (Baltimore and London, Johns Hopkins University Press, 1992).

Ross, W. S., *The Life/Death Ratio: Benefits and Risks in Modern Medicines* (New York, Reader's Digest Press, 1977).

Sneader, W., *Drug Discovery: The Evaluation of Modern Medicines* (Chichester, Wiley, 1985).

Weatherall, M., *In Search of a Cure: A History of Pharmaceutical Discovery* (Oxford, Oxford University Press, Oxford, 1990).

第八章　精神疾病

Alexander, Franz G., and Selesnick, Sheldon T., *The History of Psychiatry: An Evaluation of Psychiatric Thought and Practice from Prehistoric Times to the Present* (London, Allen & Unwin, 1967).

Barham, Peter, *Closing the Asylum: The Mental Patient in Modern Society*

(Harmondsworth, Penguin, 1992).

Feder, L., *Madness in Literature* (Princeton, Princeton University Press, 1980).

Foucault, Michel, *La Folie et la Déraison: Histoire de la Folie à l'Age Classique* (Paris, Librairie Plon, 1961); abridged as *Madness and Civilization: A History of Insanity in the Age of Reason*, transl. by Richard Howard (New York, Random House, 1965).

Howells, John (ed.), *World History of Psychiatry* (New York, Bruner/Mazel, 1968).

Howells, John G., and Osborn, M. Livia, *A Reference Companion to the History of Abnormal Psychology* (Westport, CT, Greenwood Press, 1984).

Hunter, Richard, and Macalpine, Ida, *Three Hundred Years of Psychiatry: 1535–1860* (London, Oxford University Press, 1963).

Ingleby, David (ed.), *Critical Psychiatry: The Politics of Mental Health* (Harmondsworth, Penguin, 1981).

Laing, R. D., *The Divided Self* (New York, Random House, 1969).

Peterson, D. (ed.), *A Mad People's History of Madness* (Pittsburgh, University of Pittsburgh Press, 1982).

Porter, Roy, *Mind Forg'd Manacles: Madness and Psychiatry in England from Restoration to Regency* (London, Athlone Press, 1987; paperback edition, Penguin, 1990).

Porter, Roy, *A Social History of Madness* (London, Weidenfeld & Nicolson, 1987; paperback edition, 1989).

Porter, Roy, *The Faber Book of Madness* (London, Faber, 1991).

Scheff, Thomas, *Being Mentally Ill: A Sociological Theory* (Chicago, Aldine Press, 1966).

Scull, Andrew, *The Most Solitary of Afflictions: Madness and Society in Britain, 1700–1900* (New Haven and London, Yale University Press,

1993).

Scull, Andrew, *Decarceration: Community Treatment and the Deviant – A Radical View*, 2nd edn (Oxford, Polity Press; New Brunswick, Rutgers University Press, 1984).

Sedgwick, Peter, *Psychopolitics* (London, Pluto Press; New York, Harper and Row, 1982).

Simon, Bennett, *Mind and Madness in Ancient Greece* (Ithaca, Cornell University Press, 1978).

Skultans, V., *Madness and Morals: Ideas on Insanity in the Nineteenth Century* (London and Boston, Routledge and Kegan Paul, 1975).

Szasz, Thomas S., *The Manufacture of Madness* (New York, Dell, 1970; London, Paladin, 1972).

Szasz, Thomas S., *The Myth of Mental Illness: Foundations of a Theory of Personal Conduct* (London, Granada, 1972; rev. edn, New York, Harper and Row, 1974).

Szasz, Thomas S., *The Age of Madness: The History of Involuntary Mental Hospitalization Presented in Selected Texts* (London, Routledge and Kegan Paul, 1975).

第九章　医学、社会与政府

Fox, Daniel, *Health Policies, Health Economics: The British and American Experiences, 1911–1965* (Princeton, Princeton University Press, 1986).

Hollingsworth, J. Rogers, *A Political Economy of Medicine: Great Britain and the United States* (Baltimore, Johns Hopkins University Press, 1986).

Hollingsworth, J. Rogers, Haget, Jerald, and Hanneman, Robert A., *State Intervention in Medical Care: Consequences for Britain, France, Sweden and the United States, 1890–1970* (Ithaca, Cornell University Press, 1986).

Klein, Rudolf, *The Politics of the NHS* (London, Longman, 1983).

Rosen, George, *A History of Public Health* (New York, MD Publications, 1986).

Rosenberg, Charles E., *The Care of Strangers: The Rise of America's Hospital System* (New York, Basic Books, 1987).

Starr, Paul, *The Social Transformation of American Medicine: The Rise of a Sovereign Profession and the Making of a Vast Industry* (New York, Basic Books, 1982).

Stevens, Rosemary, *Medical Practice in Modern England: The Impact of Specialization and State Medicine* (New Haven, Yale University Press, 1966).

Stevens, Rosemary, *In Sickness and in Wealth: American Hospitals in the Twentieth Century* (New York, Basic Books, 1989).

第十章　展望未来（1996年）

Austyn, J. M. (ed.), *New Prospects for Medicine* (Oxford, Oxford University Press, 1988).

Helman, C., *Culture, Health and Illness* (Bristol, Wright, 1984).

Illich, I., *Limits to Medicine: The Exploration of Health* (London, Marion Boyars, 1976; paperback edn, Penguin, 1977).

Kennedy, I., *The Unmasking of Medicine* (London, Allen & Unwin, 1981).

McKeown, T., *The Role of Medicine* (Oxford, Blackwell, 1979).

Pietroni, P., *The Greening of Medicine* (London, Gollancz, 1990).

Wilkie, T., *Perilous Knowledge* (London, Faber, 1993).

主题索引

医学人物人名索引

Abel, John Jacob, 1857–1938, American biochemist and pharmacologist 约翰·雅各布·阿贝尔, 1857—1938年, 美国生物化学家、药理学家 354

Addison, Thomas, 1793–1860, English physician and medical teacher 托马斯·艾迪生, 1793—1860年, 英国医生、医学教育家 156, 351

Aikin, John, 1747–1822, English physician and writer 约翰·艾金, 1747—1822年, 英国医生、作家 187

Albertus Magnus, St (Count of Bollstädt), c. 1200–1280, German philosopher, theologian, and scientist 阿尔伯特·马格努斯, 圣(博尔施塔特伯爵), 约1200—1280年, 德国哲学家、神学家和科学家 344

Albucasis *see* al-Zahrawi 阿尔巴卡西斯

Alderotti, Taddeo, d. 1295, Italian physician and teacher 塔代奥·阿尔德罗提, 逝于1295年, 意大利医生、教师 66

Allbutt, (Sir) Thomas Clifford, 1836–1925, English physician 托马斯·奥尔伯特, 1836—1925年, 英国医生 352

Amyand, Claudius, 1681/1686–1740, French surgeon 克劳迪厄斯·阿米南德, 1681/1686—1740年, 法国外科医生 347

Aristotle, 384–322 BC, Greek philosopher and naturalist 亚里士多德, 公元前384—前322年, 希腊哲学家、博物学家 52, 53, 55, 57, 63, 80, 90, 239, 244, 343

Arnald of Villanova, 1240?–1311, French physician and teacher 蒙彼利埃大学的阿诺德·维拉诺瓦, 1240(？)—1311年, 法国医生和教师 66

Aselli, Gasparo, 1581–1625, Italian physician and anatomist 戈斯帕罗·阿塞利, 1581—1625年, 意大利医生、解剖学家 138

Attlee, John, 19th century, English surgeon

461

465

479

作者简介

肯尼思·F. 基普勒（1939—2016）

美国博林格林州立大学荣休教授，著述涉及世界瘟疫和疾病史、欧洲帝国主义扩张的生物学后果、食品全球化的历史等多个领域。著有《流动的盛宴：食物全球化一万年》等，参与编辑了《剑桥世界疾病史》《剑桥世界食物史》等。

维维安·纳顿（1943—　　）

伦敦大学学院医疗史系荣休教授，曾任莫斯科第一医科大学医疗史系教授。他是英国学术院院士、德国科学院成员，以及法兰西学会的外籍通讯成员。编有《古代医学》，著有《温特和维萨里笔下的盖伦的解剖学原则》《约翰·凯厄斯的文献学》《盖伦：罗马帝国时期的一位有思想的医生》等。

爱德华·肖特（1941—　　）

加拿大医学和临床科学史学家、皇家学会院士，多伦多大学历史系教授。著有《女性的身体》《医生和他们的病人》《从瘫痪到疲劳》《欲望的历史》《为何人人都抑郁》等。

迈尔斯·韦瑟罗尔（1920—2007）

英国药理学家，对学术界和药理学工业界贡献卓著。伦敦大学伦敦医院医学院药理学教授（1958—1966）、荣休教授；1967—1975年，维康研究实验室创始主任。曾担任《英国药理学杂志》编辑。著有《寻找解药：药理学发现史》等。

约翰·皮克斯通（1944—2014）

英国科学史家，曼彻斯特大学教授，著有《认知方式：科学、技术和医学新历史》等，编有《剑桥科学史（第六卷）：现代生物和地球科学。

杰夫·沃茨

英国医学作家、记者，2003年当选为英国医学科学院院士。

◉ 译后记

在相当长的时期里，医学史一直被一种简单的实证主义统治着。从文艺复兴至 20 世纪，医学科学技术已取得了辉煌的成就，因此，医学史编撰通常等同于记录成功者的足迹就不足为奇了。于是，伟大医生的传记、医学知识的进步、疾病诊断和治疗技术的突破成为医学史书写的基本格式。近几十年来，西方医史学界对这种"由医生为医生所写的关于医生的事"（by doctors about doctors for doctors）的医学史编撰传统提出了质疑，认为它可能使医学史研究变为一种过于简单地、漫画式地介绍医学成就和发展的大事年表，而忽视了对医学在社会发展中的地位和影响，医学技术的发展与人们医学观念变化之间的相互关系，人类社会处理健康与疾病问题的历史演变等问题的探讨。因此，推动医学史理论和研究方法上的创新，不断拓宽研究领域，试图通过医学史研究来全方位、多维度地审视医学及其与社会文化的互动关系，成为现代医史学家工作的努力目标。

《剑桥医学史》就是西方医史学家在这一领域所取得的最新研究成果。它以医学的社会特征为出发点，从更广泛的观点解释医学的过去。它不仅从医学的角度，而且也以病人的立场，来考察医学作为人类社会处理健康与疾病问题的历史演化过程。作者精心选择了疾病史，医学的兴起，疾病是什么，初级保健，医学、社会与政府，医学的未来等十个专题，亘贯古今，纵横涉猎，展开富有历史性、哲理性、艺术性与文采性的阐述，从而使医史研究打破了过去那种简单的传记加叙述的框架，构造起医学社会史、制度史和观念史多维度研究的新格局。《剑桥医学史》的作者将健康、疾病和医学置于当时的社会与文化境遇中进行考察，在论述医学技术发展极大地提高了人类社会生存质量的同时，又揭示了传统上被认为是进步的医疗干预的增加潜在的消极因素，从知识社会学的角度指出了人类的医疗保健活动也深刻地受到社会价值和政治制度的影响，并将医生、病人以及社会经济等均纳入其研究视野，更多以问题为导向，开展跨学科研究。

这种从以研究"伟大的医生"为主导的传统向研究医学活动中的医生和病人及其境遇的转变，从记录医学的胜利向探讨医学中尚存在的问题的转变，从高歌医学技术的日新月异向沉思关于生与死、健康与疾病观念及其演化历程的转变，贯穿《剑桥医学史》全书。如作者在论述医学理论和技术方面进步的同时，也探讨了人们对于健康和疾病的理解、病人对医学的信赖程度以及对医生的态度，卫生保健制度及公共卫生等方面的问题。作者在充分肯定医学进步造福人类的同时，也一针见血地指出了当代医学所面临的难题，认为"目前在欧洲和美国越来越多的批评声音正不断升高。谴责西方医学体系太技术化取向，太非人格化、太体制化、太高度技术化、太科学化、太官僚化，谴责它考虑更多的是医学职业的发展而不是病人的利益"。读后令人视野开阔，耳目一新。

疾病史研究一直是医学史研究中的一个重要领域。《剑桥医学史》在疾病史研究方面也带给人们新的启示。作者不仅从病原理论、临床治疗、流行病学等方面研究疾病史，而且也涉及社会、文化、经济和地理等诸因素对疾病发生、发展及转归的影响，试图勾勒出一幅人类对疾病反应的全景图，极大地丰富了疾病史研究的内容，拓宽了人类研究疾病原因、演化的范围。

探寻医学的本质和价值，呼唤医学的人文关怀是医学史研究和教育的重要目的。作者在赞扬了医学科学和技术为改善人类健康做出的巨大贡献之后指出，尽管医学在 20 世纪已经取得了辉煌的成就，但具有讽刺意味的是，现在对医学失望和怀疑的气氛却更浓。20 世纪 60 年代乐观主义的摇旗呐喊已消失殆尽。青霉素、心脏移植的产生、1978 年第一个试管婴儿路易斯·布朗的出生带来的欢欣鼓舞已不复存在。存在的是对遗传工程和生物技术发展可能出现的后果的恐惧日益增长，对医疗保健非人格化倾向的不满，对不堪重负的医疗费用和卫生资源分配不公的批评。在这种情况下，公众对于科学医学所采用的高技术"能做，必须做"的惊恐必定增加。医学有时似乎由主要对发展它的技术能力感兴趣的精英领导，而他们很少考虑它的社会目的和价值，甚至个体的痛苦。病人被看作"问题"，或等待修理的"生命机器"。作者认为，在现代医学中，作为治疗者的医生已被作为修理躯体者的技师所取代，这是不可取的，因为"那种汽车修理师在告诉你曲轴损坏时所表达的同情对患者来说是不够的"。作者进而指出，既能充分应用技术，又不失去与人的联系，才是一种令人满意的卫生保健体系。倡导这种医疗活动人性化和人道主义精神的观念贯穿全书，反映出作者在高科技发展时代提倡必须高扬人道主义和人文精神的真知灼见。

尤其值得指出的是，作者对医学技术在战争中被法西斯滥用进行了深刻的反思，剖析了在使反犹主义合法化的种族主义的影响下，德国医学研究人员用囚犯做实验，使医学沦为种族主义工具，救死扶伤的专家变成了大屠杀的刽子手的现象。作者特别强调，战后，在争论人体试验的伦理问题时，都要提到纳粹的暴行，"但是，我们也应牢记日本医生和科学家在中国受害者身上进行的实验，尤其是要记住这样的事实，即美国政府对这些暴行保密，并包庇、特赦了那些作恶者，以便拥有使用细菌战数据的特权"。读到此处，我们不禁为之一震，敬佩之情油然而生。

毋庸讳言，研究医学史、考察医学演化的轨迹目的是让人们更好地理解医学的现状，为探寻医学的发展道路提供参照。《剑桥医学史》的作者对西方医学与诸传统医学的不同历史背景和发展道路及前景的论述虽篇幅不多，但颇具新见。作者肯定了"西方医学已日益成为世界上最广泛应用的医学"，同时指出："西方有越来越多的声音要求回到西方医学传统的起源，同时也开始从东方医学传统中寻求另一种医学的智慧。""当前西方出现了替代的、补充的和边缘的医学与科学医学并肩发展的趋势，这是前所未有的。""我们期待在未来，世界各国人民能共享其他医学体系的功效和优点。我们将看到它们在探索人群健康的许多方面是互补的。"这些见解在某些方面与某种程度上对我们思考与正确评价我国中、西医学两种不同体系，探求其发展前景与具体道路是可供借鉴的。

《剑桥医学史》富含哲理，睿智卓见，不仅有助于医学界以史为鉴，更好地思考与总结医学演进的历史经验，把握现实，应对当代医学面临的挑战以及科学地预测与展望未来，而且也为一般公众了解医学的特点与社会职能、发展的趋势与面临的难题以及病人角色与医患关系等重要问题提供了一个很好的窗口。

本书主编罗伊·波特是当代国际医学史领域的著名学者。2000年《剑桥医学史》中译本出版后，受到了国内读者的好评。该书第一个中译本译自牛津大学出版社1996年出版的《剑桥插图医学史》，起初为中文版定名《剑桥医学史》，略去"插图"一词，更看重的是该书的思想性与学术性。颇有趣味的是，该书英文版在2006年再版时，采用了《剑桥医学史》一名，也的确略去了插图，变成了简装本。全书除了对最后一章《展望未来》做了适当的修改之外，内容基本未变。这似乎证明了该书的再版更重要的是其学术价值，略去插图可降低价格，更适宜作为大学本科生、研究生的参考教材。2007年山东画报出版社出版了该书的第二个中译本《剑桥插图医学史》，参照了2000年的英文版。这次是该书的第三个中文译本，根据2006年英文简装版，译者对原书译文重新进行了审校和修订，译林出版社的编辑在文字润色方面花费了很大精力，增强了可读性。

该书自出版后获得了学界和公众的一致好评，但由于医学的发展日新月异，书中论及的前沿技术，现在已成为常规，与此同时，书中作者隐约意识到的健康危机则已成为严峻的现实。期待此书能帮助读者更好地理解人类健康与疾病问题的多维度和多层面，防控疾病、增进健康不仅需要依靠科学技术的进步，也需要社会各方面的广泛参与。

张大庆

2021年3月8日